A PANDEMIA NO EMÍLIO RIBAS

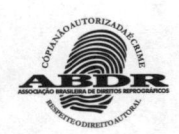
Consulte nosso catálogo completo e últimos lançamentos em **www.editoracontexto.com.br.**

ADRIANA MATIUZO

A PANDEMIA NO EMÍLIO RIBAS

*Sobre bastidores
e vidas, um relato
histórico singular
da linha de frente de um
dos mais importantes
hospitais de referência
para a covid-19 da
América Latina*

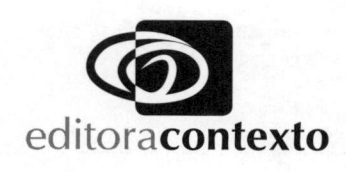

editora**contexto**

Fotos de capa e de miolo
Marcos Alonso (exceto das páginas 173 e 301)

Montagem de capa e diagramação
Gustavo S. Vilas Boas

Preparação de textos
Lilian Aquino

Revisão
César Carvalho

Dados Internacionais de Catalogação na Publicação (CIP)

Matiuzo, Adriana
A pandemia no Emílio Ribas : sobre bastidores e vidas, um
relato histórico singular da linha de frente de um dos mais
importantes hospitais de referência para a covid-19 da América
Latina / Adriana Matiuzo. – São Paulo : Contexto, 2022.
320 p. ; il.

ISBN 978-65-5541-155-3

1. Hospital Emílio Ribas 2. COVID-19 (Doença) – Pandemia
I. Título

22-4368   CDD 362.11098161

Angélica Ilacqua – Bibliotecária – CRB-8/7057

Índice para catálogo sistemático:
1. Hospital Emílio Ribas

2022

Editora Contexto
Diretor editorial: *Jaime Pinsky*

Rua Dr. José Elias, 520 – Alto da Lapa
05083-030 – São Paulo – SP
PABX: (11) 3832 5838
contexto@editoracontexto.com.br
www.editoracontexto.com.br

SUMÁRIO

INTRODUÇÃO

NOTÍCIAS DA CHINA

Em janeiro de 2020, cerca de 1.500 profissionais do Instituto de Infectologia, ou simplesmente Hospital Emílio Ribas, na cidade de São Paulo, iniciavam o ano com a atenção no noticiário internacional.

A mídia começava a trabalhar na cobertura jornalística sobre o aparecimento de um vírus misterioso que vinha causando uma doença pulmonar grave em Wuhan, a sétima cidade mais populosa da China, com 10 milhões de habitantes.

A Organização Mundial da Saúde (OMS) havia sido alertada sobre o tema bem na virada do ano, em 31 de dezembro de 2019. Apenas sete dias depois, as autoridades chinesas já confirmariam oficialmente a identificação de um novo tipo de vírus.

Hospital com atendimento 100% público, o Emílio Ribas faz parte do gigante Sistema Único de Saúde do Brasil (SUS), um dos maiores ícones de assistência médica gratuita no mundo, do qual dependem 7 a cada 10 brasileiros (ou 150 milhões de pessoas, aproximadamente).

Hoje o Emílio Ribas é conhecido pela população por ser referência para o amplo leque das doenças infecciosas, aquelas causadas por microrganismos como vírus, bactérias, fungos e protozoários. São mais de 30 enfermidades como febre amarela, malária, dengue, leptospirose, sarampo e gripe. Também entram nessa lista doenças contagiosas e estigmatizadas socialmente, muitas vezes até mesmo entre os profissionais de saúde, caso do HIV/aids, tuberculose, sífilis, hepatites virais e meningite, por exemplo.

O perfil destemido e cheio de nuances humanitárias da instituição, no entanto, não é de hoje. Criado em 1880, ainda no Brasil Império sob a regência de D. Pedro II, o hospital foi idealizado num modelo temporário, inicialmente, como uma espécie de hospital de campanha, apenas para combater surtos recorrentes de varíola na época.

Acabou perdurando. Tornou-se testemunha da história do país e, ao mesmo tempo, protagonista dela pelo atendimento aos pacientes durante todos os principais surtos e epidemias que assolaram São Paulo desde então.

Quem vai trabalhar no Emílio Ribas logo aprende sobre sua história de coragem e a prontidão para sempre estar na linha de frente. Quando e de onde virá o próximo surto ou a próxima epidemia é uma pergunta que ronda o imaginário de grande parte dos profissionais.

OS PREPARATIVOS PARA RECEBER CASOS DE COVID

O ALERTA

"Ninguém tinha a mínima ideia do que ia acontecer." A frase taxativa sobre aquele início de janeiro de 2020 é do diretor do hospital, o médico infectologista Luiz Carlos Pereira Júnior. A verdade é que, de início, qualquer novo microrganismo que cause danos à humanidade pode ser uma grande incógnita, até mesmo para os mais experientes profissionais de um centro de excelência em Infectologia, como é o caso do Emílio Ribas.

Naquele mesmo mês, a Vigilância Epidemiológica do Hospital havia recebido um documento da OMS que alertava sobre uma pneumonia com características de síndrome respiratória aguda grave (SRAG).

Segundo o infectologista Jamal Suleiman, que faz parte da equipe de Epidemiologia, responsável pelo monitoramento das notificações de doenças do hospital, no começo daquele mês de janeiro ainda havia uma investigação em andamento para descobrir qual era o agente infeccioso que estava causando a doença entre os chineses.

No dia 7 de janeiro de 2020, o novo vírus seria identificado pelos cientistas. De acordo com os estudos, a família dos coronavírus é comum em animais, mas apenas sete vírus são capazes de atingir o homem: quatro deles causam apenas sintomas gripais leves e outros três podem causar complicações que levam à morte.

O primeiro vírus dessa família que ficou famoso mundialmente pelas complicações foi o Sars-CoV-1, ou simplesmente Sars-CoV, que acometeu os chineses com um surto em 2003. Já o Mers-CoV foi o segundo e atingiu a Arábia Saudita em 2012.

O Sars-CoV-1 e o Mers-CoV, em geral, causam danos graves apenas ao sistema respiratório. Já o Sars-CoV-2, terceiro da família a ganhar projeção, tem potencial para atacar os sistemas respiratório, renal, cardíaco, nervoso e até a coagulação sanguínea, conforme os médicos descobririam com o passar dos meses e após perderem muitos pacientes antes de entenderem bem a doença.

A diretora de Serviços de Apoio do hospital, a nutricionista Andrea Zumbini Paulo, lembra que, no início, existiam muitas dúvidas sobre a possibilidade real da chegada do vírus ao Brasil. As diferenças climáticas, por exemplo, eram citadas como uma barreira que poderia eventualmente proteger o país da nova doença.

A médica infectologista do ambulatório do Emílio Ribas Umbeliana Barbosa, que atuaria na linha de frente das enfermarias covid, conta que os cuidados sanitários adotados na China também contribuíram para uma percepção mais otimista por parte dos médicos no início. "Como lá na China eles bloquearam várias províncias que estavam no entorno do epicentro da doença, a minha impressão e a de muitos colegas infectologistas era de que a doença iria ficar restrita ao país, que não ia sair do continente asiático", relembra Umbeliana.

A mesma impressão era a da infectologista Rosana Richtmann. Ela também admite ter minimizado a possibilidade da vinda da pandemia para o Brasil no início. "A história logo começou a mostrar que a gente estava totalmente enganado", diz Rosana.

Com a mesma linha de percepção, o secretário de Estado da Saúde de São Paulo, Jean Gorinchteyn, que era médico do hospital até julho de 2020 (quando se tornou secretário), lembra que o fato de a China ter fechado uma província com seis grandes cidades na época parecia ser uma estratégia adequada para poupar Pequim, a capital chinesa e nona cidade mais populosa do mundo.

Mesmo com os casos concentrados ainda na distante China, no dia 24 de janeiro de 2020, a Comissão de Controle de Infecção Hospitalar (CCIH) do Emílio Ribas realizaria a primeira reunião em conjunto com as equipes da Epidemiologia e do pronto-socorro.

Segundo o diretor da Comissão, o médico infectologista Nilton Cavalcante, o objetivo da reunião era discutir questões de biossegurança, já pensando em como proteger os profissionais se casos suspeitos de covid-19 chegassem ao hospital.

Pereira Júnior explica que a gestão participativa tem sido a solução para todos os desafios que o hospital tem enfrentado em relação a surtos e epidemias nos últimos anos, e não seria diferente dessa vez. "Você reúne um grupo de 40, 50 pessoas e as ideias brotam com muita facilidade. Isso ilumina o nosso caminho", avalia o diretor do hospital.

Numa antiga agenda de papel de 2020, o diretor de Urgências e Emergências da época no hospital, Daniel Prestes, ainda guarda uma página em que anotou "ver a questão do vírus (China)". Segundo ele, havia uma consciência entre os profissionais de que o Emílio Ribas seria o primeiro hospital a ser recrutado como referência, caso a doença chegasse ao país, assim como havia acontecido nos tempos do ebola. Em 2020, com o surgimento da covid-19, ele foi um dos diretores acionados por Pereira Júnior para estudar a nova doença e ajudar no preparo de um protocolo.

Seis dias depois do encontro médico, no dia 31 de janeiro de 2020, uma ata já indicava as primeiras orientações internas do hospital sobre como lidar com os casos de covid se, eventualmente, a doença chegasse ao Brasil.

Por ironia, os arquivos mostram que no mesmo dia já passaria pela triagem do pronto-socorro o primeiro caso registrado como suspeito de covid da instituição. Era uma jovem chinesa, de 24 anos, recém-formada em Design. A análise do exame ficaria pronta quatro dias depois com resultado negativo.

Sem saber, as equipes teriam o tempo de que precisavam para iniciar uma verdadeira bateria de treinamentos internos. Nos dois primeiros anos de pandemia, seriam ministradas pelo menos 1.225 aulas com a Educação Continuada e outras 78 dadas pela CCIH, que alcançariam pelo menos 1.479 profissionais.

TREINAMENTOS

No dia 5 de fevereiro de 2020, o celular do padre João Mildner, capelão católico do hospital, tocou por volta das dez horas da manhã. O famoso locutor de rodeios Asa Branca, que era portador do vírus HIV e que foi paciente do hospital, havia falecido em decorrência de um câncer.

A esposa, Sandra, queria pedir ao padre que rezasse uma missa no saguão da Assembleia Legislativa de São Paulo, onde o velório acontecia. Atordoada com a morte do marido, ela não tinha tido tempo nem cabeça para pensar nisso na véspera.

Mildner, por sua vez, saiu discretamente do auditório Professor Ivan de Oliveira Castro, dentro do prédio dos ambulatórios do hospital, para poder atender a ligação. Pediu desculpas à mulher do locutor e explicou que, infelizmente, não conseguiria deixar o hospital de forma alguma naquele momento.

Por recomendação expressa da diretoria, ele e cerca de 70 profissionais estavam passando por um dos primeiros treinamentos de covid-19 dentro do hospital. Algo levado muito a sério. Mildner, que se recusaria a deixar de atuar presencialmente no hospital durante a pandemia, era um dos que tinham perfil de risco para a covid-19. Além de ter idade próxima aos 60 anos na época, era um fumante inveterado.

O padre se lembra de que a médica Rosana Richtmann era uma das responsáveis pelo treinamento. "Naquele dia justamente, nós estávamos no auditório tendo um dia de formação e informação sobre covid", conta o padre.

Na mesma época, também foram iniciados os treinamentos específicos para a sequência de paramentação e desparamentação para os profissionais de saúde da linha de frente, que estariam na triagem do pronto-socorro ou entrando nos quartos das enfermarias e UTIs. A paramentação/desparamentação equivale a vestir e remover itens de segurança utilizados como barreira de proteção contra a transmissão de uma doença do paciente para o profissional de saúde – é o caso da colocação de avental ou de luvas, por exemplo. O processo é pensado minuciosamente. Era preciso considerar que os profissionais de saúde poderiam vir a ficar cara a cara com a nova doença que assolava a China.

Com um boneco de borracha e equipamentos de proteção individual (EPIs), como luvas, aventais, protetores faciais, máscaras, a enfermeira Viviana Venturini Gianotto costumava montar seus treinamentos para a equipe de enfermagem naquele fevereiro de 2020. O programa, na época sob o comando de Viviana, tinha a missão de preparar prioritariamente o time da enfermagem, que correspondia a 45% do total da força de trabalho na instituição. O Programa de Educação Continuada dos hospitais foi instituído nos anos 1970 e difundido pela Organização Pan-Americana da Saúde (Opas) com o objetivo de aprimorar constantemente os profissionais de saúde.

Na segunda quinzena de fevereiro de 2020, os treinamentos da enfermeira já aconteciam. Eram feitos em ambientes amplos, como corredores, para garantir maior circulação de ar. Cada treinamento chegava a ter até 30 profissionais de enfermagem. Na época, já começava a haver uma preocupação em não aglomerar pessoas.

O interesse dos profissionais em tirar dúvidas sobre a nova doença era crescente. Paradoxalmente, com a chegada do vírus ao Brasil ainda naquele mês, o setor teria que reduzir o tamanho das turmas para no máximo oito participantes nas semanas subsequentes.

Numa verdadeira corrida contra o tempo, a Educação Continuada dava até três treinamentos por dia para alcançar equipes de plantões diferentes. Cada treinamento tinha cerca de uma hora e meia de duração, com uma parte teórica e outra prática.

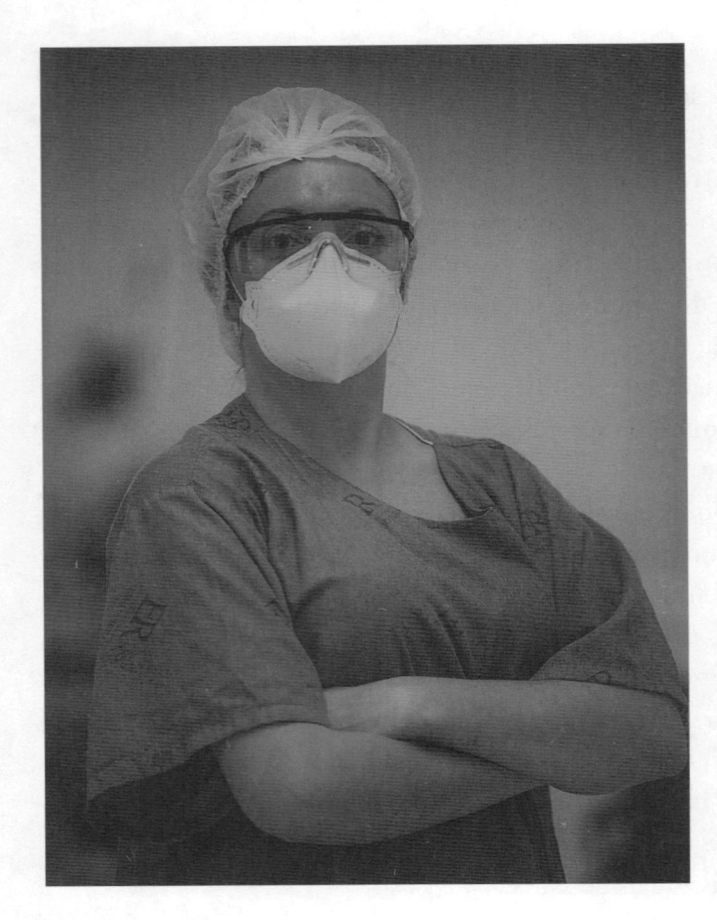

A enfermeira Viviana Venturini Gianotto, que era da Educação Continuada, foi uma das principais responsáveis por ensinar os profissionais a se paramentarem. O programa ministrou 1.225 treinamentos em dois anos de pandemia.

A biomédica e técnica em nutrição Regiane Martins Oliveira Sousa, que é coordenadora do Comitê de Humanização Emílio Ribas (Cher), passou por outras crises de saúde pública no hospital, como o surto de gripe H1N1 em 2009. Ela afirma que é uma característica da instituição preparar quem está na linha de frente, mas também quem está por trás. "Quando aparece qualquer doença desse tipo, a equipe do hospital é muito rápida nesse processo de se preparar. Todo mundo treina junto", afirma Regiane.

Nos treinamentos, os profissionais da instituição eram apresentados aos protocolos institucionais específicos e recém-criados para o atendimento à covid-19, que funcionariam como uma espécie de manual de instruções.

No caso de profissionais recrutados especificamente para a pandemia (terceirizados e os de contratos por tempo determinado), que chegariam somente em maio, ainda que já estivessem trabalhando com covid em outras instituições, também seriam obrigados a aprender e adotar todas as técnicas empregadas no hospital.

Tanto Viviana quanto os participantes que eram treinados puderam contribuir ativamente para o aperfeiçoamento das regras, fazendo sugestões e pontuando necessidades. Tudo o que poderia significar risco de contaminação para os profissionais na prática era repensado.

Enquanto a Educação Continuada treinava as equipes de enfermagem prioritariamente, a CCIH também daria início à bateria de treinamentos voltados para médicos, residentes, equipe de reabilitação (fisioterapeutas, fonoaudiólogos, psicólogos), profissionais administrativos e de limpeza.

Segundo a enfermeira da comissão Aline Aparecida Carneiro de Souza, os treinamentos do grupo eram dados para as lideranças das equipes, que atuariam depois como agentes multiplicadores.

A FAMILIARIDADE COM OS CUIDADOS

Exceto pelos aspectos emocionais, treinar os profissionais do hospital foi um processo relativamente fácil porque eles já estavam acostumados a trabalhar em ambientes de alto risco de contaminação e tinham familiaridade com as técnicas de proteção e com a rotina rígida para o uso de EPIs.

Segundo Luiz Carlos Pereira Júnior, o diretor do hospital, foi fácil e rápido atingir as boas práticas dentro da instituição. "Além do manejo com o quadro clínico dos pacientes, o que nos ajudou e nos diferenciou foi o cuidado com a própria equipe. A cultura institucional da paramentação, do uso adequado de EPIs e a implementação e a exigência dos protocolos institucionais ajudaram a preservar a equipe para que ela não saísse da linha de frente", afirmou o diretor. De acordo com Pereira Júnior, o número de profissionais infectados por covid cairia de 67 em abril de 2020 para 6 em agosto do mesmo ano, num universo que chegaria a ter 1.700 profissionais no período.

Nas aulas presenciais, chamavam a atenção o grande volume de perguntas, um interesse significativo dos participantes e os pedidos de ajuda de quem ainda tinha dúvidas. Muitos pediam para repetir os treinamentos práticos. "Havia uma sede de conhecer sobre o terreno onde estavam entrando", explica Viviana.

Para ela, o fato de a pandemia ter atingido primeiro os países da Ásia e Europa, respectivamente, deu aos profissionais de saúde brasileiros um fôlego para se prepararem melhor para o enfrentamento. A cada mudança nas orientações da OMS, os treinamentos tinham que ser atualizados e as equipes eram chamadas para uma reciclagem.

As primeiras aulas abordavam conhecimentos técnico-científicos associados aos práticos. Antes de os primeiros casos chegarem, havia um foco inicial em explicar o que era o vírus Sars-CoV-2, como estavam as estatísticas, como deveria ser feito o transporte dos pacientes e, somente num segundo momento, o treinamento abordava a paramentação e desparamentação.

Segundo o infectologista Nilton Cavalcante, além dos treinamentos, o hospital também institucionalizou, na época, o uso padronizado de roupas privativas hospitalares. Trata-se de uma espécie de uniforme unissex, confortável, de sarja, específico para o ambiente do hospital. O uso da roupa privativa passou a ser obrigatório no ambiente hospitalar, e sua remoção também era mandatória na hora de deixar esse ambiente. Antes da pandemia, a roupa privativa era usada apenas nas UTIs, no centro cirúrgico e na central de material e esterilização do hospital.

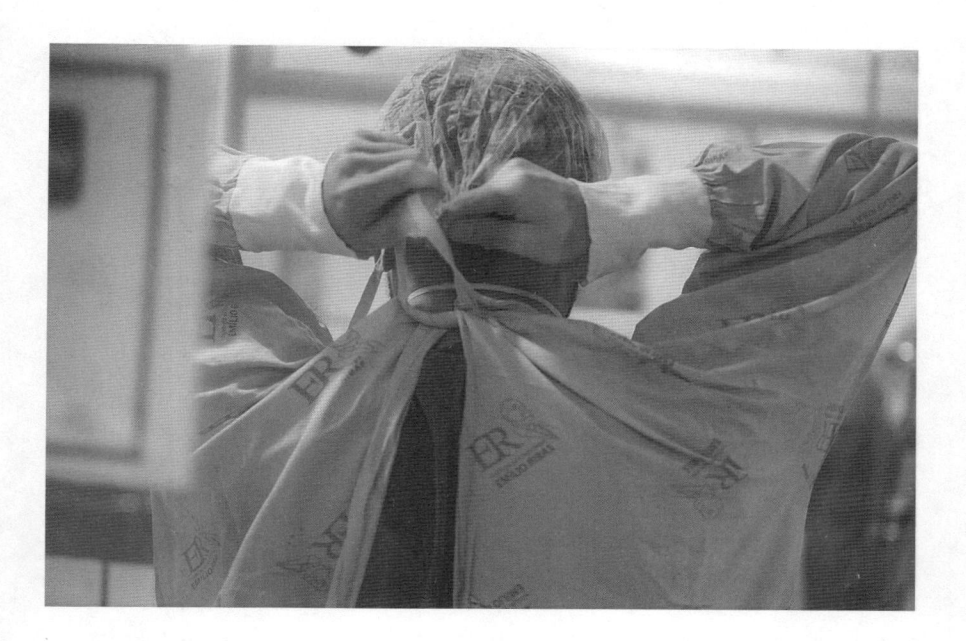

Profissional da linha de frente colocando o avental antes de entrar em quarto da UTI com paciente de covid-19. Paramentações têm sequência definida e são pensadas estrategicamente para prevenir contaminações. Nenhum "passo" pode ser esquecido.

"Houve um consenso sobre a necessidade do uso do privativo [ou roupa privativa]. O pronto-socorro e as equipes de enfermagem já haviam pedido isso. Na época, não conhecíamos todas as formas de transmissão e achávamos que poderia acontecer por contato. A roupa privativa reduzia as chances de o profissional levar a doença para casa", disse Nilton.

PASSAR CONFIANÇA

O medo estava muito presente nas palavras e nos olhares dos profissionais que participavam dos treinamentos no início da pandemia. Por isso, segundo a enfermeira Viviana, o papel da Educação Continuada, por exemplo, foi muito além de treinar.

"A equipe teve que entender a doença e perder o próprio medo porque no começo nem a gente sabia direito o que era a covid-19. Tínhamos medo também, mas tínhamos que passar confiança e otimismo de uma coisa que nós mesmos estávamos tentando nos convencer", explicou a enfermeira.

A fisioterapeuta da linha de frente Michele Bispo Serralheiro Dias, que atuou nas enfermarias e na UTI, lembra que outras preocupações tornaram a realidade ainda mais tensa para os profissionais. "A gente achava que estava um passo à frente porque já tínhamos relatos de outros países em relação à doença, mesmo assim, a gente ainda estava muito inseguro com tudo o que viria pela frente, especialmente com a possibilidade de faltar insumos [equipamentos de proteção individual, medicamentos, respiradores]", diz Michele.

A chefe de zeladoria do hospital, Cibele Aparecida Leite dos Reis, que é responsável pela recepção e telefonia, conta que alguns funcionários administrativos também entraram em pânico. De acordo com ela, foi necessário muito diálogo. "No começo, as pessoas já vinham com medo e ainda tinham que usar o transporte público", explica Cibele.

De acordo com ela, os treinamentos internos foram importantíssimos para orientar e acalmar também os profissionais administrativos na época. "A pandemia não é uma coisa que a gente espera, por outro lado ficamos felizes em poder ter ajudado e vencido, mesmo trabalhando em uma área administrativa", afirma a chefe da zeladoria, que foi bastante questionada por sua família em 1994, quando optou por ir trabalhar no hospital, justamente por ser uma unidade de doenças infecciosas, envolvida com epidemias.

As equipes responsáveis pelos treinamentos chegaram a produzir cartazes com o passo a passo da paramentação para colocar nos quartos.

Também produziram um vídeo amador para ser disponibilizado internamente pela intranet do hospital. "Muitas vezes aquele profissional não iria usar os conhecimentos logo depois do treinamento, achávamos que os cartazes nos quartos e o vídeo na intranet iriam ajudá-lo a se lembrar do que aprendia", diz a enfermeira Aline de Souza.

Sem equipamentos e profissionais de audiovisual e, principalmente, sem tempo, tudo era feito pelas próprias equipes de saúde e de forma caseira. "Eram muitos detalhes para serem lembrados. Não havia tempo para encomendar um material em gráfica, por exemplo", afirma Viviana.

O médico endoscopista Richard Calanca diz que o vídeo do treinamento, disponibilizado na intranet, ainda que amador, acabou sendo compartilhado externamente e ajudou diversos outros serviços a prepararem seus profissionais. "Esse vídeo que fizemos no Emílio acabou 'correndo' por vários serviços porque, na época, havia muitos profissionais perdidos e com medo", disse o médico.

Segundo o médico Nilton Cavalcante, os treinamentos voltados aos atendimentos de covid-19 tiveram que se concentrar bastante também no reforço da higienização das mãos, uma das práticas mais trabalhadas no hospital com campanhas internas, mesmo antes da pandemia.

MACACÕES "DA NASA", POR QUE NÃO?

Na reta inicial da pandemia, durante os treinamentos, um dos questionamentos comuns entre os profissionais do hospital era sobre o porquê de não terem que usar o que chamavam de macacões "da Nasa".

Eram os macacões impermeáveis, que protegiam dos pés à cabeça, e que foram amplamente utilizados em hospitais da China, como era possível ver nas imagens veiculadas pela imprensa.

Os profissionais de saúde estrangeiros, e mais tarde também os de outros serviços de saúde brasileiros, em geral, usavam esse tipo de equipamento de proteção individual por atuarem em hospitais com infraestrutura mais simples.

Por ser especializado em infectologia, o hospital paulistano foi pensado e planejado para atender pacientes com doenças contagiosas e tem três diferenciais de biossegurança em sua infraestrutura, que são raros no SUS e que, mesmo na rede particular, só existem em hospitais considerados de ponta.

O primeiro é que todos os quartos de internação têm isolamento por paredes ou divisórias.

O segundo é que cada quarto tem uma antessala com pia, que é chamada tecnicamente de "antecâmara". Esse espaço foi idealizado para que os profissionais de saúde pudessem se paramentar antes de entrarem no quarto e desparamentar antes de voltarem aos corredores.

Segundo o médico Daniel Prestes, o espaço por si só funcionava como um lembrete ao profissional de saúde de que ele precisa colocar os itens de proteção antes de entrar no quarto, bem como removê-los antes de sair, o que minimiza bastante a chance de erros. A antecâmara também serve como uma barreira de proteção extra entre o quarto, com o paciente infectado, e os corredores do hospital, por onde os profissionais transitam.

Por fim, o terceiro diferencial é a chamada pressão negativa. Trata-se de um dispositivo de funcionamento contínuo que limpa o ar dentro do quarto. O isolamento e as antecâmaras existem em todos os quartos do hospital, tanto nas enfermarias quanto nas UTIs. Já a pressão negativa é um recurso específico dos quartos originais de UTI.

"Na China e nos outros países, a infraestrutura não era igual a nossa. Lá os profissionais usavam macacões porque ficavam todos em UTIs que funcionavam em grandes salões, com os pacientes internados. Os profissionais permaneciam trabalhando ali em torno de 12h, com as pessoas expelindo vírus o tempo todo. Com a nossa infraestrutura com isolamentos e antecâmaras, nós circulávamos perto do vírus, o que é diferente de viver no mesmo ambiente do vírus por horas", explicava Viviana durante os treinamentos.

A enfermeira lembra que, antes de trabalhar no hospital, chegou a atuar em outro serviço de saúde onde o isolamento de pacientes era feito apenas com uma cortina, como acontece na grande maioria das

UTIs. "É óbvio que a gente sabia que aquilo não era eficaz, mas quando comecei a trabalhar aqui, logo me dei conta da estrutura fenomenal que existia. Eu não me sentiria mais segura em outro hospital", afirmou Viviana.

O médico Daniel Prestes explica que, de fato, mesmo entre hospitais de nível médio da rede privada, é raro encontrar uma unidade com recursos como pressão negativa e antecâmara. Ele explica que a infraestrutura dos quartos no Emílio Ribas oferecia mais segurança para os profissionais e até para os pacientes, ainda que eles não tivessem consciência sobre isso.

Prestes, que fez uma especialização no Graham Hospital de Boston, nos EUA, e que hoje também atua na rede particular, no hospital Sírio Libanês, acredita que o uso dos "macacões da Nasa" se deu mundo afora, principalmente pelo desconhecimento sobre a doença na fase inicial. "A gente via que isso era enviesado, pois não se conhecia direito como se dava a transmissão viral. Ainda era mais por desconhecimento que resolveram usar a barreira máxima. Bastava usar uma máscara N-95, você não precisava usar uma roupa 'da Nasa'", explica o médico.

O médico infectologista André Miranda Baptista, que era residente de infectologia durante a pandemia, passando por áreas de risco como os prontos-socorros, enfermarias e UTIs, afirma que a disponibilidade de equipamentos de proteção individual e a infraestrutura do hospital foram determinantes para dar tranquilidade aos profissionais de saúde com o passar dos meses. "Quando começou a pandemia, eu cheguei a pensar em não dar mais plantão em nenhum outro lugar além do Emílio Ribas. Pensei em me dedicar totalmente à pandemia e ali eu sabia que estaria seguro", afirma o ex-residente.

Mas a verdade é que nem uma estrutura de biossegurança tão moderna e peculiar foi capaz de impedir que parte dos profissionais ainda sentisse medo antes de começar a atender casos de covid. A ansiedade fez com que em três meses de pandemia, a própria Viviana, responsável por treinamentos, por exemplo, perdesse 5 kg. Somente com o tempo e muitos treinamentos, as equipes foram ganhando confiança.

NOS GUICHÊS

Os setores administrativos também passaram por treinamentos. A diretora do Serviço de Arquivo Médico, Coleta e Classificação de Dados (Same), Flávia Ferreira Pacheco Allan, lembra que era frequente a passagem de representantes da CCIH para ensinar os profissionais sobre como manusear os documentos de forma segura, especialmente quando tinham contato direto com o público. O serviço tem, dentre outras áreas, setores administrativos que atendem os pacientes na entrada do hospital. Ao todo, 55 profissionais faziam parte do Same na época.

Os vidros dos guichês dos registros foram trocados por outros maiores para aumentar a proteção das equipes do hospital, e foram instalados microfones para não prejudicar a comunicação. "Os funcionários administrativos ficaram com muito medo de se infectar", lembra a diretora.

Segundo ela, a comissão formada por médicos e enfermeiros ensinou os funcionários administrativos, por exemplo, a segurarem com uma mão os documentos dos pacientes e a digitarem com a outra para reduzir as chances de contaminação dos teclados dos computadores. A cada paciente atendido, os funcionários deveriam higienizar as mãos com álcool em gel e, a cada quatro higienizações, uma deveria ser feita com água e sabão. Eram procedimentos simples, mas que funcionavam bem para evitar uma contaminação do teclado do computador.

"Devido à urgência da situação, no início da pandemia, o hospital se preocupou muito em proteger prioritariamente os profissionais de saúde da linha de frente. Então, começamos a solicitar para os administrativos também equipamentos de proteção, como toucas, luvas, máscaras e aventais. Depois as coisas foram tomando forma. Muitos administrativos também ficavam expostos na admissão dos pacientes ao hospital, no pronto-socorro, nas enfermarias", disse Flávia.

A diretora também explicou que tentava respeitar as escolhas dos seus funcionários. Com as orientações embasadas cientificamente, os profissionais administrativos, que não entravam nos quartos, aprendiam que o único e fundamental EPI de que precisavam era a máscara profissional (cirúrgica ou N-95). A maioria entendia. Alguns profissionais, no entanto, com medo, insistiam em usar outros equipamentos a mais, como luvas e aventais.

Como Flávia precisava que a equipe toda estivesse trabalhando, quando o abastecimento de EPIs foi reforçado, acabou fazendo concessões ao que seria considerado pelos médicos como "exagerado" e "desnecessário". "Eu tinha que gerenciar de um jeito que permitisse que as pessoas se sentissem seguras para trabalhar e eu deixava. Então, às vezes, tinha um profissional usando apenas máscara profissional e outro ao lado todo 'enrolado' com EPIs", explica Flávia.

A DOENÇA
SE ESPALHA
PELO MUNDO

ITÁLIA, A PANDEMIA SE APROXIMA

Em fevereiro de 2020, a Itália, assim como o Brasil, acompanhava à distância e com preocupação o epicentro da pandemia na China. Mas logo os italianos registrariam seus três primeiros casos importados, de pessoas que haviam estado na zona endêmica ou que haviam tido contato com viajantes.

Em um intervalo de apenas 20 dias, os italianos já tinham hospitais superlotados, sofriam com falta de profissionais de saúde, contavam milhares de casos de covid, tinham um macabro "congestionamento" de corpos nos serviços funerários e choravam por quase mil mortes por dia.

As cenas chocantes vividas na Itália acenderam de vez um alerta nos profissionais do Emílio Ribas, que passaram a se preparar com uma percepção mais real de que viveriam dias difíceis.

O secretário de Estado da Saúde de São Paulo, Jean Gorinchteyn, que esteve no hospital até julho de 2020, lembra que a região de Milão já tinha sido alertada para a necessidade de suspender as atividades perante o alto número de casos de covid-19. A doença tomou conta do território italiano exatamente um mês depois dos estragos causados na China. "A China já tinha passado todas as informações, mas o próprio prefeito de Milão falou que a economia era fundamental e que não iria fechar nada", lembra o secretário.

Segundo a diretora Andrea Zumbini Paulo, embora o hospital já se debruçasse sobre as estatísticas mundiais e discutisse protocolos diariamente desde janeiro, algumas discussões aconteciam "às cegas" porque não havia uma noção real das proporções que a doença tomaria.

"A gente não tinha a noção do quanto seria, do que viraria e de que as coisas chegariam aonde chegaram. A gente se preparou muito para o ebola [em 2014], por exemplo, e não aconteceu. A gente teve o H1N1 [em 2009] e trabalhamos muito, mas não chegou a ser uma pandemia. A gente realmente não imaginava que a covid-19 viraria uma pandemia e desse tamanho", explica Andrea. Tanto durante a pandemia de ebola em 2014 quanto durante o surto de gripe H1N1 em 2009, o hospital foi referência para atendimento no SUS.

Assim, a sombra da covid-19 chegava cada vez mais perto. Diferentemente da China, a Itália era mais próxima do Brasil em distância, mas também em termos culturais. Segundo um relatório do Banco Central e do Ministério do Turismo, a Itália é o oitavo país para onde o brasileiro mais viaja, e italianos são o oitavo povo que mais visita o Brasil.

Ao lado dos portugueses, os italianos são os estrangeiros que costumam permanecer por mais tempo no país, uma média de 31,6 pernoites (dados da Organização Mundial do Turismo e do Ministério do Turismo). "A Europa nos colocou mais próximos da pandemia, não só geograficamente. Tem muito brasileiro na Itália, na Espanha, na França e Inglaterra. Muitos conhecidos estavam viajando ou tiveram contato com pessoas que viajaram. Foi aí que me dei conta de que a doença ia chegar ao Brasil e de que a porta de entrada seria São Paulo", afirma a médica infectologista Umbeliana Barbosa.

Ela lembra ainda que as informações mostravam que a covid-19 era uma doença de transmissão respiratória, mas com um vírus diferente do H1N1. O novo coronavírus era muito mais agressivo.

"A expectativa dentro do Emílio Ribas era a de um 'hospital linha de frente', de querer tratar, de querer participar, de querer poder ajudar", lembra a médica infectologista Zarifa Khoury, que começou a atuar no hospital em 1982, antes mesmo da pandemia de aids. Ela atuaria nas enfermarias da covid-19 em 2020, 2021e 2022.

Segundo Luiz Carlos Pereira Júnior, diretor do hospital, as discussões em torno da nova doença chegaram timidamente, mas logo dominaram a agenda. Conforme as semanas foram passando, o tema foi crescendo em importância. "A gente começou a discutir em janeiro, mas no final de fevereiro, sem dúvida nenhuma, a discussão mudou quando a gente passou a perceber que, de fato, faríamos parte disso. Nós nos preparamos para atender alguns casos de algo parecido com gripe. Nunca imaginamos o caos que seria em poucas semanas", diz o médico.

A "HERANÇA" DO EBOLA

Antes da covid-19, a última experiência que o hospital Emílio Ribas tinha tido com uma doença de fora do Brasil "nova, misteriosa e letal" havia acontecido há seis anos.

No dia 8 de agosto de 2014, a OMS havia declarado uma emergência de saúde pública de alcance mundial e convocado a comunidade internacional a se mobilizar contra a epidemia de ebola que assolava três países africanos: Guiné, Serra Leoa e Libéria. O hospital foi definido pelo Ministério da Saúde, na época, como referência para casos que eventualmente chegassem ao estado de São Paulo. A Fundação Oswaldo Cruz (Fiocruz) foi designada como referência para casos suspeitos do restante do país.

"O ebola, em 2014, fez exatamente o contrário da covid. Havia uma preocupação de que chegaria uma doença aguda, de alta mortalidade, e a gente precisava estar preparado e fizemos isso de uma maneira organizada. A diferença é que a covid foi um pouco mais rápida", explica Pereira Júnior, que já dirigia o hospital há quase um ano na época.

Ao contrário da covid-19, o ebola não é de transmissão respiratória. A infecção se dá pelo sangue, excreções ou secreções de pessoas ou objetos infectados. Por outro lado, a taxa de letalidade é considerada estratosférica, alcançando 68,4%, dez vezes mais do que a taxa média de letalidade para o novo coronavírus no mundo, que é de 6,88%.

O ebola é velho conhecido da comunidade médica internacional, some e volta de tempos em tempos. Enquanto a primeira onda de covid-19 se espalhava pelo mundo em 2020, por exemplo, um novo surto de ebola acometia há quase dois anos o Congo, com pouca repercussão na imprensa.

O inusitado de 2014 era que o surto na África era considerado o mais severo e complexo das últimas quatro décadas. Antes mesmo de ser designado como referência, o hospital conclamou às pressas parte de seus infectologistas para discutir protocolos de assistência e treinamentos de paramentação e desparamentação com os EPIs, que indicavam o que deveriam usar para se proteger da doença, como deveriam colocar e retirar de forma a não se infectarem com o vírus.

Comparando os preparativos para receber casos de ebola em 2014 e covid-19 em 2020, a enfermeira Rosângela Soares, plantonista do noturno, lembra que a rotina de paramentação e desparamentação de ambos tinha sequências bem rígidas e com múltiplas etapas, que não podiam ser "quebradas". Ou seja, não podia haver erros. O mesmo aconteceria em relação às amostras de materiais colhidas para exames para as duas doenças.

"Nosso foco maior nos dois casos seria usar a estrutura que a gente tinha para dar o melhor atendimento possível, mas com muito cuidado para não nos contaminarmos, porque a nossa proteção era primordial. A gente imaginava que a covid-19 seria muito parecida com o ebola. Se você se contaminasse com uma amostra, por exemplo, a mortalidade era grande e estávamos vendo que o número de profissionais de saúde morrendo em outros países por covid-19 era absurdo", disse a enfermeira.

No caso do ebola, um único leito, o 17 da UTI, ficou reservado por meses aguardando a chegada do primeiro possível caso de ebola para que o paciente pudesse ser isolado no hospital. Graziela Xavier de Barros, fisioterapeuta da linha de frente da covid-19 nos plantões noturnos, lembra-se de que o temor de que os profissionais se infectassem com o vírus ebola levou, na época, o hospital a instalar um espelho grande na entrada do leito. Ao se observarem no reflexo, os profissionais poderiam supervisionar de forma mais detalhada o jeito como estavam fazendo a própria paramentação – qualquer erro poderia ser fatal e a atenção devia ser máxima.

Apesar da imensa mobilização do hospital e da grande tensão vivida pelos profissionais, apenas três pessoas chegaram a ser encaminhadas para o hospital, mas nenhuma delas sequer poderia ser enquadrada como caso suspeito de ebola.

As lembranças ainda muito frescas entre profissionais de saúde sobre os vários "alarmes falsos" do ebola e sobre o fato de nunca ter chegado um caso da doença ao Brasil alimentavam alguma esperança de que a história poderia se repetir com a covid-19.

"Como nenhum caso efetivo de ebola foi diagnosticado, muitas coisas ficaram na teoria", afirma o diretor da Divisão Médica, Ralcyon Teixeira, responsável por todo o time de médicos do hospital.

A prontidão dos profissionais treinados e a capacidade do hospital de se transformar rapidamente seriam o maior legado do ebola. Quinze equipes foram treinadas e a instituição chegou a participar de uma simulação de atendimento em parceria com o Grau (Grupo de Resgate e Atenção às Urgências e Emergências) para checarem o funcionamento do fluxo estabelecido entre o Aeroporto de Guarulhos e o leito 17 da UTI, caso alguém, oriundo dos três países endêmicos, apresentasse sintomas suspeitos.

Para Pereira Júnior, embora a covid-19 tenha sido muito mais rápida do que o preparo dos hospitais no mundo todo, no caso do Emílio Ribas, o ebola evidenciou o espírito de mobilização ágil da instituição e a disponibilidade dos profissionais em colaborar. "A velocidade e a capacidade de mobilização acontecem sempre que o hospital é demandado. A resposta a essa demanda precisa ser feita de forma técnica e bem precisa quando há esses agravos na saúde pública. A instituição prontamente responde e essa mudança de postura é coletiva", afirma o diretor.

UM *BOOM* DE CASOS SUSPEITOS

A chegada da covid-19 ao território italiano mudaria não só o prisma do hospital, mas também suas estratégias em relação à pandemia. Inicialmente a percepção era de que deveriam se preparar para receber um caso isolado de alguém que, eventualmente, viesse da China, na mesma linha com que haviam esperado pelo primeiro paciente de ebola em 2014. Mas quando a pandemia chegou à Itália, o hospital passou a trabalhar com outra hipótese: a de que os pacientes poderiam chegar em levas, a qualquer momento e vindos de qualquer lugar.

O hospital tem um pronto-socorro 24 horas voltado especificamente às doenças infecciosas e que se manteve em funcionamento durante toda a pandemia. Em fevereiro de 2020, antes mesmo que o primeiro caso de covid-19 fosse diagnosticado no Brasil, o setor chegou a receber algumas famílias que tinham viajado para a China ou que tinham tido contato com viajantes que voltaram de lá. Ainda não eram os primeiros casos de covid-19. Muitos ficaram apavorados com a ideia de terem sido infectados com o novo vírus, o que é comum em qualquer surto ou epidemia.

Nos primeiros meses da pandemia no mundo, ainda não havia testes de covid disponíveis em larga escala no Brasil. Além disso, existiam problemas de confiabilidade relacionados aos resultados, que tinham altos índices de falsos-negativos para a doença. Com essas limitações, os kits de PCR (Polymerase Chain Reaction), o exame mais usado no Brasil e considerado de alta confiabilidade, eram contados e utilizados com prioridade na assistência médica para os pacientes considerados graves.

O diretor da Divisão Médica, Ralcyon Teixeira, lembra que houve um momento em que os resultados dos exames de PCR demoravam 48 horas para ficarem prontos, mas com o aumento da procura, o sistema logo começou a se sobrecarregar.

O médico recorda que, antes de a pandemia chegar ao Brasil, o Ministério da Saúde havia anunciado a disponibilização de 130 exames para todo o Sudeste e para o estado de Goiás. Quantidade absolutamente subdimensionada, quando analisamos tudo o que aconteceria depois.

O jeito foi adotar o diagnóstico por exames clínicos, o que implicava analisar imagens de tomografia dos pulmões para determinar o nível de gravidade de cada caso.

"No começo, não tratávamos covid. Tratávamos síndrome respiratória aguda grave. Se conseguíssemos diagnosticar, melhor, mas não podíamos depender só disso para conduzirmos os casos dentro do hospital", explica o diretor Luiz Carlos Pereira Júnior.

Ralcyon Teixeira se lembra do caso de um jovem de 22 anos que havia acabado de chegar da China e que morava em uma república no Campo Belo, zona Sul de São Paulo. Ele começou a sentir febre e o Grupo de Resgate e Atenção às Urgências (Grau) foi acionado para transportá-lo. A equipe, então, decidiu levá-lo ao hospital para exames.

"Lembro que o hospital se preparou para receber apenas uma pessoa com suspeita, mas, na hora, chegaram o jovem e também um amigo, que morava com ele, de 25. Nós os alocamos diretamente na UTI

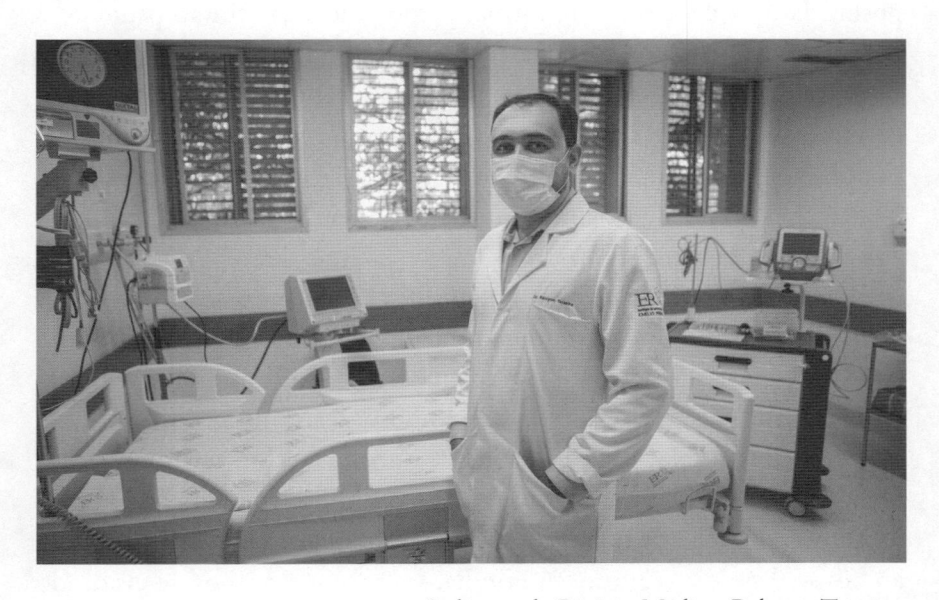

O diretor da Divisão Médica, Ralcyon Teixeira, mostra a sala de emergências da triagem do pronto-socorro. O fluxo teve que ser unificado para se tornar mais rápido e menos arriscado para os pacientes.

e me lembro que houve uma grande discussão sobre quem poderia e quem não poderia subir à unidade", disse Teixeira.

Na época, o hospital participava de uma pesquisa científica e para aquele caso específico foi possível usar um kit de teste respiratório, que permitiu um tipo de exame ultrassofisticado e rápido. O resultado apontou para uma gripe comum *influenza* tipo B e o paciente teve alta no mesmo dia.

O hospital também chegou a receber uma jovem que tinha viajado por cidades europeias, como Madri e Porto, e que logo após desembarcar no Brasil, havia ido a blocos de pré-Carnaval no Rio de Janeiro e em São Paulo. Havia um cuidado grande com as informações, especialmente pelo fato de algumas poderem disseminar pânico entre a população brasileira. "Além de ter que disparar o protocolo interno, fiquei com medo de ter que emitir um alerta dizendo que tínhamos um caso suspeito de alguém que tinha ido ao pré-Carnaval", lembra o médico. Não foi necessário. Após alguns dias, os resultados dos exames apontaram para um vírus de resfriado.

Naquele momento, os riscos eram maiores para quem viajava para fora do país, logo, famílias que tinham renda maior estavam mais expostas. Isso explica, de certa forma, como a doença atingiu primeiro a rede particular e, só na sequência, o SUS.

"Sabíamos que os primeiros casos seriam importados e que, provavelmente, alguém traria o vírus da Europa pra cá. A primeira faixa da população a ser acometida, possivelmente, seria a das classes mais favorecidas, mas também sabíamos que a doença ia chegar ao SUS", afirma a médica Umbeliana Barbosa.

O médico Jamal Suleiman, plantonista do pronto-socorro na época, lembra o caso de uma família de chineses que havia passado férias nas Cataratas do Iguaçu e foi barrada no aeroporto após o filho ter apresentado sintomas gripais. "Foi uma comunicação muito difícil porque eles não sabiam falar inglês", relembra o médico. Como o filho estava bem, mas precisaria ficar em observação, o Emílio Ribas liberou a família com a condição de que ficassem isolados em um hotel e retornassem ao hospital no dia seguinte. A família, no entanto, acabou se evadindo do hotel, burlando a recomendação, e não retornando mais ao hospital. Acabaram sendo barrados novamente no aeroporto e levados para um outro hospital para monitoramento.

"Embora o diagnóstico não tenha sido fechado, é provável que não fosse covid, pois a família estava no Brasil há mais de 15 dias [tempo de duração da doença em pacientes com sintomas leves]", afirma o médico.

Casos suspeitos chegariam até o hospital também depois do Carnaval. Jamal se lembra de um grupo de membros do movimento espiritual ligado ao Reverendo Moon que buscou o atendimento. A igreja tem um alojamento na região de Pinheiros, próxima ao hospital.

O caso de dois seguidores especificamente, um de Goiás e outro de Santa Catarina, chamou a atenção dos médicos. Eles haviam acabado de chegar de uma viagem à Coreia do Sul, local de peregrinação e casamentos para a seita. Ambos apresentavam quadro febril. Os médicos do pronto-socorro consideraram a hipótese de ser covid-19, mas sem descartar doenças com sintomas parecidos, como a gripe causada pelo vírus *influenza*. O diagnóstico nunca pode ser 100% fechado.

Na UTI, um dos supervisores, o médico Jaques Sztajnbok, conta que antes do primeiro caso confirmado de covid no Brasil, atendeu duas suspeitas que pareciam deixar a instituição a cada dia mais perto da pandemia. O primeiro diagnóstico foi o de um paciente com sobrepeso que precisou ser internado por SRAG sem confirmação de covid. O segundo foi o de uma senhora que foi a óbito após ter chegado da China. O diagnóstico mostraria que se tratava do vírus *influenza* B.

ADAPTAÇÕES NA TRIAGEM

Conforme a pandemia se alastrava pelo mundo, o número de casos suspeitos que batia às portas do Emílio Ribas só aumentava. Foram 38.810 atendimentos na triagem de março de 2020 a março de 2022. Por isso, o fluxo de atendimento no pronto-socorro teve que ser redesenhado para dar mais agilidade e trazer menos situações de exposição ao vírus.

Antes da pandemia, o paciente tinha que abrir uma ficha na recepção do pronto-socorro, voltava à sala de espera, depois era chamado para classificação de risco (para os profissionais de saúde avaliarem o nível de gravidade) e para a coleta de sinais vitais (pulso, temperatura, pressão arterial) com a equipe de enfermagem em um primeiro consultório.

Retornava, então, à sala de espera e, somente por fim, passava pelo atendimento com um médico em um segundo consultório.

Para a equipe médica do hospital, esse modelo não funcionaria bem na pandemia porque permitiria o acúmulo de pacientes na sala de espera, aguardando cada uma das etapas. Isso apesar de a sala de espera da triagem do pronto-socorro também ter arquitetura pensada especificamente para um hospital de doenças infecciosas, muitas vezes transmissíveis. Ela fica do lado externo do prédio hospitalar e lembra uma varanda, com apenas três paredes. Tudo para que o ar possa circular.

A preocupação da equipe médica se justificava porque ali passariam a se sentar lado a lado pessoas com covid-19 e sem covid-19. Quanto menos tempo ficassem juntas, menos riscos haveria.

Outra questão levantada era a de que não haveria tempo hábil de higienizar minuciosamente os dois consultórios, o da enfermagem e o dos médicos, por inteiro após receber cada paciente, operação que demandava tempo e que precisava ser feita de forma rápida.

Então, a equipe teve a ideia de simplificar o fluxo e unificar as etapas. A coleta de sinais vitais e a triagem da enfermagem passaram a ser feitas em conjunto com a equipe médica, que pedia exames, se necessário, fazia receitas, atestados e orientava o paciente sobre as condutas a serem tomadas.

Segundo a médica Luciana Borges, supervisora do pronto-socorro na época, a medida também foi importante para que a equipe de enfermagem pudesse ficar inteirada sobre os relatos de cada paciente e as condutas que os médicos adotavam para cada caso.

A resolutividade dos casos mais rápida foi considerada o ponto forte nessa adaptação do fluxo. Muitos pacientes com suspeita de covid estavam relativamente bem e procuravam o serviço apenas porque ficavam cheios de dúvidas sobre como proceder.

"Passamos a fazer uma consulta em conjunto. Assim, conseguíamos tomar as medidas de forma rápida, identificando quem estava leve e quem estava grave, inclusive aqueles pacientes que tinham muita dúvida e angústias por terem riscos de complicação para a covid", afirmou Luciana.

Mesmo que houvesse mais médicos, o desenho de trabalho para o pronto-socorro naquele momento tinha apenas um enfermeiro na triagem. Segundo Luciana, foi feito um monitoramento contínuo do serviço. Caso houvesse um aumento exponencial da demanda, a equipe tinha em mente implantar um segundo consultório com médico e enfermeiro, o que nunca foi necessário, apesar da explosão de casos na primeira e segunda ondas de covid.

Como o hospital fica na área central da cidade de São Paulo (cruzamento das avenidas Doutor Arnaldo e Rebouças, próximo à avenida Paulista), quem mora na periferia, por exemplo, muitas vezes procurava primeiro o serviço de saúde próximo de sua casa. Nos picos da pandemia, o hospital chegou a receber em seu pronto-socorro 40 casos suspeitos de covid por dia.

A ESCALADA DA COVID-19 NO MUNDO RETRATADA PELAS MANCHETES

13 de janeiro de 2020	2 de fevereiro de 2020
BBC	IG
"Novo vírus que causa doença pulmonar misteriosa gera temor na China, mas há motivos para preocupação?"	"Filipinas é 1º país a confirmar morte por coronavírus fora da China"
24 de janeiro de 2020	**4 de fevereiro de 2020**
Bom Dia Brasil (TV Globo)	G1
"China confirma 26 mortes provocadas pelo coronavírus, são mais de 800 casos da doença"	"Bélgica confirma 1º caso de coronavírus; é o 8º país na Europa"
25 de janeiro de 2020	**12 de fevereiro de 2020**
Estadão	G1
"Japão confirma 3º caso de coronavírus; China aumenta medidas de contenção da doença"	"Londres confirma 1º caso de coronavírus"

13 de fevereiro de 2020

El País

"Epicentro do coronavírus [Hubei] tem 242 mortes e 15.000 infectados"

25 de fevereiro de 2020

Estadão

"Brasil confirma 1º caso de novo coronavírus em paciente de 61 anos em São Paulo"

14 de fevereiro de 2020

G1

"Egito confirma 1º caso de covid-19, doença do novo coronavírus"

26 de fevereiro de 2020

Agência France Presse

"França anuncia 1ª morte de francês provocada pelo novo coronavírus"

6 de fevereiro de 2020

UOL

"Coronavírus: Itália tem 1º caso confirmado de coronavírus"

26 de fevereiro de 2020

Veja

"Coronavírus já atingiu 117 países pelo mundo"

11 de fevereiro de 2020

Estadão

"Estados Unidos confirmam 1º caso de coronavírus próximo à fronteira com o México"

27 de fevereiro de 2020

BBC Brasil

"Coronavírus: como a Itália tomou lugar da China como principal foco de preocupação sobre a covid-19"

21 de fevereiro de 2020

G1

"Itália confirma 1ª morte por coronavírus; é a segunda na Europa"

29 de fevereiro de 2020

Veja

"EUA registram primeira morte por coronavírus"

25 de fevereiro de 2020

El País

"Croácia e Áustria confirmam 1º casos de coronavírus"

A PANDEMIA CHEGA
AO HOSPITAL

A COVID-19 CHEGA AO BRASIL (E AO EMÍLIO RIBAS)

O primeiro caso oficial de covid-19 no Brasil foi anunciado publicamente no dia 26 de fevereiro pelo Ministério da Saúde. Tratava-se de um homem atendido no hospital Albert Einstein, da rede particular, em São Paulo. O paciente de 61 anos, residente na capital paulista, havia acabado de chegar de viagem justamente da Itália. Não demorou muito para que a chegada da covid-19 oficialmente ao território nacional tivesse impactos também no hospital do SUS.

Apesar de simbolizar a tão temida chegada da pandemia ao Brasil, o primeiro paciente de covid no Brasil ficou bem. Ele inicialmente era assintomático, por isso só buscou atendimento médico e teste quando passou a sentir falta de ar.

Entre o desembarque no Brasil e a ida ao hospital, ele havia participado de uma reunião familiar. Na época, a OMS já tinha conhecimento de que 80,9% dos casos seriam leves. Por outro lado, ainda sem a adoção efetiva no mundo do distanciamento e das máscaras, seus contactantes haviam ficado cara a cara com o vírus. Cerca de 30 familiares e 16 passageiros do mesmo voo tiveram que ficar em observação.

A enfermeira Rosângela Soares soube da notícia pela TV. Embora o primeiro caso fosse do Einstein, quando chegou para trabalhar no hospital, ela viu a intensa movimentação de repórteres do lado de fora de um dos portões da Secretaria de Estado da Saúde e do Instituto Adolfo Lutz, que ficam na mesma calçada do hospital, na avenida Doutor Arnaldo.

Segundo a enfermeira, logo após a confirmação do primeiro diagnóstico, os passageiros do mesmo voo, por exemplo, receberam ligações e foram orientados pelas autoridades sanitárias a procurarem o Emílio Ribas para passarem por uma avaliação médica. Eles também deveriam repassar a mesma orientação para todas as pessoas com quem tivessem mantido algum contato.

Segundo a enfermeira, num só dia, o hospital chegou a atender em torno de 100 pessoas na classificação de risco do pronto-socorro devido à covid-19. "Foi quando a gente teve a certeza de que não seríamos mais os mesmos. Foi um dia atípico dentro do nosso contexto. Antes, a nossa demanda de porta era doença infecciosa múltipla como HIV, tuberculose, Hansen, ISTs (Infecções Sexualmente Transmissíveis). De repente, passamos a atender possíveis contactantes do primeiro caso de covid", disse Rosângela.

No dia 4 de março de 2020, ou seja, exatos 7 dias após a divulgação do primeiro caso de covid no Brasil, o Emílio Ribas teria a confirmação do seu primeiro paciente com diagnóstico confirmado da doença. Era um homem de 37 anos, que passou pela triagem do pronto-socorro e foi submetido ao exame RT-PCR. Sem gravidade, o paciente foi orientado a ir para casa e a se manter em isolamento. Não houve necessidade de internação.

EMÍLIO RIBAS
NO *FRONT*

O HOSPITAL
SE TORNA REFERÊNCIA

No mesmo dia em que era anunciada a confirmação do primeiro caso de covid-19 no Brasil, o médico infectologista David Uip recebeu uma ligação do então governador João Doria pedindo para que criasse um grupo de especialistas que pudesse dar suporte científico às decisões de governo a fim de tentar controlar a doença dali adiante. Uip é ex-secretário de Estado da Saúde do Estado de São Paulo (2013-1018) e ex-diretor do Emílio Ribas (2008-2013). Desde 2002, é assessor técnico do governo de Angola para endemias e epidemias.

O infectologista começou, então, a trabalhar pela criação do grupo no mesmo dia, sendo seu primeiro coordenador. Usou dois critérios para a escolha dos membros: envolvimento com a ciência e experiência em hospitais, especialmente com vivência em epidemias. O grupo, que seria consolidado nos dias seguintes, foi batizado de Centro de Contingência do Novo Coronavírus e reuniu 21 *experts*, sendo que dois eram médicos infectologistas do Emílio Ribas: Luiz Carlos Pereira Júnior (diretor do hospital) e Ralcyon Teixeira (diretor da Divisão Médica).

No dia seguinte, 27 de fevereiro de 2020, aconteceria a primeira reunião do Centro de Contingência, e o governo paulista anunciaria a lista dos seis hospitais de referência para a covid-19 no estado de São Paulo.

No interior e litoral, inicialmente, eram quatro hospitais. Na capital, o Emílio Ribas e o Hospital das Clínicas foram definidos como as duas primeiras unidades de referência. Depois a lista teria que ser ampliada. O Emílio Ribas, por exemplo, faz parte de uma rede de 42 hospitais da administração direta do Estado. Dentro desse grupo, 24, ou seja, mais da metade, acabaram se tornando referência para a covid, quando os casos explodiram.

Segundo Uip, um dos primeiros temas discutidos pelos especialistas dizia respeito aos critérios que definiriam um eventual caso de transmissão comunitária no estado de São Paulo, ou seja, quando os pacientes diagnosticados não tivessem mais histórico de viagem ao exterior e já não fosse possível rastrear a origem da transmissão. Sem ainda terem experiência específica com a covid, os especialistas do Centro de Contingência precisariam se basear nos artigos científicos que vinham sendo publicados pelo mundo.

Logo no início, perceberam que, em relação ao Brasil, era como se a pandemia estivesse três meses à frente na Europa e um mês à frente nos Estados Unidos. Tudo o que acontecia nos outros países tendia a se repetir no Brasil.

Uma importante epidemia já era algo esperado pelos infectologistas, de acordo com David Uip, mas ele achava que seria do vírus *influenza* e não da família do coronavírus. Uma das primeiras decisões do grupo de *experts* paulistas foi a implantação de uma espécie de cinturão de isolamento na Grande São Paulo, medida que retardaria a chegada da pandemia ao interior em cerca de três semanas.

Uip relembra que o grupo também fez projeções considerando cenários que variavam de 1% a 10% da população infectada com covid. Logo no início da pandemia, o estado de São Paulo tinha 3.500 leitos de internação, e foi recomendada uma primeira ampliação para 4.700. Também houve um alerta dos médicos do grupo de que abrir os leitos também implicava na necessidade de oferecer aparelhos, insumos e equipes treinadas. Era só o começo. Os especialistas chegaram a ser rotulados de "apocalípticos", mas estavam adequados nas suas previsões. Nos picos da pandemia, São Paulo chegou a ter 14 mil leitos em funcionamento ao mesmo tempo.

"Se me perguntarem no que o Centro de Contingência errou, vou responder que não erramos em nada. Nós estávamos aprendendo", disse Uip, que, como médico, viu o primeiro paciente de aids no Brasil nos anos 1980 e que, em 2020, também chegou a avaliar o primeiro paciente covid do país junto com outros médicos.

Para ele, o Centro de Contingência acabou mudando os rumos da pandemia no estado de São Paulo, o mais populoso do país (46 milhões de habitantes), por ter ajudado os gestores públicos a controlá-la e, especialmente, por não deixar a rede de saúde sucumbir, preparando mais de 600 hospitais, sendo 102 públicos e de gestão do Estado. "Eu disse ao governador, logo no início, o povo jamais vai perdoar se não for atendido", disse Uip.

Para Pereira Júnior, o Centro de Contingência possibilitou unir informações sobre o que havia de mais novo em tendências e estatísticas do novo coronavírus com dados e indicadores "da vida real", do que estava acontecendo nos hospitais brasileiros, como o próprio Emílio Ribas.

Na mesma linha, Teixeira afirma que a participação no Centro foi importante para discutir a parte assistencial dos serviços, além do planejamento e da abertura de leitos. Segundo ele, o subgrupo do Emílio Ribas funcionou como uma espécie de "pequena comissão" dentro do comitê, que trazia suporte estratégico do grupo para o hospital e vice-versa.

O grupo científico tinha 15 nomes inicialmente, em poucos dias passou a ter 21 e atuou durante um ano e meio na pandemia orientando o governo paulista sobre a situação epidemiológica e recomendando medidas sanitárias a serem tomadas.

Em agosto de 2021, após a segunda onda e com a vacinação em andamento, o Centro foi dissolvido e substituído por um Comitê Científico mais enxuto, que manteria sete membros do antigo centro, dentre os quais Pereira Júnior.

NA LOUSA DA UTI

O médico Jaques Sztajnbok ainda se lembra dos primeiros casos de covid que chegaram até a UTI que comanda no hospital. De acordo com ele, como nos primeiros meses da pandemia os resultados dos exames começaram a demorar muito para ficarem prontos, chegaram cerca de dez diagnósticos confirmados de uma só vez. Todos eram pacientes que já estavam internados em estado grave quando o resultado chegou às mãos da equipe médica.

De acordo com o médico, bem no começo da pandemia, quando o Instituto Adolfo Lutz fazia sozinho as análises, os resultados começaram a demorar de 20 a 30 dias, devido ao grande volume de exames enviados. Em maio, quando outros laboratórios particulares e o próprio Instituto Butantan se juntaram ao Lutz e fizeram uma força-tarefa, o sistema foi reorganizado para a análise dos testes, o tempo caiu para 48 horas novamente. Sem saber se os pacientes internados tinham ou não covid, os profissionais das UTIs tomavam todos os cuidados, tratando como casos de covid aqueles que ainda precisavam de confirmação.

"Foi a primeira vez que vimos o nome 'covid-19' escrito na lousa que fica na sala dos médicos da nossa UTI. Nessa lousa, anotamos o nome, o diagnóstico e a conduta assistencial de cada um dos nossos pacientes. De repente, caiu a nossa ficha porque foi um dia histórico, eu devia ter fotografado", relembra Sztajnbok.

A fisioterapeuta Michele Bispo Serralheiro Dias lembra do primeiro paciente de covid-19 que atendeu. Era uma mulher estrangeira, que trabalhava na região do Brás. "A gente ficou pensando: 'nossa, chegou, é verdade, está aqui. É real, está aqui na nossa frente'", lembra a fisioterapeuta.

Segundo Michele, os profissionais sentiam um mix de sentimentos. Estavam todos aprendendo sobre uma doença nova e criavam expectativas sobre si mesmos, para a realização de um bom trabalho e para tentar garantir que o paciente pudesse voltar para casa, ao mesmo tempo que tinham medo de se contaminar, de ficarem doentes, de levarem a doença para casa e de infectar os próprios colegas de trabalho. "Você trabalha com medo, mas ao mesmo tempo, você não pode ter medo para poder enfrentar aquilo", disse Michele.

Crônicas
de uma pandemia

❧ MEU PRIMEIRO PACIENTE

"Mari, se esse vírus chegar ao Brasil de fato, você vai passar a atender só essa doença, né?" A coerente pergunta é feita bem na virada de 2019 para 2020. É do pai da fonoaudióloga Mariana Saconato. Seu Lúcio mora em Itupeva, no interior paulista. A 78 km da capital, a pacata cidade tem 62 mil habitantes. Mariana trabalha, paradoxalmente, na maior cidade da América Latina, com 12 milhões de habitantes. A fonoaudióloga atua no hospital criado há mais de 140 anos justamente para combater epidemias.

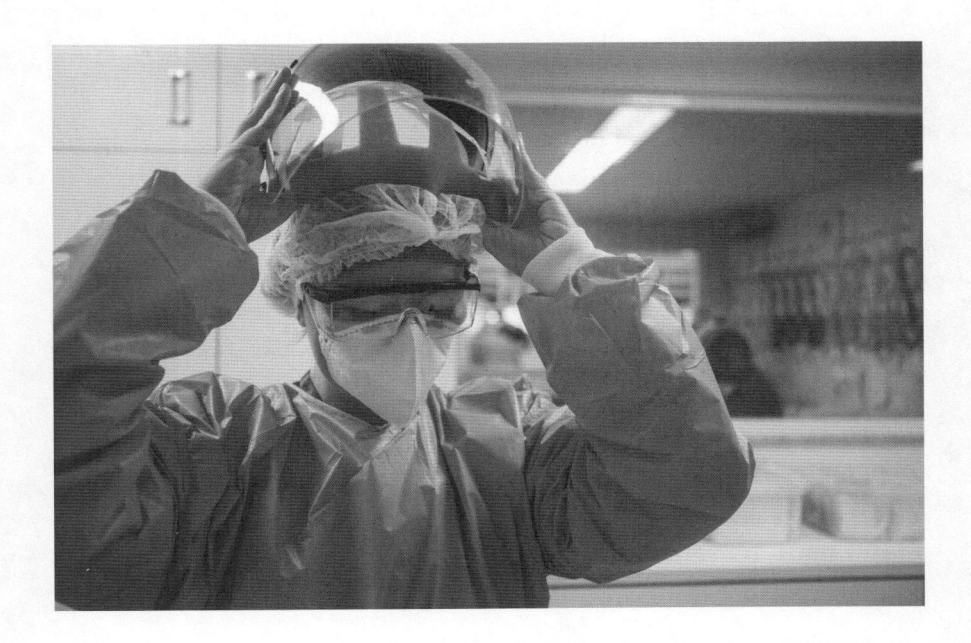

A fonoaudióloga Mariana Saconato não conseguiu sequer enxergar direito o seu primeiro paciente porque o *faceshield* embaçou. Hoje considera o item como um escudo, o equivalente ao que era o capacete para o piloto Ayrton Senna.

Ela desconversa. Responde ao pai que "não sabe". Quer tranquilizá-lo. "Nem há voos diretos da China para o Brasil", complementa. Por dentro, não é tão otimista. Seu Lúcio estava correto. A doença ia chegar. O Emílio Ribas seria referência para o atendimento.

No começo de fevereiro, Mariana começa a participar dos primeiros treinamentos. Para cada doença, os profissionais são treinados. Precisam saber o passo a passo para colocar seus equipamentos de proteção. Qualquer erro pode ser fatal.

De cinco treinamentos para atender covid-19, ela comete erros em três. Sabe o que tem de fazer. É experiente, uma craque em remover avental, luvas. Mas o medo é grande. Tensa, acaba esquecendo a sequência. Erra na hora de fazer o descarte. Cada detalhe conta. Cada passo errado pode significar a contaminação.

Em março de 2020, três meses após a pergunta de seu pai, está internado no hospital o primeiro paciente de covid-19 que Mariana vai atender. A fonoaudióloga está nervosa. Uma médica da equipe a aciona. Mari se sente como uma recém-formada. Era como se fosse totalmente inexperiente, apesar de ter na época 12 anos de bagagem hospitalar no currículo. A médica pede que ela faça uma avaliação do paciente. Junto com a descrição do caso, vem a recomendação. "Tome cuidado, ele é superpositivo".

A pandemia ainda está no começo, a doença é nova. Todos estão aprendendo. Mariana não sabe ainda a diferença entre um positivo e um superpositivo. Imagina que seja um paciente capaz de transmitir mais. Está certa.

A palavra "superpositivo" ecoa nos ouvidos da fonoaudióloga. Na antecâmara, Mari leva a papa de frutas, colher, água. Seu papel é avaliar a capacidade dos pacientes de se alimentarem durante uma internação. Não pode haver riscos de aspiração dos alimentos.

Ali, na antessala do leito, ela se paramenta. Põe todos os equipamentos de proteção individual. Usa o protetor facial, equipamento incorporado durante a pandemia. Ninguém da equipe tem intimidade com o novo equipamento ainda. Não fazem ideia das dificuldades práticas para usar cada novo EPI incorporado.

Assustada, Mari abre a porta, entra lentamente no leito. De repente, sente o incômodo, seu *faceshield* começa a ficar embaçado. Não consegue sequer ver o paciente direito. Enxerga apenas um vulto. Pensa, por um segundo, em passar a luva no protetor para limpá-lo. Por fora, não iria adiantar. Teria que ser por dentro. Mas remover qualquer EPI dentro do quarto é proibido pelo protocolo de biossegurança.

Ela mantém-se firme e não quebra a regra. Tenta se acalmar, respira fundo. Segue trabalhando com o *faceshield* embaçado. Enxerga com dificuldade.

A fonoaudióloga, então, aguarda o paciente comer toda a papa. Através dos pontos não embaçados do *faceshield* e com os ouvidos atentos, consegue fazer a avaliação do paciente. Cumpre a missão de garantir sua segurança. Seu papel é não deixá-lo broncoaspirar, receber alimentos pelas vias respiratórias.

São cerca de cinco minutos entre sua entrada e saída do quarto. Um alívio. Entra na antecâmara, a antessala de segurança que todos os quartos do hospital possuem. Se desparamenta. Retira as luvas, o *faceshield*, os óculos, o avental.

Nas enfermarias, os leitos são de alvenaria. As portas entre a antecâmara e o quarto são de madeira, com pequenas "janelas" de vidro para facilitar a visualização do paciente e a comunicação entre as equipes.

De repente, o paciente a chama. Mariana, da antecâmara, percebe, olha pelo vidro. O paciente, que ela mal tinha visto, é um senhor. Ele, então, pergunta qual é o seu nome. Até então, não dava para saber sequer se ela era um homem ou uma mulher. Os equipamentos de proteção são muitos. Os profissionais de saúde perdem sua identidade, tornam-se seres muito parecidos, até padronizados.

A fonoaudióloga olha para o paciente, diz seu nome pausadamente através do vidro, para que ele faça a leitura labial: Ma-ri-a-na. Ele entende. Agradece com a cabeça.

A fonoaudióloga acaba de remover os equipamentos. Lava as mãos. Sai da antecâmara. Tudo conforme o que foi memorizado nos treinamentos.

* * *

Depois, Mari sai andando pelo corredor. Agora, caminha pensativa: "eu nem me apresentei". Ela nunca antes havia atendido um paciente sem se apresentar. Era inacreditável que isso tivesse acontecido. Suas terapias, como fonoaudióloga, duravam de 30 a 40 minutos. Jamais, cinco.

Mari vai direto para o banheiro. Lá, sozinha, de frente para o espelho, ela chora. Pensa que não será possível continuar. Pensa que é melhor pedir demissão do que não atender bem seus pacientes. Como iria reabilitar um paciente sentindo tanto medo? Sente-se péssima. Vive sua crise pessoal e silenciosa: parar ou seguir em frente? Teme que o medo a impeça de poder dar o melhor aos seus pacientes.

Em casa, à noite, vendo TV com o marido, chega a sentir falta de ar. Imagina ter se infectado. O paciente era "superpositivo", ela lembra. Puxa o ar e ele não vem. Mariana não está doente. Está ansiosa. É o medo do novo, do desconhecido, o medo de perder a humanidade, a coragem.

Mari continua. Aos poucos vence o medo. Passa a confiar nos equipamentos de proteção individual. Passa a ver seu *faceshield* como seu escudo protetor. É como o clássico capacete de Ayrton Senna. Ai de alguém que ponha a mão nele. Chega a ficar triste quando uma alça quebra. Nada que uma colega não possa consertar.

Agora até acompanha os exames de broncoscopia, um dos que mais geram partículas de secreção no ar. Também costuma se sentar na "escadinha" do leito para bater papo com seus pacientes. Agora, chega ao quarto segura: "Olá, eu sou a Mariana".

Nota: em fevereiro de 2021, quase um ano após seu primeiro paciente, a fonoaudióloga e seus colegas de equipe já listavam 1.500 pacientes de covid-19 atendidos. Mariana chegou até a data sem ter se infectado. Na época, ela e os colegas de equipe já estavam sendo vacinados.

OS PROFISSIONAIS: CORAGEM, MEDO, DRAMAS E ANGÚSTIAS

DOIS TIMES

Em março de 2020, tudo era muito novo e ainda se definiam as estratégias de governo que seriam desenhadas para o enfrentamento da nova doença que já se alastrava pelo mundo.

Segundo Mario Peribañez-Gonzalez , diretor do Serviço Médico, que é responsável pelas enfermarias, os gestores de hospitais públicos ainda não sabiam, por exemplo, com que tipo de recursos iriam poder contar, e essa era uma questão crucial para que organizassem seus serviços.

No hospital, duas preocupações específicas estavam na lista de temas que causavam tensão: se haveria leitos suficientes para atender toda a demanda de pacientes que iria chegar e como lidar com a questão dos recursos humanos, especialmente com os profissionais que faziam parte dos grupos de risco – no caso, pessoas com mais de 60 anos e pessoas com comorbidades – como diabetes, hipertensão e obesidade. Como afastá-los da linha de frente sem prejudicar o serviço, que já tinha desfalques por aposentadorias, mortes, demissões e que agora teria demandas cada vez mais crescentes?

O hospital operava com cinco equipes médicas nas enfermarias antes da pandemia. As alas de enfermarias são aquelas com leitos mais simples, poucos equipamentos médicos e, proporcionalmente, menos profissionais de saúde por paciente, se comparadas às UTIs.

É nas enfermarias que ficam internados os pacientes que desenvolvem ou que evoluem para quadros moderados. Os pacientes que têm alta da UTI, obrigatoriamente, também passam pela enfermaria antes de terem a alta definitiva, que os permite sair do hospital.

Um dos primeiros passos dados para preparar o hospital para o enfrentamento da pandemia foi unir as cinco equipes das enfermarias em um único time e segregá-lo em dois: um para atender covid-19 e outro para atender as outras doenças, como meningite e aids. A iniciativa visava à criação de duas áreas separadas fisicamente: alas covid e "não covid", e assim poupar os profissionais que faziam parte do grupo de risco.

Pacientes que não eram de covid-19 continuavam chegando ao hospital. As portas do pronto-socorro SUS 24h nunca fecharam para a população, mesmo nos picos da pandemia, quando houve ocupação máxima.

No dia 16 de março de 2020, o governo do estado publicou o Decreto n. 64.864, que permitiria o teletrabalho para pessoas com mais de 60 anos e portadores de doenças crônicas (respiratórias, imunológicas, cardiopatias, diabetes, hipertensão). O decreto dava autonomia para que diretores definissem os afastamentos em suas instituições. De imediato, muitos hospitais não tinham mão de obra para repor esses profissionais. No caso do Emílio Ribas, os afastamentos e as substituições foram feitos gradativamente, conforme o time ganhava reforços.

Em abril, um contrato de emergência, o chamado CTD (Contrato por Tempo Determinado) do Estado foi anunciado com 181 vagas para várias áreas. Apesar do mercado aquecido e da disputa por profissionais de saúde, novos reforços chegaram para os times no início de maio.

A equipe médica, por exemplo, passou a contar com 23 profissionais a mais. Um alívio imediato, já que o reforço ajudou a cobrir as escalas, em especial os plantões nas enfermarias e no pronto-socorro.

Com o passar dos meses, no entanto, alguns profissionais CTDs acabaram pedindo para se desligar do hospital. Não resistiriam a propostas salariais melhores feitas pela rede particular. Com salários mais tímidos, ficava difícil para o SUS segurar os profissionais, e as escalas foram ficando apertadas novamente. Para se ter uma ideia, em 2021, ainda havia vagas para médicos CTDs sem preenchimento.

Na mesma época, o governo do estado também autorizou seus hospitais a fazerem convênios emergenciais com organizações sociais de saúde para assumirem a gestão de parte dos leitos de UTI covid. A maior vantagem desse tipo de convênio foi a agilidade para poder fazer o hospital trabalhar com sua capacidade máxima. No caso do Emílio Ribas, o contrato foi feito em 15 dias. Cumprindo exigências técnicas especificadas pelo próprio hospital, a empresa, contratada pela Secretaria de Estado da Saúde, ficaria responsável por montar os times, dar treinamentos e cuidar da parte administrativa. O hospital, em contrapartida, oferecia os insumos, leitos e equipamentos.

Com o tempo, a direção percebeu a necessidade de reforçar também outros serviços. A grande quantidade de pacientes de covid-19 com comprometimento renal, por exemplo, sobrecarregou o time da nefrologia e houve necessidade de se fazer contrato terceirizado também para o serviço de hemodiálise.

Com os CTDs e os contratos terceirizados, o RH do hospital teve um incremento rápido de 13%, passando de aproximadamente 1.500 para 1.700 funcionários. A mudança daria fôlego à instituição para afastar os profissionais de risco e abrir mais leitos.

SOBRE MEDOS

Segundo a diretora de Serviços de Apoio, Andrea Zumbini Paulo, a questão de RH foi a mais sensível para o hospital no início da pandemia, pois a direção não sabia quem iria e quem não iria trabalhar na linha de frente da covid-19. Tudo isso agravado pelo medo de parte dos profissionais de se infectarem.

Houve casos de profissionais que pediram exoneração, por exemplo. Outros que aceitaram o desafio no início, mas ficaram assustados quando o número de casos começou a aumentar progressivamente em abril. De acordo com Andrea, foi difícil para a instituição fazer as projeções de RH para poder se organizar.

"Muitos profissionais da ponta queriam ficar na linha de frente, mas devem ter sentido uma pressão enorme da família, além de seus próprios medos e inseguranças. Para outros, também havia uma questão financeira importante. Quando você se afasta, há uma perda salarial. Todo mundo no hospital em algum momento se perguntou se devia ficar ou não. Era uma decisão importante. Não foi fácil", diz Andrea.

O ex-secretário da Saúde, David Uip, afirma acreditar que um dos legados da pandemia deva ser o reconhecimento permanente da sociedade em relação ao papel dos profissionais de saúde da linha de frente. "Não é para qualquer um, tem de ter coragem, tem de ter talento, tem de ter esforço e dedicação", diz Uip.

O diretor da Divisão de Enfermagem, Jurini Valdisi da Silva, conta que uma de suas maiores dificuldades foi trabalhar com o medo de ser contaminado e de levar a covid-19 para casa. Ele tem dois filhos, de 16 e 23 anos na época, e se preocupava ainda mais com sua mulher, que realizava sessões de radioterapia como complemento de um tratamento de câncer de mama diagnosticado em junho de 2019. "Trabalhar todos os dias dando apoio para a equipe foi um desafio. Todos estavam muito preocupados com o seu bem-estar e seus familiares", afirma o enfermeiro.

O médico infectologista Jamal Suleiman lembra que bem no começo, antes mesmo da divisão do hospital em alas covid e "não Covid", chegou a ser feito um acordo informal no pronto-socorro para que os mais jovens entrassem nos quartos de observação e tivessem o contato direto com o paciente.

Médicos com mais de 60 anos, como ele, ou que tivessem doenças de base ficavam menos expostos. Com isso, a exposição aumentava entre os médicos residentes, que, na maioria, eram recém-formados e com faixa etária mais baixa. Dentre a turma de residentes que atendia no serviço na época, ele se lembra de apenas dois que relutaram em atender casos de covid-19, pois ambos tinham comorbidades.

"O medo te dá dois caminhos: ou te movimenta para frente ou te paralisa. Dentro do Emílio Ribas, tem mais gente que se movimenta no sentido de cuidar. Eu não estou colocando juízo de valor em relação àqueles que se paralisam porque isso também é uma resposta humana. Eu acho, inclusive, que com orientação e informação, às vezes você consegue desconstruir esse temor", disse Suleiman.

SOBRE CORAGEM

Apesar de ter que reinventar sua própria bravura perante cada epidemia, o hospital também já teve que lidar com a barreira do medo que vem de fora. Em 1974 e 1975, durante o surto de meningite na cidade de São Paulo, os funcionários contam que pessoas chegavam a atravessar a calçada da avenida Doutor Arnaldo por medo de passarem perto da instituição. Os profissionais de saúde eram criticados por suas famílias quando escolhiam trabalhar na instituição e era comum terem que esconder seus crachás em locais públicos para não serem hostilizados.

Na mesma época, curiosamente, o hospital se desdobrava para atender até 1.200 crianças pequenas internadas com meningite de uma vez, quando sua capacidade era para 200. Tudo isso com sua equipe médica silenciada pelo governo militar da época, que não tinha o mínimo interesse em deixar a população saber sobre o surto e, muito menos, em permitir que fossem disseminadas orientações médicas para a prevenção da doença.

Para Pereira Júnior, independentemente de questões salariais, o hospital tem se tornado cada vez mais atraente para os profissionais de saúde com perfil mais humanizado. Num concurso programado para contratar 206 profissionais em 2022, a instituição estima que cerca de 8 mil candidatos deverão se inscrever, por exemplo.

"Os profissionais de saúde sabem que ganham importância ao fazerem parte do time do hospital. O RH da instituição hoje atrai com frequência bons profissionais, com um perfil idealista. É evidente e direto o benefício que a instituição traz para a população. E quem não quer fazer parte de um time destes?", questiona o diretor.

Segundo o médico Richard Calanca, em alguns hospitais, houve êxodo de profissionais de endoscopia que não quiseram trabalhar por medo de se infectarem. No Emílio Ribas, segundo ele, todos os profissionais do setor aceitaram continuar trabalhando, o que revela muito sobre as características do hospital de se posicionar na linha de frente do combate às epidemias.

"No meu caso específico, trabalhei em quatro hospitais sozinho porque os médicos não queriam fazer endoscopia e dei treinamentos para o restante das equipes que aceitaram continuar. Treinei todos com muito rigor para o uso de EPIs", disse Calanca.

Em 2003, a hoje enfermeira Késia Alves dos Santos começou a trabalhar no hospital como auxiliar de enfermagem. Decidiu, na época, trocar uma clínica particular de reprodução humana pelo hospital do SUS. O antigo emprego pagava o dobro do salário. Mas o perfil do paciente do Emílio Ribas "fisgou" seu coração. Gente muito carente e excluída. Era o "seu quintal". Antes, na clínica, "um mundo oposto".

A auxiliar de enfermagem decidiu voltar a estudar e se formou enfermeira aos 28. Nos tempos de faculdade, passou a ter um sonho: poder trabalhar na África algum dia, como voluntária. Quem sabe ser enfermeira em uma organização humanitária como a Médicos Sem Fronteiras. O sonho é adiado, não esquecido. "Deixa minha filha crescer. Um dia, eu ainda vou", diz Késia.

Na pandemia de covid, são 12 horas diárias trabalhando exclusivamente em UTI, com pacientes graves, muitos em cuidados paliativos. Em casa, todos os dias, chegava e corria para o banho, fazendo o rito comum a todos que ficavam expostos ao vírus o dia todo. Foram meses evitando o abraço da filha e dos pais. Sua mãe, já idosa, perdeu vários conhecidos na pandemia. A chegada das vacinas foi festejada pela enfermeira como a conquista de uma Copa do Mundo.

Durante o surto de gripe H1N1 em 2009, Késia, grávida, também estava lá, ainda que as gestantes fossem um dos principais grupos de risco, com uma baixa a cada dois dias no Brasil, na época.

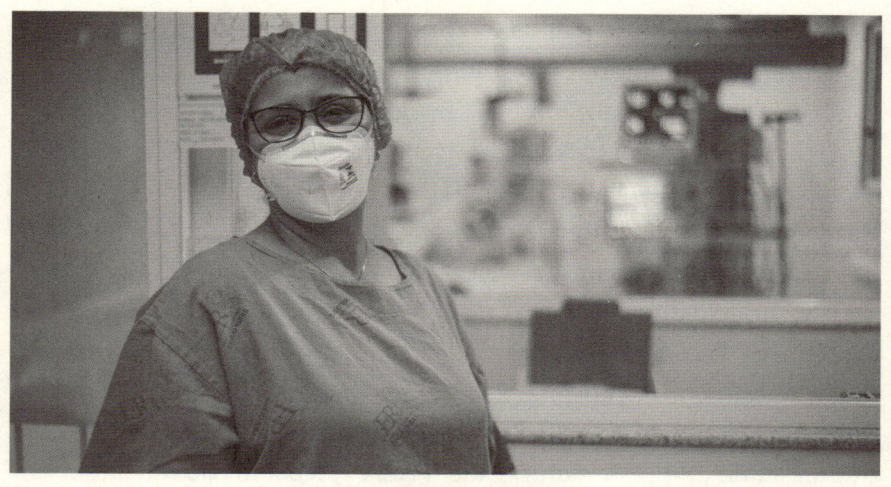

Késia Alves dos Santos, enfermeira da UTI que tem o sonho
de um dia trabalhar em frentes humanitárias na África.

Cinco anos depois, durante os preparativos para receber casos de
ebola, ela estava lá novamente. Fazia parte das 15 equipes treinadas.
Seria linha de frente se a doença tivesse chegado.

Para a médica infectologista Glória Brunetti, do Voluntariado
Emílio Ribas, a instituição acaba se posicionando na linha de frente
sempre que necessário e os profissionais, em sua maioria, aceitam o desafio. "Quando todo mundo corre, o Emílio Ribas abre os braços e todo
mundo vem. Foi assim nas epidemias de H1N1, sarampo, HIV/aids.
Quando tudo é desconhecido, a gente vai indo, vamos abrir, acolher. O
Emílio Ribas é um patrimônio do SUS", afirma a médica.

RESTRIÇÕES

Com tantas questões importantes a serem definidas em relação à segurança dos trabalhadores, o hospital decidiu se debruçar também sobre
a legislação existente na época. Apesar de alguns decretos abordarem essas
questões, cabia à direção de cada hospital se posicionar e regulamentar
internamente como e quando os profissionais dos grupos de risco para as
complicações da covid-19 deveriam sair da linha de frente.

Bem no início da pandemia, profissionais com doenças crônicas, gestantes e idosos foram convocados a passarem por consultas médicas com o Serviço Especializado em Engenharia de Segurança e Medicina do Trabalho (Seesmt). Eles passariam a ficar restritos às alas "não covid".

O setor de Medicina do Trabalho criou um Programa de Readequação Laboral. Idosos com mais de 65 anos não poderiam mais ir ao hospital e passariam a realizar teletrabalho.

Segundo a diretora do setor, a médica Rozânia Sobreira, havia uma expectativa de que a pandemia durasse poucos meses. Dessa forma, antes do afastamento, o hospital dava férias e licença-prêmio pendentes. A licença-prêmio é um benefício concedido aos servidores públicos com três meses de descanso remunerado a cada cinco anos de trabalho.

Para quem tinha entre 60 e 65 anos, as regras levavam em consideração o estado de saúde, uma análise sobre a existência de doenças crônicas e se elas estavam controladas. Quem estivesse comprovadamente bem poderia seguir trabalhando presencialmente, desde que em áreas consideradas de baixo risco no hospital.

O hospital foi dividido em áreas de alto risco (pronto-socorro, UTIs, enfermarias covid), médio risco (ambulatório) e baixo risco (setores 100% administrativos, sem contato com o público, como o prédio do RH e a Epidemiologia). As mudanças impactaram todo o hospital. O setor de Medicina do Trabalho teve que analisar caso por caso antes de tomar as decisões.

Apesar de atuar em área de alto risco, os membros da CCIH não tinham que entrar nos quartos dos pacientes, o que acabou atraindo alguns profissionais que tinham risco. O grupo monitorava as boas práticas entre os profissionais e fazia visitas pelo lado de fora dos quartos, as chamadas auditorias. Cerca de 500 visitas foram realizadas em dois anos pela equipe.

A enfermeira Sayonara Scota, que é da Comissão, não tinha contato direto com os pacientes e trabalhou durante os dois primeiros anos inteiros da pandemia nessas auditorias. Ela conta que, no começo, temia pela saúde dos filhos de 9 e 15 anos, e também sentiu medo por ser portadora de comorbidade. Ela tem artrite reumatoide juvenil, o que faz com precise utilizar medicamentos da linha dos corticoides e imunossupressores, que reduzem sua imunidade.

"Senti medo, mas à medida que fomos estudando a doença, isso foi diminuindo", explica a enfermeira, cuja missão era, dentre outras, orientar os profissionais de saúde da linha de frente para se protegerem da forma correta.

O infectologista Jamal Suleiman chama a atenção para uma faceta curiosa da pandemia dentro do ambiente de trabalho: o fato de todos terem que se "desnudar", tendo que tornar públicos a idade, suas co-morbidades e até o próprio diagnóstico de covid-19.

Na avaliação do médico, que passou por restrição, compartilhar a idade e as comorbidades se tornou algo importantíssimo para preservar as pessoas mais vulneráveis. "É interessante porque a pessoa chegar aos 70 anos em sua plena capacidade de trabalho, em pleno século XXI, é uma grande conquista. As mulheres vivem mais, então tem ainda um contingente feminino muito grande com idade avançada produzindo, trabalhando. E aqui, no hospital, ser velho é um dado adicional vantajoso porque você tem várias doenças que são reemergentes e o diagnóstico clínico é muito mais fácil para quem já viu essa doença. A experiência clínica pode ser a diferença entre a vida e a morte", disse o médico.

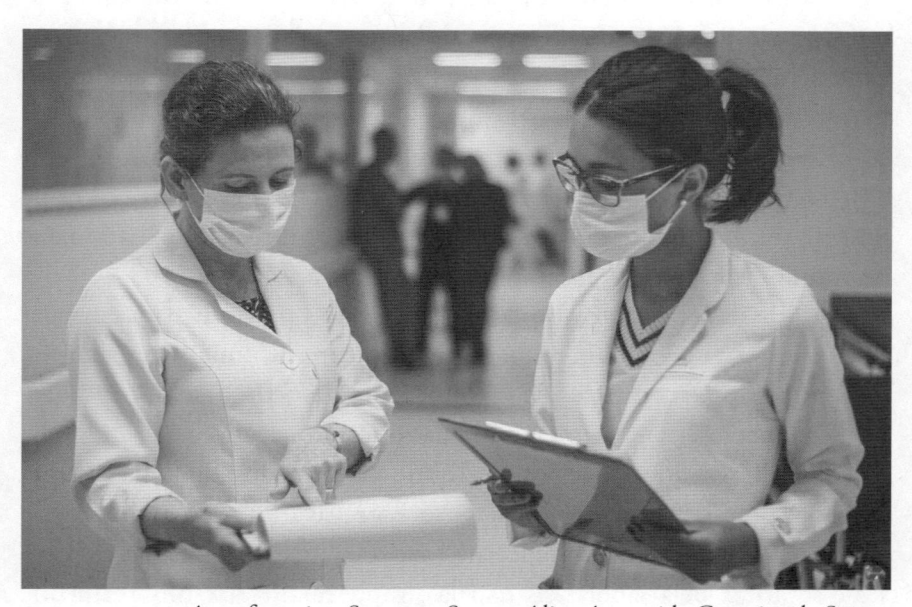

As enfermeiras Sayonara Scota e Aline Aparecida Carneiro de Souza, da CCIH, faziam auditorias diariamente para verificar se as equipes estavam se paramentando adequadamente. Quem errava era reorientado.

O TERMO DE RESPONSABILIDADE

Rozânia lembra que, como uma parte dos profissionais atua no hospital há muitos anos, existe uma relação especial com o trabalho na instituição. Ela explicava aos profissionais idosos sobre a imunossenescência, ou seja, o enfraquecimento progressivo da imunidade do corpo após os 60 anos, e argumentava que o afastamento das atividades ou a restrição visavam à proteção deles, justamente por terem papel especial na instituição.

Mas muitos profissionais não queriam ficar em casa. Rozânia conta que chegou a dialogar por mais de uma hora e meia com uma médica que não queria se afastar. Como ela tinha mais de 70 anos, necessariamente deveria suspender as atividades presenciais.

"Eu vivi as grandes epidemias aqui, eu trabalhei no surto de meningite nos anos 1970. Eu puncionava sem luvas e agora vocês querem me restringir? Eu não aceito. Eu quero estar presente", Rozânia conta ter ouvido da colega médica. A punção é um procedimento cirúrgico para colher amostra de líquido cefalorraquiano (liquor) da coluna do paciente, para avaliar doenças que afetam o sistema nervoso.

Comovida com alguns casos específicos, a médica do trabalho pesquisou e descobriu que o Grupo de Resgate e Atenção às Urgências e Emergências, órgão da Secretaria de Estado da Saúde, havia criado um Termo de Responsabilidade, que dava liberdade aos profissionais de escolherem o que fazer durante a pandemia.

O termo previa que o profissional poderia escrever uma carta de próprio punho manifestando sua vontade de continuar trabalhando e se responsabilizando pela situação, caso adquirisse a doença.

Ainda assim, o setor procurou ser muito criterioso para entregar esse termo para preenchimento. De acordo com Rozânia, por exemplo, uma profissional com mais de 60 anos, com diabetes descompensada e insulinodependente teve o pedido para o termo negado.

"Confesso que entregava o Termo de Responsabilidade sempre com o 'coração pequeno'. Mas eu só entregava após analisar todo o contexto de saúde do profissional. Fazendo uma analogia, se ele quisesse se atirar pela janela, eu não ia simplesmente dar um Termo de Responsabilidade para ele assinar. Havia um limite. Felizmente, funcionou bem. Não perdemos ninguém que tinha assinado", afirma Rozânia.

No início da noite de uma sexta-feira, dia 4 de março de 2022, um funcionário administrativo bastante conhecido no hospital, por ser expansivo e falar muito alto, passou pelo diretor Luiz Carlos Pereira Júnior e parou em frente à Casa Rosada, sede administrativa do hospital, com o intuito de cumprimentá-lo.

O diretor conta que o funcionário, já na casa dos 70 anos, nem cogitou se aposentar. Durante a pandemia, tampouco quis se afastar, embora tivesse sido cobrado várias vezes pelas chefias imediatas e pelo setor de Medicina do Trabalho.

Quando o caso foi parar nas mãos do diretor, ele chamou o funcionário em sua sala para uma conversa. Ali, listou os riscos de atuar numa instituição de referência para a covid-19. Preocupado com o funcionário, ele também citou os riscos no deslocamento diário, entre a casa e o hospital, feito com transporte público, no meio de uma pandemia.

Com um olhar triste, o funcionário praticamente implorou para não ficar restrito. Justificou que, em casa, "ficaria escutando a voz do seu coração". Comovido, o diretor pediu, então, que ele fosse remanejado para cuidar de processos do Grupo Técnico de Gerenciamento Hospitalar. Ficaria numa salinha isolada do setor, bastante distante do dia a dia do prédio hospitalar, onde estão o pronto-socorro e as alas de internação. No máximo, levaria os processos até a Casa Rosada.

O diretor também foi incisivo na hora de impor as condições. Deixou claro que só permitiria essa alternativa caso o funcionário usasse permanentemente a máscara. Aliviado de poder continuar trabalhando, o funcionário aceitou.

Agora, mais de dois anos depois de a pandemia de covid ter chegado ao Brasil, o funcionário "teimoso" caminha lentamente rumo à portaria do hospital, depois de um longo dia de trabalho. Despede-se de todos os colegas e até dos seguranças. A cabeleira completamente branca segue pela Doutor Arnaldo, rumo ao metrô Clínicas.

MÉDICOS RESIDENTES

Outra questão sensível, mas sem ligação com medo nem com coragem, afetaria os médicos residentes. O trabalho deles era considerado fundamental pela diretoria para ajudar a compor o RH no dia a dia do hospital durante a pandemia, e uma parte dos futuros especialistas em infectologia não escondeu o descontentamento que sentiu com o impacto da pandemia sobre a própria formação.

Como a instituição se tornou referência para covid, pouco a pouco, seu atendimento tornou-se monotemático. O leque de doenças infecciosas que poderia ser estudado no dia a dia dos futuros infectologistas foi gradativamente sendo substituído por covid.

Os gestores do hospital, que tinham a expectativa de poder contar com os jovens médicos, mantiveram uma postura firme em relação ao tema. "Sempre que há uma demanda, a prioridade é a assistência aos pacientes, que é a nossa missão principal. O ensino e a pesquisa são missões secundárias", explica o diretor Luiz Carlos Pereira Júnior, que iniciou a carreira como médico residente em 1988, no auge da pandemia de HIV/aids.

Apesar de bem jovem, o baiano André Miranda Baptista tinha uma carreira promissora como coordenador comercial na Câmara Americana de Comércio em São Paulo, quando rompeu os ligamentos jogando futebol anos atrás. Depois de passar por uma delicada cirurgia na época, acabou adquirindo uma infecção hospitalar e ficou mais de um mês internado num hospital privado.

Assim que se recuperou, decidiu redimensionar sua própria vida e quis retribuir o que a medicina havia feito por ele. Optou, então, por recomeçar sua vida profissional, cursando uma faculdade de Medicina.

Em dezembro de 2019, ele iniciou sua residência médica em Infectologia no hospital, poucas semanas antes de a covid-19 ganhar o noticiário e acender o alerta da OMS.

De acordo com o ex-residente, o cenário da pandemia foi angustiante no começo também entre os jovens médicos, que estavam se especializando, pois eles não sabiam o que estava por vir. As únicas informações de que dispunham é que se tratava de uma doença grave, respiratória, sem tratamento e que havia pessoas morrendo.

Apesar disso, para o agora médico infectologista, a pandemia soou como uma espécie de chamado. "Olha aí, você não queria uma oportunidade?!", pensava ele.

André explica que muitos residentes estavam prontos para conhecer a área de Infectologia em outros serviços de saúde quando foram recrutados para dar plantões noturnos e atuar no pronto-socorro e UTI do Emílio Ribas, onde o aprendizado gravitaria exclusivamente em torno da covid.

Mesmo assim, ele avalia que, pessoalmente, foi gratificante continuar no hospital justamente neste momento importante da história e poder ter vivido todo o processo de reestruturação da instituição pelo qual os profissionais passaram juntos. O médico explica que houve muitas formas de encarar a pandemia do ponto de vista dos profissionais de saúde.

"A partir do momento em que você trabalha com infectologia e tem uma doença infectocontagiosa que abrange o mundo inteiro, numa pandemia, matando pessoas, você é a pessoa mais preparada entre os despreparados. Por mais monotemático que possa parecer a quem está fazendo residência médica, é nossa obrigação. Eu preferi enxergar de uma forma gratificante. É uma história que vou poder contar para meus filhos e netos. De algum jeito, eu pude ajudar pacientes, de algum jeito, eu fiz a diferença", diz o médico.

Ele conta que muitos colegas residentes de outras especialidades, como Oftalmologia e Dermatologia, tiveram que parar tudo também para atender covid, mesmo sem terem qualquer ligação com a área de Infectologia.

André ainda faz uma analogia com o que muitos médicos do hospital, hoje experientes, passaram nos anos 1980 e 1990, quando eram residentes e os casos de aids tomaram conta da assistência na instituição.

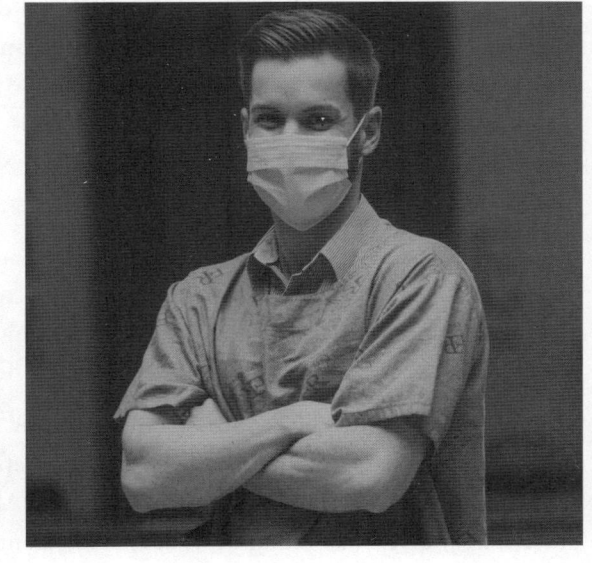

André Baptista, que trabalhava com Comércio Exterior, largou tudo para se tornar médico infectologista. Entrou no hospital para iniciar a residência apenas um mês antes de ter que ir para a linha de frente da covid-19.

Crônicas de uma pandemia

❧ NAMASTÊ

Durante quase um ano, o médico infectologista Mario Peribañez-Gonzalez, 50, planeja uma viagem especial. Ele vai para a Índia. A data prevista para o embarque é 11 de fevereiro de 2020. A viagem é longa, o retorno está programado para 24 dias depois.

Adepto da ioga, ele busca uma espécie de "viagem espiritual". Quer se aprofundar na prática da meditação.

Amigos muito próximos, alguns do próprio hospital, como o doutor Ralcyon, o questionam sobre manter os planos para a viagem. A covid-19 traz preocupação. Mario insiste. Mantém as passagens compradas. Os casos da doença estão restritos à China. Alguns poucos surgem no Japão, na Austrália. Todos importados da própria China. São pontuais, controlados. O governo chinês não compartilha tudo o que sabe no início. A viagem acontece conforme o planejado. Namastê!

Carioca, formado pela Universidade Estadual do Rio de Janeiro (UERJ), o médico se encanta com a área de Infectologia ainda na faculdade. Trabalha em um projeto de iniciação científica com HIV. É o auge da pandemia de aids. Chega ao Emílio Ribas em 1994. Faz residência médica. O hospital, na época, tem a fama de ser uma "Meca da Infectologia". Nunca mais Mario deixa a instituição paulistana.

Movido a desafios, passa anos atuando num ambiente praticamente sem emergências: o ambulatório. Dedica-se exclusivamente aos pacientes de hepatite. A doença podia causar complicações graves como cirrose hepática e câncer. Aprofunda-se. Faz doutorado no tema. O vírus da hepatite C é uma incógnita.

Em 2015, a elucidação sobre os mecanismos de replicação do vírus da hepatite C e o desenvolvimento de drogas mais eficientes dão uma guinada na história dos pacientes e do médico. Harvey Alter, Charles Rice (norte-americanos) e Michael Houghton (britânico) identificam o vírus da hepatite

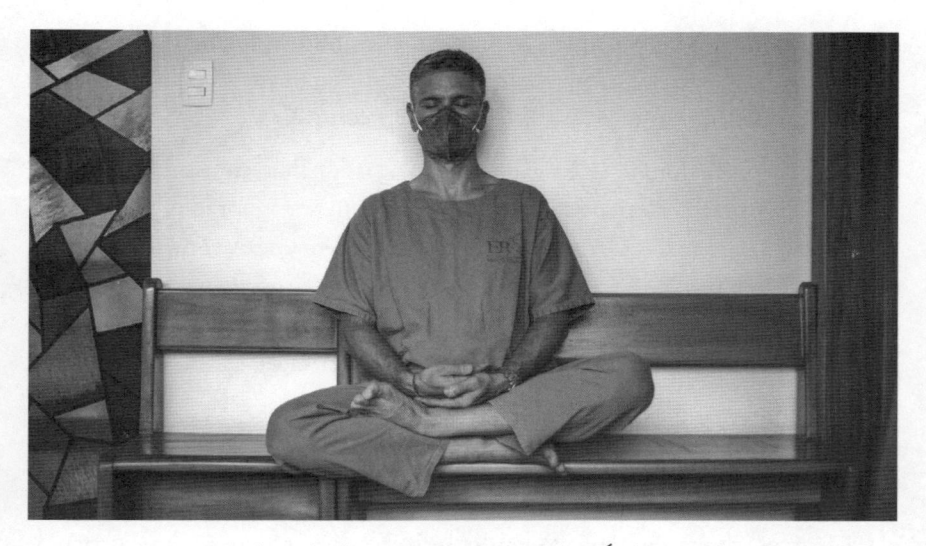

Recém-chegado de um retiro espiritual na Índia, o infectologista Mario Peribañez-Gonzalez teve a difícil missão de dividir as equipes em covid e "não covid" e lidar com medos e angústias dos profissionais.

C. Abrem o caminho da cura para sempre. Mais de mil pacientes são tratados e curados da doença no ambulatório do Emílio Ribas. A missão de Mario está cumprida.

Ele, então, passa a buscar novos desafios. Em 2019, assume o Serviço Médico-Hospitalar do Emílio Ribas. Passa a ser responsável pelas equipes médicas das enfermarias, da cirurgia e da anestesiologia.

* * *

No dia 6 de março de 2020, Mario desembarca de volta ao Brasil. Está emocionalmente forte, enquanto o mundo todo se fragiliza. O retiro, que cogitou adiar, agora lhe parece algo providencial.

O Emílio Ribas começa ali a se preparar "para o pior". O número de casos explode na Europa. A Itália bate recordes de mortos. Faltam leitos. Os dias restantes das férias do médico são engolidos pela pandemia. O hospital do SUS, no coração de São Paulo, tem pressa. Mario, agora, também.

Sentimentos "ambivalentes" tomam conta de muitos médicos neste início de pandemia. As duas "superenfermarias" covid e "não covid", em que o hospital seria dividido, sofrem resistências. Compreensível.

Muitos profissionais estão acostumados a trabalhar com os colegas "de sempre". Têm laços afetivos sólidos, que precisam ser ignorados naquela redistribuição de papéis. O medo da doença também mexe com o equilíbrio emocional dos profissionais. Há um risco real. Os próprios profissionais de saúde são os mais vulneráveis. Muitos também têm em casa um pai ou uma mãe idosa, um marido ou uma irmã com doença crônica.

São muitas conversas. A realidade não agrada. A covid-19 se mostra cada vez mais como uma pandemia devastadora. No pacote, também vem o lado emocional. A insatisfação é como um fósforo aceso jogado sobre as folhas secas.

Médicos veteranos, colecionando histórias de epidemias no currículo, agora também se sentem frustrados. Sentem-se colocados de escanteio. Muitos querem estar no *front* da covid-19. Sabem dos riscos. Acompanham os artigos científicos. Não podem atuar na enfermaria de covid. Sentem-se excluídos daquela nova batalha.

Não há ponto de conforto nem horizonte seguro para ninguém. Muitas vezes, as reações são irracionais, veladas. Questões de fácil solução do dia a dia de um hospital SUS se tornam um problema, como um equipamento que não funciona. Uma porta que não está bem vedada torna-se gatilho para críticas pesadas e desqualificações do trabalho. E pensar que a maioria das UTIs dos outros hospitais sequer têm divisões entre os leitos.

Mario é firme em sua postura. Opta por manter o diálogo. Quer tirar o foco das relações interpessoais. Precisa ajudar todos a se concentrarem no que a população espera deles naquele momento, aquilo que é o mais importante. "O que tem de ser feito vai ser feito."

Médicos residentes também têm suas questões. Estágios no hospital e atividades extramuros acabam suspensos. Os residentes médicos já formados, que estão se especializando em Infectologia são convocados em tempo integral para o atendimento aos pacientes de covid-19. A pandemia se sobrepõe em todos os hospitais.

Os jovens médicos perdem uma parte importante da formação com relação às outras doenças infecciosas. E elas são muitas. No auge da pandemia, em junho de 2020, uma das turmas de residentes acaba dispensada da escala. Eles já não querem atender só covid. Outras duas turmas sucessoras vêm. Entram "de cabeça" na linha de frente. As coisas caminham.

Mario argumenta. "A recompensa virá em crescimento individual, maturidade, resiliência. Será um conhecer a si mesmo sob pressão intensa. Conhecer seu nível de compreensão da realidade, sua coerência em relação ao que fazer pelo outro. Conhecer seus próprios limites, descobrir o seu propósito de vida."

No ano da covid-19, 2020, o Prêmio Nobel de Medicina vai justamente para os três médicos que ajudam a mudar a história da hepatite C no mundo. Eles nem sonham, mas mudaram também a história de Mario. Tendo também se especializado em hepatites, Mario agora precisa aprender mais sobre covid, sobre gente, sobre mentes.

Em postura de lótus, o médico medita por uma hora e meia diariamente pela manhã, durante toda a pandemia. Em poucas ocasiões, consegue dar uma pequena pausa para se reequilibrar no próprio hospital. Senta-se sozinho e discreto nos bancos de madeira da capela. Só o silêncio pode aquietar tantos ruídos.

❧ E COMO EU PODERIA ESQUECER?

As equipes se mobilizam, são divididas estrategicamente dentro do hospital. O estresse é grande para quem vai, para quem não vai, para quem organiza. A pressa, ainda maior. Os casos começam a "brotar" na triagem do pronto-socorro. Os pedidos de transferência de pacientes chegam a 100 por dia. Não há leito para tanta gente.

Começa ali o dilema pessoal de Jean. Médico experiente, respeitado pela imprensa e pela população. Seria nomeado secretário de Estado da Saúde de São Paulo apenas cinco meses depois de a pandemia ter começado. Seriam dele muitas das palavras que acalmariam e orientariam a população ao longo da pandemia.

Enquanto está no hospital, o infectologista é lotado na enfermaria covid. Conversa com as chefias. Não quer. Seu sentimento é de medo. Não há motivos para esconder. O temor que Jean sente não é por ele mesmo. A esposa,

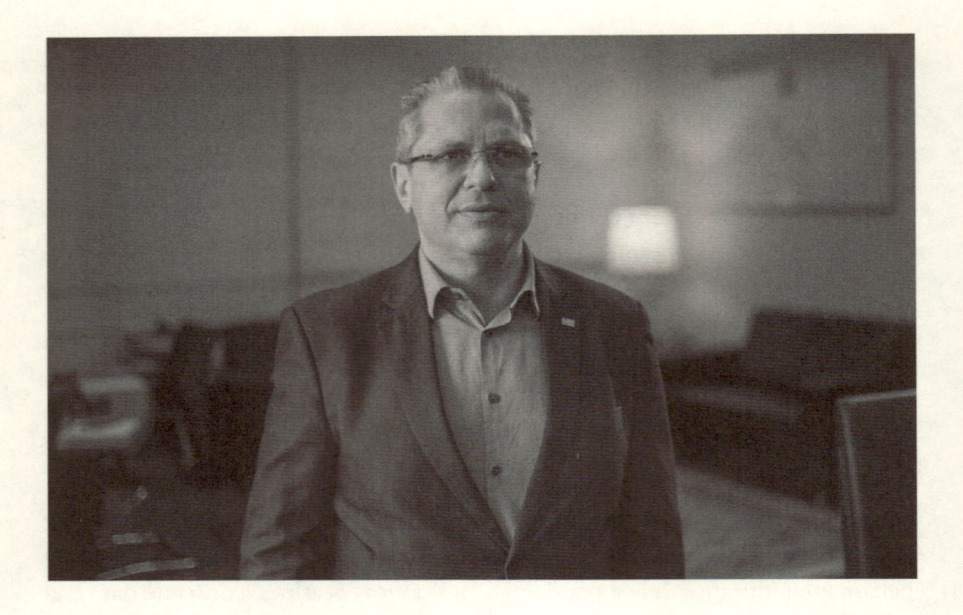

Jean Gorinchteyn, secretário de Estado
da Saúde de São Paulo, que esteve nas
enfermarias do Emílio Ribas até tornar-se
gestor em julho de 2020. Ele conta que sentiu
medo de se infectar por causa de sua mulher,
Felícia. Ela tem hipertensão e diabetes.

Felícia, tem hipertensão e diabetes. Está entre os grupos com maior risco de complicação da nova doença.

A pandemia, muitas vezes, coloca os profissionais de saúde no que ele chama de "situação dramática". O medo é quase sempre pelas pessoas que estão em casa, avalia Jean. Por outro lado, o hospital precisa dele. Os pacientes também. Nada justifica que ele não vá para a área covid. Jean sabe disso.

O médico é cobrado. O hospital conta com ele. São tempos de guerra praticamente. A quantidade de pacientes se avoluma. A de médicos é escassa. Há afastamentos por idade e comorbidades. O hospital precisa fazer restrições. Os reforços só chegariam a partir de abril.

Embora tenha medo, o infectologista faz reflexões. Ele confia na sua postura técnica. Nunca se descuida com o uso de máscaras, por exemplo.

Mas a pandemia apenas está começando. O SUS ainda se organiza. No hospital público, há um temor de que faltem itens de segurança para os profissionais. O controle é rígido. Os itens são contados. Até a quantidade de vezes para entrar em um leito passa a ser controlada. As trocas de materiais também.

A limitação dos itens corrobora para a indecisão de Jean. Ter que ficar por um tempo prolongado com a mesma máscara é motivo de preocupação. Na China, o uso prolongado de aventais havia levado profissionais de saúde a se infectarem.

Na rede privada, onde também atua, há abundância dos itens. Mas lá Jean também ainda segue temeroso. Chega a indicar os pacientes de covid para colegas.

O SUS corre contra o tempo. Mas, felizmente, em poucas semanas, os estoques dos itens de segurança acabam reforçados. Aos poucos, o problema é resolvido. Novos materiais chegam e são distribuídos. A fase de trabalhar com os itens contados chega ao fim. Jean pensa. A decisão não é fácil.

Um dia, após ter dado uma entrevista, ele recebe o elogio de um amigo médico. O colega de profissão, para quem Jean costuma indicar os pacientes de covid, diz que ele fala "com propriedade" nas entrevistas. Comenta que o olhar de Jean é o de alguém que parece realmente estar na linha de frente, vivenciando na própria pele o olhar de cada paciente.

A fala toca Jean. É como se alguém virasse uma chave. Jean, que atuou em surtos e epidemias anteriores, decide ir para a linha de frente após dias refletindo. Passa a atender covid na rede particular e no SUS. Confia em todos os cuidados. Segue protegendo a mulher. "É o momento de fazer História", pensa.

Já como secretário, dois anos depois, Jean é perguntado sobre seu primeiro paciente de covid no hospital do SUS. Ainda se lembra: homem em condição grave, com febre, insuficiência respiratória, alterações no nível de consciência. "E como eu poderia esquecer?", pergunta o secretário.

O AMBIENTE
DE TRABALHO
E OS RISCOS

OS PROFISSIONAIS
DE HIGIENIZAÇÃO

Um dos pontos profissionais delicados se deu com a descontinuidade das equipes terceirizadas de limpeza ou higienização, como preferem ser chamadas. Houve duas trocas de empresas prestadoras do serviço em plena pandemia no hospital. Segundo o diretor Luiz Carlos Pereira Júnior, uma troca ocorreu por rotina, devido ao encerramento de contrato e à falta de renovação, enquanto outra, por crise financeira com a empresa prestadora do serviço.

A substituição era sempre desgastante para as equipes e para o hospital. As empresas tentavam reabsorver os profissionais já treinados e experientes do contrato anterior, mas sempre eram necessários novos treinamentos e um olhar atento aos profissionais que iniciavam a atividade sem a vivência no hospital.

A supervisora de enfermagem de uma das UTIs, Marly Angélica da Silva Cardoso, conta que os profissionais tinham que entrar e higienizar os quartos com os pacientes de covid dentro. O processo era tão arriscado que eles eram obrigados a se paramentarem da mesma forma que um profissional de saúde da linha de frente, como uma enfermeira, por exemplo, com máscara N-95, óculos, avental e luvas. Só não precisavam usar o protetor facial ou *faceshield*.

O trabalho das equipes de higienização também tinha que seguir protocolos rigorosos. Ao mesmo tempo que eles eram essenciais para manter os leitos do hospital em pleno funcionamento, também protegiam pacientes e profissionais da linha de frente contra contaminações. Os treinamentos com esses profissionais abordavam desde a higienização das mãos e do carrinho de limpeza até o uso adequado de luvas e produtos de higienização, bem como a paramentação para entrar nos quartos onde estavam internados os pacientes de covid.

Um trabalho arriscado, executado com muita técnica, baixos salários e com pouco reconhecimento da sociedade, mesmo em meio à pandemia. Em dois anos de pandemia, por exemplo, apenas um veículo de imprensa se interessou em mostrar um pouco da história dos profissionais de higienização. No caso, o site Huffpost Brasil, que no dia 31 de maio de 2020 colocou no ar a reportagem "Com trabalho essencial, profissionais da limpeza driblam o medo da covid-19 e não 'baixam a guarda' no Emílio Ribas".

Dona Irineia Pacheco, 56, já trabalhava no hospital quando a pandemia chegou. Foram mais de quatro anos passando por três empresas terceirizadas de limpeza, alternando a higienização de leitos e corredores na UTI, enfermarias e, eventualmente, até no pronto-socorro.

Apesar de preferir evitar falar sobre os salários da categoria, ela conta que a vantagem da higienização hospitalar em relação a outros trabalhos dos profissionais de limpeza é que há um pequeno aditivo salarial em decorrência da insalubridade no ambiente de trabalho.

Por outro lado, a profissional conta que gostava de trabalhar na linha de frente pelo aprendizado humano, embora se esforçasse para não encarar o dia a dia pelo lado emocional. "A gente aprende que ali, no leito de uma UTI, as pessoas têm uma segunda chance. Aprendemos a dar muito valor à vida. É um grande aprendizado", diz Irineia.

Dona Irineia, profissional de higienização que atuou na UTI durante a pandemia. Profissionais da limpeza tinham que se paramentar como a equipe de enfermagem para poder limpar os quartos com pacientes de covid internados.

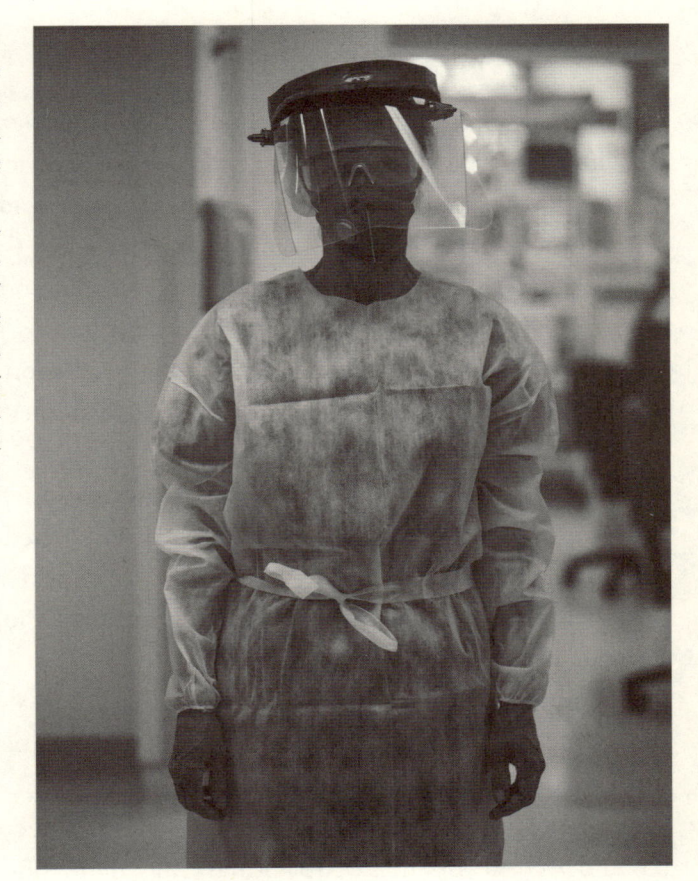

Ela deixou o hospital em 2021 e ficou apenas com um dos empregos, em uma casa de família, mas não descarta voltar a trabalhar com higienização hospitalar em algum momento.

Dona Irineia afirma que passou por treinamentos quando a covid chegou à instituição e que nunca chegou a sentir medo de trabalhar no hospital de referência. Ela fala com certa emoção do esforço que via por parte dos profissionais de saúde da linha de frente. "Ali, eles não trabalham por dinheiro", afirma a profissional, cuja dedicação não passava despercebida dos pacientes. Muitos, quando estavam lúcidos, faziam questão de agradecer pelo trabalho dela.

DOENÇA OCUPACIONAL

Outra discussão importante que acontecia no período era sobre se a covid-19 deveria ser considerada uma doença ocupacional ou não. Ou seja, se deveria ser considerada uma doença que se adquire em decorrência da sua atividade profissional.

Segundo a médica Rozânia Sobreira, isso faz toda a diferença do ponto de vista funcional e de suporte à família dos profissionais que adoecem. Quando a doença é considerada ocupacional, o profissional que se infecta passa a poder ser afastado sem perder as férias, nem o benefício da licença-prêmio.

No caso de ficar sequelado, ele poderia se aposentar com salário integral, independentemente do tempo mínimo de contribuição. Esses direitos são perdidos quando a covid-19 não é considerada doença ocupacional, mesmo que os trabalhadores sejam profissionais da saúde da linha de frente, expostos à doença.

Embora a infecção pudesse ser adquirida em qualquer lugar, o fato é que, mesmo paramentado adequadamente, qualquer profissional da linha de frente corria o risco de se contaminar.

O hospital foi um dos que conseguiu o reconhecimento da covid-19 como doença ocupacional, mas nem todos os serviços de saúde tinham o mesmo entendimento. "Lembro de ter perguntado a um colega de outro hospital quantos CATs [Comunicação de Acidente de Trabalho] eles tinham feito e ele me disse que nenhum", afirmou Rozânia.

A covid-19 teve uma curva ascendente de casos entre os profissionais no início da pandemia, especialmente em abril de 2020. Depois, manteve-se surpreendentemente em baixa na instituição.

Os médicos acreditam que os treinamentos, o abastecimento adequado de equipamentos de proteção individual e a infraestrutura privilegiada do hospital tenham sido fundamentais para manter o número de infectados pequeno.

Em 2020, durante a primeira onda e quando ainda não havia vacinas disponíveis, o mês com mais casos de profissionais infectados foi abril, com 67 exames PCR positivos, o que equivalia a 4% dos servidores públicos do hospital infectados.

Em 2021, quando os profissionais de saúde foram prioritariamente vacinados contra a covid-19 no país, o mês com mais casos confirmados dentro do hospital foi março, durante a segunda onda, com 16 servidores afastados, o que equivalia a 1% dos servidores.

Um levantamento da OMS revelou que, entre 2020 e 2021, 180 mil profissionais de saúde perderam a vida em decorrência da covid-19 no mundo. O Brasil, até então, era o 4º país com mais mortes entre médicos, profissionais de enfermagem e de reabilitação, com 13,6 mil óbitos. O país ficou atrás apenas dos EUA (62 mil mortes), Rússia (22 mil) e Reino Unido (14 mil).

AS PERDAS

Mesmo com um índice proporcionalmente baixo de infecções por covid, o hospital teve que enfrentar dolorosas perdas em sua própria equipe. No primeiro ano da pandemia, em um período de apenas quatro meses (de 18 de maio a 15 de setembro de 2020), quatro profissionais da instituição foram internados e acabaram falecendo lá, no mesmo lugar onde haviam se dedicado ao trabalho durante boa parte de suas vidas. Seriam acolhidos e cuidados pelos próprios colegas.

Os casos envolveram uma médica, dois auxiliares de enfermagem e um auxiliar de serviços. Todos passavam dos 60 anos e tinham também em comum o fato de serem portadores de doenças crônicas, que eram fator de risco para as complicações da covid, como hipertensão, diabetes ou obesidade.

Com o RH limitado, ainda no início da pandemia, e pacientes precisando do atendimento das equipes de saúde, o hospital não pôde abrir mão, inicialmente, dos profissionais na faixa de 60 a 70 anos, mas impôs a condição de que fossem remanejados para atuar nas áreas "não covid".

Nos dois primeiros casos de óbito de funcionários, embora ainda estivessem trabalhando, era impossível saber com certeza onde se infectaram com a doença, se no hospital, no transporte público, em casa ou no supermercado, por exemplo, com o detalhe de que já estavam oficialmente com a atuação restrita às áreas "não covid", de acordo com documentos do Serviço de Medicina do Trabalho.

Somente em agosto e setembro de 2020, a instituição viveria um outro momento, em que as equipes já tinham reforços suficientes a ponto de poderem abrir mão temporariamente dos profissionais que apresentavam maior risco de complicação. Apesar disso, as duas últimas mortes por covid entre as equipes aconteceriam mesmo com profissionais de risco já completamente afastados do trabalho.

Nada abalou mais os profissionais do que ver os próprios colegas sendo intubados e morrendo devido à covid. Os relatos são praticamente unânimes em trazer essas experiências como os momentos mais tristes vivenciados na história do hospital.

Após a primeira morte de funcionário, sem poder imaginar o que ainda viria pela frente, a direção do hospital instituiu algumas homenagens, como comunicados internos e nas mídias sociais com mensagens de reconhecimento e agradecimento pela dedicação, além de cumprir com o tradicional rito de enviar coroas de flores às famílias.

Os funcionários espontaneamente também passaram a organizar uma espécie de "último adeus". Todos se juntavam nas proximidades da portaria do hospital para aguardar o momento de saída do carro funerário. Em círculo e de pé, aplaudiram um por um os colegas perdidos durante a pandemia na instituição. Um ritual simples, porém cheio de simbolismo e emoção.

"Quando a gente se dá conta de que está atendendo os colegas da mesma profissão, também entende melhor a magnitude dessa pandemia. Eu poderia ser o próximo. A gente nunca sabe se vai evoluir de uma forma favorável ou de uma forma leve", diz o médico Guilherme Anjos, que segurou na mão de uma das colegas que perderam a vida, quando ela estava sendo transferida para a UTI.

Conforme os reforços chegaram ao RH, a faixa de idade dos servidores afastados pôde ser ampliada. Seguindo as regras do governo do estado, eles eram chamados para gozarem férias e licenças pendentes, primeiramente, a fim de poderem adiar a redução nos rendimentos que acontece quando alguém é afastado por motivos de saúde.

Em 8 de agosto de 2020, o auxiliar de enfermagem Uedson de Oliveira, 63, do setor de endoscopia, seria o terceiro funcionário a perder a vida em decorrência da covid-19. O auxiliar de enfermagem estava afastado desde junho do Emílio Ribas quando se infectou com a doença. Uedson era hipertenso.

A enfermeira Rosângela Soares, colega de equipe dele, se lembra do dia em que ele teve que ser internado. Debilitado, ele chegou ao hospital se queixando muito de dores no estômago, passou pelo setor de Medicina do Trabalho e depois foi levado para a área de diagnósticos, justamente onde trabalhava. Uedson tinha 28 anos de hospital.

Durante o exame, no entanto, a equipe não conseguiu sequer chegar a usar o endoscópio porque ele sofreu uma parada cardiorrespiratória e precisou ser levado às pressas para a UTI, de onde nunca mais sairia. Segundo Richard Calanca, médico do setor de endoscopia, Uedson era conhecido por ser carismático e solícito no dia a dia.

Para a funcionária pública municipal Maria de Fátima Ribeiro da Silva, que é técnica em saúde bucal e era casada com Uedson, o marido cumpriu "sua missão" e deixou boas lembranças e exemplos. "Foi um grande ser humano, que se dedicava à sua profissão com amor e eficiência. Um exemplo de profissional", lembra a viúva.

Pouco mais de um mês depois, no dia 15 de setembro de 2020, viria a óbito também a auxiliar de serviços gerais do setor de laboratórios Eva Aparecida da Conceição. Eva tinha 67 anos e estava afastada pela instituição, em férias, quando acabou se infectando.

Eva ia completar 31 anos de Emílio Ribas, quando faleceu. Foi a última funcionária a morrer por covid na instituição e a deixar a portaria do hospital sob os aplausos dos colegas.

Cerca de um ano e meio depois da morte de Eva, sua colega Aparecida Marisa da Rocha, que atua no Laboratório de Análises Clínicas e que é profissional do hospital há 29 anos, ainda se emociona ao falar do assunto. Segundo ela, Eva era uma profissional dedicada e muito acolhedora. Aparecida conta que, no início da pandemia, Eva chegou até a participar de um grupo de orações dos funcionários do hospital, criado para que eles rezassem pelos doentes de covid. "Todo mundo gostava dela. Era uma mulher sofrida, mas que tinha muita força e esperança. Até hoje eu evito falar dela porque foi uma coisa que me marcou bastante, ela era uma pessoa com a qual eu convivi muito e que foi embora por causa da covid", diz Marisa.

"Não eram apenas funcionários, eram pessoas que fizeram a história da instituição. Aquilo era muito assustador e ao mesmo tempo tocante", afirma o secretário de Estado da Saúde, Jean Gorinchteyn, que foi médico da linha de frente contra a covid-19 no Emílio Ribas até julho de 2020.

O diretor da Divisão de Enfermagem, Jurini Valdisi da Silva, conta ter ficado muito triste com as cenas que presenciou de familiares de pacientes sofrendo e chorando na porta do Necrotério na hora de fazer o reconhecimento do corpo, mas afirma que nada o marcou tanto quanto a perda dos profissionais de saúde. "São passagens que ficaram marcadas na minha memória e que sempre são lembradas. Dá um arrepio na espinha", diz Jurini, que tinha mais de 600 profissionais de enfermagem sob seu comando no hospital durante a pandemia.

*Crônicas
de uma pandemia*

❧ DORMIR NO CARRO

Com 69 anos, a mãe da enfermeira Rosângela e seu neto, de 7, ficaram amedrontados quando a pandemia começou. A enfermeira trabalha na linha de frente do combate à covid-19 e tem sob sua responsabilidade profissionais das equipes de enfermagem na UTI, no pronto-socorro e no centro cirúrgico, onde atua.

A pressão é grande. A mãe de Rosângela chega a pedir a ela que desista da profissão. Em casa, ela tenta reduzir o convívio direto com a mãe e o filho, mas percebe que o restante da família também evita o contato, o que os deixa isolados socialmente e também a preocupa. São muitas as conversas com a mãe e com o filho.

Em abril de 2020, uma experiência com um dos atendimentos no hospital deixa a enfermeira perturbada. Ela acompanha o caso de um profissional de saúde de outro serviço, exposto como ela, que adoece devido à covid-19. Na sequência, Rosângela também vê o pai e a mãe do profissional serem internados no hospital.

Mãe e filho conseguem se recuperar da doença e ter alta, mas o desfecho não é o mesmo para o pai, já idoso. O profissional de saúde sai de alta do hospital abalado. Sente-se culpado por, possivelmente, ter sido o vetor de transmissão da doença em casa.

"Na faculdade, aprendemos que temos que separar o lado pessoal do profissional, mas a covid-19 mostrou que isso não é possível. Fiquei imaginando se isso tivesse acontecido comigo, com a minha família, como eu me sentiria. Eu escolhi estar aqui, eu escolhi lidar com o sofrimento, eu escolhi lidar com a dor, eles não. Eu acho que eu entraria numa situação de desequilíbrio emocional, se eu fosse o veículo de contaminação dos dois e se tivesse um desfecho desfavorável, porque tudo perderia o significado. Eles não escolheram ser da saúde."

Rosângela se esforça para conciliar seus dois mundos. Adota ritos rígidos de higienização e de distanciamento em casa. Isola-se em um quarto para dormir, usa máscara dentro de casa, usa produtos de limpeza para higienizar roupas e cômodos. Os métodos encontrados parecem funcionar bem até o

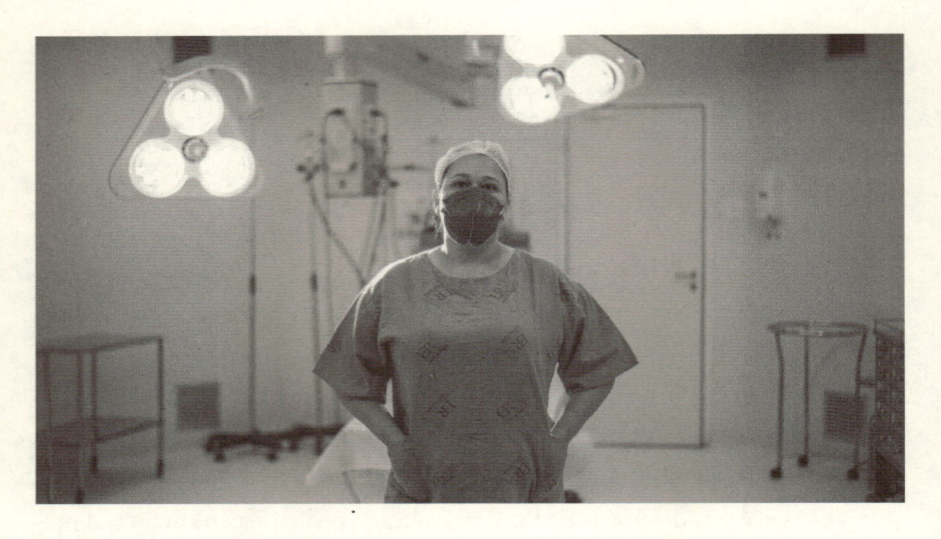

A enfermeira Rosângela Soares, do período noturno, decidiu passar a dormir no banco de trás do próprio carro, por medo de infectar o filho e a mãe.

dia em que a enfermeira descobre que o filho a espera adormecer para entrar escondido no quarto e ficar abraçado com ela.

O que seria um gesto carinhoso faz com que a "mãe-enfermeira" entre em pânico. Assustada, Rosângela chega a pensar em se hospedar em um hotel, mas além dos custos, ela estima que será um problema ficar afastada da rotina da casa.

É ela a responsável por manter o abastecimento da casa com as compras de supermercado. É ela também o ponto de equilíbrio emocional entre avó e neto, que sentem falta de poder conversar e que têm uma diferença de idade de seis décadas.

A enfermeira toma, então, uma decisão radical: transformar o banco de trás do seu carro em seu novo quarto. Rosângela usa um jogo de lençóis, um travesseiro e um pufe, onde poderia esticar as pernas e evitar uma trombose. A ideia é se deitar sempre na transversal. A enfermeira, que trabalha no período noturno, também tenta melhorar as condições de sono no estacionamento em plena luz do dia. Usa protetores de ouvido e para os olhos.

A pandemia faz com que ela abandone o uso de elevadores no prédio onde mora. É pelas escadas que ela sobe e desce, carregando todos os acessórios do seu quarto improvisado.

Ela sai dos plantões do hospital às sete horas da manhã e vai para casa. Limpa os pés no pano encharcado com desinfetante que é adaptado como tapete na porta do apartamento. Depois tira as roupas que usou e as coloca de molho. No banheiro, toma banho e desinfeta as instalações. Depois, sozinha, toma o café da manhã reforçado deixado pela mãe. Na hora da alimentação, a enfermeira usa talheres descartáveis. Então, pega as roupas de cama e acessórios. Desce as escadas rumo ao carro para poder dormir.

Tudo é pensado minuciosamente. As roupas de cama são lavadas diariamente. Com a chegada do inverno, ela também passa a usar uma manta encapada com lençóis adaptados com fechos de velcro.

Rosângela mora na vizinha Mogi das Cruzes, a 70 km do hospital. Vez por outra, quando os plantões se "encavalam", sem que haja uma folga no meio, a enfermeira repete o ritual de casa também no hospital. Dorme dentro do carro no estacionamento da instituição.

O ritual de dormir no carro dura de abril a agosto de 2020. Colegas de trabalho reparam nas marcas no rosto de Rosângela. Alguns ficam preocupados com seu sono improvisado.

Ela também se preocupa sobre o que irá fazer caso se infecte com a doença. Rosângela brinca com os colegas que quer um quarto só para ela no próprio hospital, caso venha a se infectar.

* * *

Apesar de todo esforço e cuidado, a enfermeira do noturno acaba se infectando com covid-19 em agosto de 2020. Ainda não existem vacinas. Já doente, ela só deixa de dormir no carro após muita insistência da própria mãe, sob pena de não poder sequer ajudá-la a acionar uma ambulância, caso fosse necessário.

Voltar a dormir numa cama confortável no quarto poderia ser uma experiência libertadora daquela rotina exaustiva e tensa, não fosse o sofrimento físico e emocional causado pela covid.

Rosângela fica "jogada na cama, cianótica, pálida e sudoreica" nos seus primeiros dias de infecção. Para uma simples ida ao banheiro, a enfermeira sente-se como um sedentário que tenta correr os 42 km de uma maratona, sem ter treinado para isso.

No quinto dia de sintomas e já afastada do trabalho, com o diagnóstico confirmado, a enfermeira chega à conclusão de que precisa procurar ajuda médica. Toma um banho absolutamente pálida. Seus lábios estão roxos. Liga para as colegas da enfermagem Sara e Marly para avisar que não conseguirá dar plantões extras que estavam previstos para ela nos próximos dias.

Rosângela chega a pensar em ir até o pronto-socorro do hospital, mas não conseguiria se deslocar até lá. Pensa em chamar um carro de aplicativo, mas não consegue. Sai de casa devagar, dirigindo o próprio carro rumo ao hospital mais próximo, o Municipal de Mogi.

É bem cedo. Ela não avisa nem a mãe, nem o filho. Não quer deixá-los preocupados.

Já em atendimento, a enfermeira recebe o diagnóstico: 50% do pulmão comprometido. A equipe utiliza uma máscara reinalante, do tipo que tem uma bolsa de oxigênio acoplada (técnica conhecida como ventilação não invasiva ou VNI).

Por toda a sua experiência como enfermeira, ela já sabe que o próximo passo pode ser a intubação. Acabara de cuidar pessoalmente de dois colegas de trabalho no próprio Emílio Ribas que perderam a vida para a covid.

Não hesita, então, em ligar para um primo e repassar a ele todos os dados pessoais: os do seguro, do documento do carro, a senha do banco, do plano funerário, do jazigo da família e até a localização dos documentos que atestam a guarda do filho.

A enfermeira se prepara para o pior. Por um momento, chega a pensar que ter centralizado tudo em si mesma talvez tenha sido um erro. "O correto é termos *backups*", lembra ela.

São dois dias de internação. A enfermeira do noturno, que passou quatro meses dormindo encolhida no banco de trás do carro, tem muito mais sorte do que vários amigos profissionais de saúde. Ela não precisa ser intubada, melhora antes.

Quando o médico tenta mantê-la mais um dia na internação, ainda fadigando muito, ela implora: "O senhor não está entendendo. Minha mãe é idosa, meu filho é pequeno. Preciso voltar."

HOSPITAL EM OBRAS

TINHA UMA REFORMA NO MEIO DO CAMINHO

Ironicamente, a instituição estava bem no meio do maior projeto de reforma e ampliação de sua história quando a covid-19 surgiu. Gerenciar a reforma de um hospital com ele em pleno funcionamento é como montar um quebra-cabeças. Com o ingrediente novo de estar na linha de frente da pandemia, as obras se tornariam um assunto ainda mais complexo.

A reforma era apenas no prédio hospitalar, o principal, onde se concentram o pronto-socorro, as enfermarias e a UTI. Com nove andares, o prédio é dos anos 1950 e, de lá pra cá, havia passado apenas por obras pontuais.

O projeto da reforma foi aprovado em 2014, mas nos anos seguintes os recursos foram reduzidos e as obras foram desaceleradas, com justificativas pautadas pela crise econômica do país e queda na arrecadação e impostos do Estado.

Somente em 2019, o planejamento foi integralmente retomado, bem como o ritmo dos investimentos previstos. O projeto de reforma foi desenvolvido na gestão do médico David Uip como diretor, com o propósito de tornar o hospital ainda mais importante no universo das doenças infecciosas.

Apesar do período de lentidão nas obras, alguns setores importantes já tinham sido entregues na primeira etapa da reforma e se tornariam estratégicos para o atendimento durante a pandemia. Em 2020, a UTI original e especializada em doenças infectocontagiosas já tinha 30 leitos – do total de 47 previstos – prontos e entregues. Desses, 12 estavam funcionando e outros 18 aguardavam por RH. O Parque de Diagnóstico era outro setor que já havia sido entregue após passar por reforma e que havia recebido equipamentos novos.

Para a diretora de Serviços de Apoio, Andrea Zumbini Paulo, foi um "golpe de sorte" que, quando a pandemia começou, a UTI do hospital já tinha 30 leitos prontos e entregues. As UTIs foram o maior gargalo dos sistemas de saúde no mundo todo. O hospital também tinha equipamentos de primeira, respiradores, monitores e camas para instalar mais leitos "para rodarem", segundo Andrea. "O Emílio Ribas, sem dúvida, era um dos hospitais púbicos que estavam mais bem preparados para receber os casos de covid-19. Todo mundo [da Secretaria da Saúde e de outros hospitais] me dizia isso", segundo Andrea.

Mesmo assim, foi necessário muito malabarismo interno para que a assistência aos pacientes de covid pudesse acontecer sem prejudicar o andamento das obras e vice-versa. As reuniões de diretoria sobre a reforma eram semanais. Os temas das discussões iam desde compra de materiais e abertura de novos leitos de UTI até mudança de setores para as novas alas prontas, problemas com encanamentos e decisões difíceis sobre andares que deveriam ser desativados e entregues para as obras.

Debruçados sobre os mapas, os gestores tinham que pensar nos impactos de cada mudança de forma detalhada. Cada andar que abria e cada andar que fechava poderiam trazer impactos para o dia a dia dos pacientes e funcionários.

Se, por um lado, a reforma foi um fator de complicação, por outro, trouxe a comodidade de ter uma empreiteira de obras dentro da instituição para promover de forma rápida obras pontuais e importantes que ajudaram a instituição durante a pandemia. Duas delas se destacaram.

A primeira foi de uma adequação emergencial no pronto-socorro. O serviço, que funcionava somente no térreo, estava prestes a ser entregue para reforma quando a pandemia começou, o que precisou ser revisto e suspenso imediatamente pela direção do hospital devido à covid.

Para possibilitar um fluxo mais adequado de atendimentos, o térreo concentrou a área de triagem dos pacientes, com 20 leitos de estabilização, e o terceiro andar, que já havia sido reformado e devolvido para uso, foi incorporado ao serviço com mais 16 leitos para pacientes críticos.

Como a área do térreo era uma das mais danificadas do hospital e não poderia passar pela reforma naquele momento, conforme havia sido planejado, foi solicitada uma adequação de emergência do espaço que envolveu a reforma do piso, da iluminação e das redes elétrica e hidráulica, além de melhorias na rede de computadores e pintura do espaço.

A segunda obra foi uma antecipação da reforma que já estava prevista para o necrotério. O projeto previa, inicialmente, a reforma do espaço e a colocação de apenas duas câmaras frias, com capacidade para dois corpos, portanto. Mas em decorrência da pandemia e do alto número de óbitos, o projeto passou por uma reformulação. O necrotério recebeu uma câmara fria com capacidade para oito lugares.

Por ser referência para a covid, a unidade concentrava casos muito graves e pacientes com comorbidades, como insuficiência renal, que chegavam com alguns dias de manejo médico em outras unidades, como Unidades de Pronto Atendimento (UPAs). Um indicativo disso foi a taxa de ocupação em torno de 100% e a baixa rotatividade dos leitos. O tempo médio de internação ultrapassava 15 dias quase sempre. Para se ter uma ideia, antes da pandemia, a média de tempo internado em UTI, em decorrência de outras doenças, não passava de uma semana.

Assim como aconteceu em cidades como Nova York, o hospital chegou a estudar a possibilidade de alugar um contêiner para aumentar sua capacidade de guardar corpos. No entanto, uma estimativa de custos concluiu que o aluguel do contêiner com um gerador de energia sairia mais caro do que se a reforma do espaço fosse antecipada.

A obra foi pontual, mas com impacto positivo para as famílias dos pacientes, para as equipes que acolhiam essas famílias e, especialmente, para os profissionais que tratavam os corpos.

As obras de adequação foram feitas em um intervalo de duas semanas. Já as obras no necrotério duraram três semanas. Ambas foram executadas com os serviços respectivos em funcionamento.

Durante a pandemia, o hospital foi ganhando novas áreas entregues pós-reforma. Além da UTI e do Parque de Diagnóstico, foram entregues a Farmácia Interna, onde ficam os estoques de medicação, a Área de Coleta de Exames, o Laboratório e a Área de Patologia.

"É um prédio antigo, da década de 50, que precisava muito ser reformado. Foi uma oportunidade única estar acontecendo essa reforma e essas entregas de áreas novas bem no momento em que mais precisávamos", afirmou o médico Luiz Carlos Pereira Júnior, que dirige o hospital.

Por outro lado, a pandemia acabou ajudando o hospital a aperfeiçoar alguns pontos do projeto original da reforma. Algumas necessidades só saltaram aos olhos por conta da pandemia, como a questão da capacidade do necrotério.

AMPLIANDO A UTI

Segundo a CNN Brasil, os hospitais públicos e privados abriram 21.401 leitos de UTI dedicados à covid-19 entre fevereiro de 2020 e janeiro de 2021. O Emílio Ribas também realizou esforços para ampliar sua UTI. Em 40 dias, a unidade ampliou de 12 para 70 leitos de terapia intensiva.

Algumas enfermarias antigas, que já estavam entregues para a construtora para serem reformadas, tiveram que ser retomadas para possibilitar o aumento da capacidade total de internação de casos moderados.

Mas era na UTI que estava o maior gargalo do SUS e de todos os sistemas de saúde do mundo. Os pacientes de covid que evoluíam de forma grave desenvolviam insuficiência respiratória e precisam de suporte ventilatório, com o uso de respiradores, por exemplo.

Na UTI original do hospital, no segundo andar, os 30 leitos já estavam em uso e não havia mais quartos disponíveis para ampliar a capacidade. Surgiu, então, a ideia de fazer uma adaptação dos leitos mais simples das enfermarias que já haviam sido reformados. Eles tinham sido contemplados com uma infraestrutura de gases medicinais e com rede elétrica nova, que permitiriam essa mudança. Cada quarto tinha capacidade para operacionalizar dois respiradores.

Mas ainda havia uma dificuldade a ser pensada. Diferentemente da UTI original, onde as divisórias e portas são de vidro, nas enfermarias todos os quartos são de alvenaria e as portas, de madeira. Por exigência, um leito de UTI só pode ser habilitado se a equipe de enfermagem tiver acesso visual aos parâmetros médicos do paciente, sem ter que necessariamente entrar no leito.

Em alguns hospitais particulares existem sistemas eletrônicos com monitores instalados nos postos de enfermagem que permitem esse monitoramento dos pacientes à distância. O Emílio Ribas não conta com essa ferramenta até porque, em seus leitos originais, o monitoramento é possível através dos vidros.

Apesar de se dedicar à pandemia há semanas, o hospital estava sempre lidando com novas dificuldades. "Nós trabalhávamos de certa forma atrasados porque não imaginávamos a evolução e a rapidez da doença", relembra Pereira Júnior.

Pressionado para abrir mais leitos de UTI e com os quartos de Enfermaria reformados reunindo condições quase perfeitas para isso, o médico caminhava pelos corredores do hospital numa manhã no início de abril de 2020 quando teve um *insight*. Sacou o celular do bolso e fez uma ligação. Ele então pediu à equipe de manutenção para abrir grandes janelas de vidro nas portas dos quartos das enfermarias, que permitissem o monitoramento dos parâmetros médicos pelos profissionais de saúde de fora do quarto. A solução idealizada por ele possibilitou que o hospital abrisse mais 40 leitos de UTI.

A abertura de leitos de UTI foi acontecendo gradativamente. Equipes terceirizadas foram contratadas para reforçar o time do hospital e os equipamentos, que estavam escassos no mercado, vinham de todos os lados: do governo do estado, do Ministério da Saúde e até da iniciativa privada.

A médica Glória Brunetti, que é presidente do Voluntariado Emílio Ribas, explica que o Brasil já era o segundo país do mundo em número de respiradores, atrás apenas dos EUA, quando a pandemia começou. A quantidade proporcionalmente alta de aparelhos se devia à violência e aos acidentes de trânsito, dois problemas que faziam parte da rotina dos hospitais brasileiros. Mesmo assim, quando o hospital precisou abrir mais leitos extras de UTI, não havia respiradores suficientes e havia uma caça por aparelhos em todo o Brasil – e nem sempre adiantava ter o recurso para a compra.

Ela chegou a acionar um grupo de empresários, que conseguiu se mobilizar e adquirir respiradores e monitores para contribuir com a ampliação dos leitos de UTI. "Era como se estivéssemos vivendo um grande terremoto, tudo acontecendo ao mesmo tempo. Você não tinha todo preparo para aquele momento grave", lembra Glória.

Antes da pandemia, a diretora dos Serviços de Apoio do Emílio Ribas, Andrea Zumbini Paulo, era a responsável pelos setores como a Nutrição, Serviço Social, Farmácia, Agendamento, Arquivo e Regulação de Leitos. Quando a pandemia começou, ela passou a acumular também um papel mais gerencial e administrativo. Uma de suas novas missões era ajudar a montar novos leitos de UTI, contratar equipes e conseguir equipamentos. A primeira ampliação aconteceu quando o hospital recebeu equipamentos para montar mais 20 leitos.

"Quando sentimos um alívio por poder abrir 20 leitos, percebemos que essa quantidade não seria suficiente para a demanda. Começamos tudo de novo. Decidimos abrir mais 10 e também não seria suficiente", disse Zumbini, que chegou a trabalhar 12 horas por dia durante os picos da pandemia.

A biomédica e técnica em nutrição Regiane Martins Oliveira Sousa, coordenadora do Comitê de Humanização, lembra que Andrea percorria andar por andar do hospital. Depois era a vez de Luiz Carlos. Era necessário subir e descer várias vezes para fazer o reconhecimento das necessidades de cada quarto comum que seria convertido em UTI. Cada abertura de leito envolvia as equipes de manutenção, higienização, enfermagem, técnicos para instalar equipamentos, além de providenciar a hotelaria (lençóis, fronhas, travesseiros) e até a colocação de lixeiras. "Cada abertura de leitos envolvia muita gente", disse Regiane.

Os altos e baixos da pandemia instituíram uma verdadeiro "efeito sanfona" na UTI e nas enfermarias do Emílio Ribas durante toda a pandemia. Para Pereira Júnior, é interessante observar como a mobilização é natural dentro da instituição para responder às demandas e não se limita às equipes assistenciais (médicos, profissionais de enfermagem, fisioterapeutas, fonoaudiólogos).

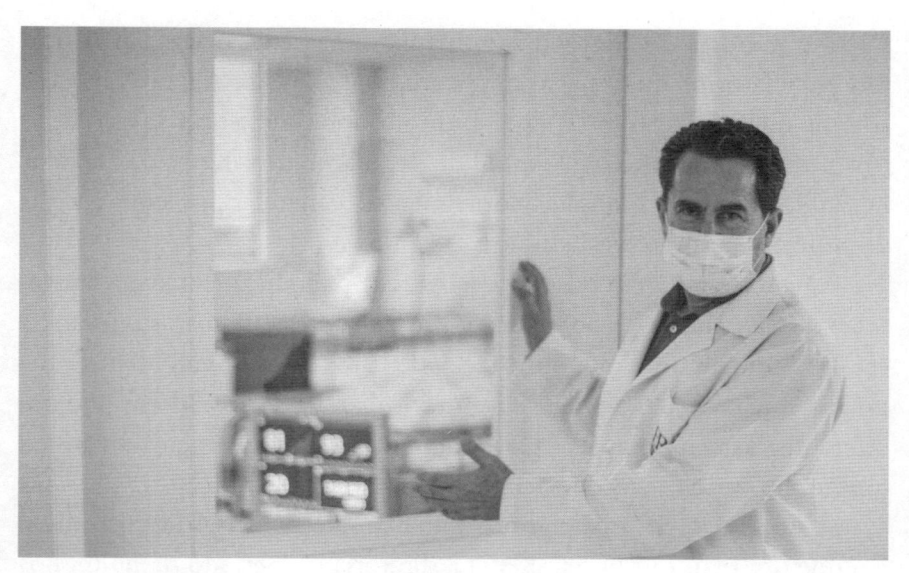

Luiz Carlos Pereira Júnior, diretor do hospital, que teve a ideia de abrir janelas de vidro nas portas para transformar quartos de enfermaria em UTIs. A terapia intensiva foi o grande gargalo do atendimento no mundo durante a pandemia.

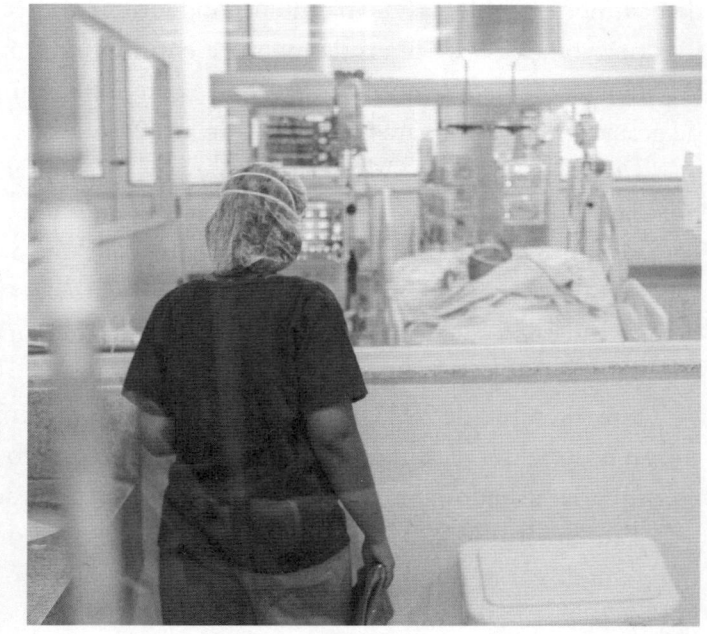

Profissional de enfermagem observa paciente internado com covid em um dos leitos de UTI. Os vidros permitem o monitoramento contínuo dos pacientes graves.

Os gestores do hospital acompanhavam atentamente em tempo real os relatórios que chegavam por e-mail e WhatsApp. O Núcleo Interno de Regulação (NIR), por exemplo, apontava a taxa de ocupação e os pedidos pendentes da Central de Regulação de Ofertas de Serviços de Saúde (Cross), responsável por regular as demandas por leitos e vagas disponíveis em todo o estado de São Paulo.

O núcleo também busca apoio na rede para diagnósticos e transferências. Na pandemia, no entanto, um dos papéis de maior relevância era o de contribuir com a otimização de leitos do hospital, identificando, no início da pandemia, pacientes isolados com covid em andares diferentes das enfermarias, que poderiam ser colocados em um único quarto, liberando mais dois leitos para uso, por exemplo.

Outro relatório importante é o do Plantão Técnico Administrativo, em que um plantonista representa a diretoria no período da noite, nos finais de semana e feriados. O plantonista tem o papel de passar visita em todo o hospital (prédio hospitalar, sala de vacinas, ambulatório, áreas administrativas, farmácia, almoxarifado, laboratórios), identificar não conformidades, tomar providências e relatar à direção. Os plantonistas identificam falta de profissionais, equipamentos quebrados, falta de insumos e problemas de manutenção, dentre outras coisas. Todos os dias por volta das sete horas da manhã é emitido o chamado Relatório do Plantão Técnico Administrativo, que é considerado uma ferramenta de gestão importante para o monitoramento 24 horas.

O Plantão Técnico Administrativo existia mesmo antes da pandemia. Já o NIR foi criado, de forma tímida, três anos antes da pandemia para cumprimento de um novo regulamento, sem que a instituição recebesse qualquer apoio extra de RH ou recursos para isso. Com a pandemia, o serviço se consolidou, foi reconhecido internamente e hoje é considerado um legado da pandemia para a instituição.

Em setembro de 2021, um ano e sete meses após o início da pandemia, o hospital foi definido como um dos últimos quatro do estado que continuariam sendo referência para a covid-19 na Grande São Paulo.

Em janeiro de 2021, com a chegada da variante ômicron e uma nova alta de casos, o hospital voltou a abrir mais 30 leitos, sendo 10 de UTI e 20 de enfermaria.

A PRIMEIRA ONDA

100% OCUPADO

No dia 15 de abril de 2020, o Emílio Ribas estava concentrando seus esforços para ampliar seus leitos de UTI, quando se tornou o primeiro hospital de referência para a covid-19 da Grande São Paulo a alcançar 100% de ocupação na terapia intensiva. A informação foi dada, em uma das coletivas de imprensa do governo do estado de São Paulo, pelo coordenador do Centro de Contingência, o médico infectologista David Uip.

Naquele mês, toda a rede de saúde tinha um cenário preocupante pela frente. A taxa média de ocupação das UTIs no SUS do estado de São Paulo era de 80%. "Nós começamos a ver os hospitais lotando e as pessoas achando que não era tudo isso, e era. Sempre fui muito transparente, tentando saber o termômetro entre falar a verdade e não criar pânico", disse Uip.

A notícia dada na coletiva à tarde teve repercussão imediata. Já era noite quando o diretor Pereira Júnior ainda atendia jornalistas que queriam repercutir a informação.

Por ser referência para doenças infectocontagiosas, não é raro o Emílio Ribas ficar com seus leitos de UTI cheios. A diferença era que, desta vez, todos os leitos de terapia intensiva estavam ocupados por pacientes de covid-19. Pereira Júnior explicava à imprensa que, antes da pandemia, os leitos da UTI especializada atendiam pacientes de doenças variadas, como HIV, tuberculose, meningite, dengue e leptospirose.

Outros setores do hospital também estavam próximos ao limite. As enfermarias, onde são atendidos os casos de menos complexidade, registravam 80% de ocupação naquele mesmo dia. Embora a data tenha sido um marco para o hospital, a lotação ficou no limite em várias ocasiões ao longo da pandemia.

Naquele mesmo mês de abril, o setor de observação do pronto-socorro, que funciona no terceiro andar do hospital, chegou a ter todos os leitos ocupados. Segundo o médico Jamal Suleiman, a ocupação máxima aconteceria por volta das 15h de um sábado.

Com os leitos de estabilização integralmente ocupados, Jamal pediu à enfermagem que se preparasse para, a partir daquele momento, colocar mais camas nos quartos, o que significava ter que misturar casos suspeitos e casos confirmados de covid-19. Assustado, o enfermeiro do plantão perguntou se o médico se responsabilizaria pela ação.

"Era uma situação de guerra. Enquanto não houvesse outro jeito, eu não poderia deixar de atender doente. O leito está aí, nem que for para pormos máscara no doente. Não aceito que alguém me diga que não tem onde colocar os pacientes", lembra-se Suleiman. O médico passou o resto do dia torcendo para que não chegasse mais nenhum paciente. Não chegou. "Não acredito muito em milagres, mas nessa hora você não tem o que fazer", diz Suleiman.

Segundo Flávia Pacheco, diretora do Serviço de Arquivo Médico, Coleta e Classificação de Dados (Same), setor ao qual pertence o NIR, em muitos momentos o hospital não tinha mais leitos e havia de 150 a 200 pedidos de vaga na Cross todos os dias.

"Médicos de fora ligavam para cá pedindo por uma vaga 'pelo amor de Deus'. Eles ligavam desesperados, tentando sensibilizar, dizendo que iam ficar aguardando por uma vaga. Eu acho que, no fundo, queriam acreditar nisso. E a nossa equipe explicava que não tínhamos vaga mesmo, não tínhamos onde colocar. O Emílio ficou vários dias com 100% de ocupação. Era muito triste", disse Flávia.

100% COVID

Em abril de 2020, outra mudança significativa que aconteceria no hospital seria a suspensão oficial dos atendimentos no ambulatório. O local oferece acompanhamento multidisciplinar para cerca de 7 mil pacientes não emergenciais, que vivem com HIV ou hepatites. Lá, eles passam por consultas com infectologistas, atendimento oftalmológico e de odontologia, por exemplo.

No mesmo prédio, também funciona o Serviço de Doenças Tropicais Negligenciadas, responsável por atender pacientes de doenças como leishmaniose e chagas. A OMS considera que existam 20 doenças tropicais negligenciadas no mundo hoje.

Por fim, a unidade ainda abriga o Centro de Referência para Imunobiológicos Especiais (Crie), que é um Setor de Vacinação, e a farmácia, conhecida como uma das maiores fornecedoras de antirretrovirais da América Latina.

Devido à pandemia, o ambulatório foi suspendendo, aos poucos, suas atividades até que em abril de 2020 teve que fechar completamente sua agenda. Somente eventuais urgências dos pacientes passaram a ser atendidas. Os médicos passaram a fazer prescrições de medicamentos com prazos de validade estendidos.

É importante entender que, desde o início da pandemia, estava claro para os médicos que ter o vírus HIV, por si só, não representava risco maior para a covid-19. Atualmente, com o avanço nas medicações, ter HIV é como viver com uma doença crônica como hipertensão. Embora não haja uma cura definitiva, o vírus, que matou 36 milhões de pessoas em 40 anos de pandemia, tem tratamento e exige disciplina e exames periódicos. Apenas quando o vírus evoluía para a doença, no caso a aids, os pacientes poderiam ser vistos como um público de risco maior para a covid-19.

Nesse contexto, a decisão de suspender as atividades do ambulatório do hospital, portanto, tinha a ver mais com a necessidade de colaborar com a campanha #FiqueEmCasa, que tentava reduzir a circulação de pessoas e controlar os números e a lotação nos hospitais. A mudança, no entanto, acabou impactando positivamente as equipes de linha de frente do prédio hospitalar, que passaram a ganhar reforços.

O diretor Luiz Carlos Pereira Júnior explica que, na prática, os hospitais têm condições de direcionar seus esforços durante um surto, epidemia ou pandemia, mas sempre em detrimento de outras doenças. A interrupção no atendimento aos pacientes no ambulatório permitiu à instituição convidar os profissionais para reforçar os times do pronto-socorro e das enfermarias, assim como já tinha acontecido em 2009, durante o surto de gripe H1N1. O time, então, se voluntariou para ir à linha de frente. Já os profissionais de risco passaram a atuar em áreas administrativas ou no suporte aos pacientes do ambulatório por telefone.

Com o time sendo reforçado aos poucos, no dia 8 de maio, o hospital anunciou, por meio de suas mídias sociais e da imprensa, que passaria a atender somente casos de covid-19 por tempo indeterminado e passou a recomendar que os pacientes de outras doenças não procurassem o hospital temporariamente.

Na época, 12 pacientes com complicações de HIV/aids ainda estavam internados no terceiro andar do Emílio Ribas. Quando pacientes não covid chegavam ao pronto-socorro portas abertas, eles eram examinados, estabilizados e, se necessário, transferidos para hospitais parceiros como o CRT-Aids e o Hospital Heliópolis, ambos do Estado. Embora não houvesse uma suspensão radical do atendimento a outras doenças, a alta demanda fez com que o hospital ficasse completamente tomado pelos casos de covid-19. O ambulatório do Emílio Ribas só retomaria as atividades três meses depois, em junho de 2020.

"Apesar de sermos um hospital relativamente preparado, a gente teve que se organizar mais ainda. Meus pais são médicos e todos na minha família diziam que eu era corajoso, mas a verdade é que não ia conseguir jamais ficar no ambulatório sem fazer nada para contribuir com este momento", disse Guilherme Anjos, médico infectologista que passou a atuar no pronto-socorro.

Segundo Sandra Santos, da Equipe de Humanização, os pacientes do ambulatório ficaram um pouco assustados no começo porque tinham medo de acabar desassistidos. Eles também tinham dúvidas do dia a dia sobre como pegar laudos dos exames e buscar medicações durante a pandemia que começava.

Uma parte dos pacientes sentiu que perdia espaço com a chegada da covid à instituição. O hospital tem, por exemplo, uma geração de jovens que vive com HIV e que faz acompanhamento desde que nasceram no ambulatório da instituição. Outra parte dos pacientes passou a evitar o hospital naturalmente, por ter medo de se infectar.

Assim como os médicos, muitos funcionários tiveram que rever seus papéis. A própria Sandra, que era da Sala Multidisciplinar e trabalhava com jovens no ambulatório, passaria a atuar no Núcleo de Apoio ao Usuário (NAU) para ajudar a tirar as dúvidas dos pacientes em um primeiro momento. Depois assumiria a organização e o acolhimento das famílias dos pacientes internados que iam ao hospital.

Crônicas
de uma pandemia

❧ SOBRE DESAFIOS, CAMAS E CORREDORES 1

Enquanto está concentrado limpando as compras do supermercado com álcool, o diretor Luiz Carlos olha para o celular e nota uma ligação perdida. É noite de sábado. Estamos em abril de 2020. O diretor retorna a ligação imediatamente. Do outro lado da linha está o doutor Ricardo, que tem 34 anos de Emílio Ribas e está responsável pelo plantão técnico daquele dia. É ele quem representa a diretoria à frente de qualquer intercorrência no hospital naquele sábado. Sua obrigação é tentar solucionar os eventuais problemas e reportá-los à direção.

O simpático plantonista, de fala mansa e perfil acolhedor, quer compartilhar com Luiz Carlos sua grande preocupação naquele momento. Um paciente grave acaba de chegar, de ambulância, ao pronto-socorro do Emílio Ribas, com a saturação ruim e muita dificuldade para respirar. O paciente é obeso e pesa 230 kg, um perfil físico com o qual o hospital não está acostumado a lidar, nem estruturado para atender. As camas convencionais da instituição têm capacidade para, no máximo, 180 kg.

A voz do médico plantonista, pelo telefone, tem um tom sério e, ao mesmo tempo, ansioso. Luiz Carlos ouve atentamente o caso reportado pelo colega, mas logo tenta acalmá-lo e explica, com tom um pouco mais aliviado, sobre a coincidência que certamente ajudará o paciente. É que no final do dia anterior, poucas horas antes e bem no meio de um dos picos de atendimento da instituição, haviam acabado de chegar ao hospital duas camas especiais para pacientes obesos.

O novo mobiliário tinha sido comprado recentemente pela Secretaria de Estado da Saúde e enviado para hospitais de referência para a covid-19, após essa necessidade ter sido diagnosticada no dia a dia. Estudos científicos também apontariam nesse sentido algum tempo depois. A obesidade, fator de risco para as complicações da covid-19, aumentava em até três vezes o risco de desfechos graves como internação em UTI, intubação e até óbitos, segundo uma publicação na revista científica *Jama Surgery* de janeiro de 2022.

As novas camas são mais largas, têm sistema eletrônico de controle e grades altas para apoio. Sem dúvida, facilitam a manipulação do paciente. Ricardo, então, é orientado a acionar a equipe de manutenção. As camas estão guardadas no almoxarifado, no subsolo do prédio hospitalar. Luiz Carlos também aciona o plantão técnico de enfermagem.

Todos se mobilizam. Logo Ricardo e as equipes atravessam o longo corredor do pronto-socorro, naquela noite de sábado, transportando cuidadosamente a nova cama para o paciente. Entre um caso e outro de covid que chega, os plantonistas do pronto-socorro assistem à ação dos colegas.

Algum tempo depois, já de madrugada, Luiz Carlos liga para Ricardo. Ele quer saber sobre o desfecho da história. O plantonista, agora em tom emocionado, vibra pelo telefone, contando que tudo tinha dado certo. Grave, o paciente já havia subido para a UTI.

O atendimento ao paciente obeso, uma novidade para naquele hospital, teve condições adequadas para ser realizado. Para aqueles dois médicos, mais uma vida que o hospital teria a chance de tentar salvar. Os dois médicos, então, se despedem. A sensação é de dever cumprido. Dias depois, o paciente teria alta. Ele viveu.

In memoriam

Ricardo Minkoves faleceu de um mal súbito em 21 de janeiro de 2021. No dia 21 de outubro do mesmo ano, depois de exatos nove meses, o oitavo andar do hospital, que era sua base de atuação, foi reinaugurado pós-reforma com uma singela homenagem de seus colegas. Na placa em frente aos elevadores, é possível ler "Enfermaria Ricardo Minkoves".

❧ A ESCADA

Nas escadas do prédio hospitalar, a médica infectologista Umbeliana tenta achar um refúgio. Um canto menos movimentado. Ela precisa chorar. As lágrimas molham levemente os degraus esquecidos naquele plantão. Estamos apenas no começo da pandemia de covid-19. Os profissionais de saúde já são submetidos às mais variadas emoções.

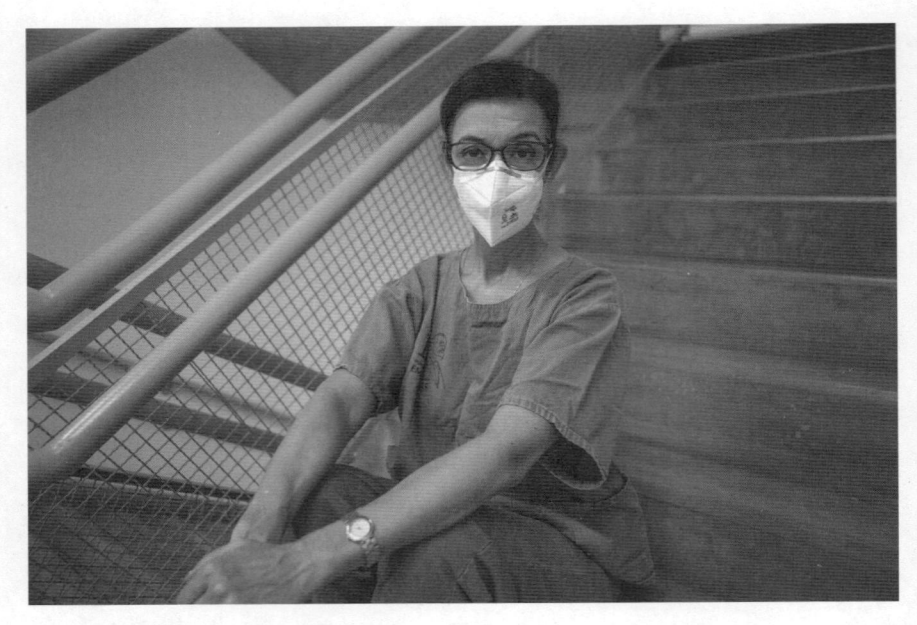

Umbeliana Barbosa, médica infectologista do ambulatório que atuou na linha de frente da pandemia e se refugiou nas escadas para poder chorar logo após a primeira morte por covid no hospital.

O hospital acaba de perder seu primeiro paciente para a doença. Não é paciente de Umbeliana, mas ela fica mexida. Conhece a história.

Homem, 61 anos, havia chegado pelas portas do pronto-socorro. O prognóstico não é grave, mas acaba sendo internado por precaução.

No dia seguinte, em questão de horas, seu quadro de saúde muda. Há uma piora nas condições respiratórias. Durante o dia, o paciente passa a ter que usar um cateter para poder receber oxigênio. Sente falta de ar. O prognóstico piora em poucas horas. À noite, o paciente não resiste. A covid o leva à morte por insuficiência respiratória.

Mineira, extrovertida, racional, Umbeliana senta-se nos degraus da escada no prédio hospitalar onde acontecem todas as internações e se desespera. A morte do paciente soa como um alerta. Sente que o serviço pode não dar conta de tratar todos, se os pacientes tiverem evolução parecida.

Há 20 anos no hospital, a médica faz parte da equipe do ambulatório. Nesse tempo, trabalhou com pacientes não emergenciais de hepatite.

Umbeliana não tem dúvidas de que a mudança teria que acontecer. Sabe que o hospital tem protagonismo certo nesses desafios. No dia 17 de março de 2020, ela começa a trabalhar dentro das Enfermarias. A médica sente medo de se infectar, mas principalmente de levar a doença para pessoas do seu convívio, família, amigos e até seus próprios pacientes.

O medo da covid-19 também logo se transforma em motivação. Muitas vezes, os plantonistas do noturno chegam por volta das 19h, mas as equipes do dia seguem trabalhando. Todos saem tarde. Já não importa. Os vizinhos de Umbeliana percebem a rotina puxada. Se oferecem para fazer supermercado e levar comida para ela.

Em 1992, quando a médica chegou ao hospital como residente, a pandemia de aids estava no auge. Havia apenas dois antirretrovirais disponíveis, ambos ineficazes. No caso da aids, no entanto, há um processo até que o paciente evolua para um nível de gravidade. Já a covid-19 é assustadoramente aguda. Com oito dias após os sintomas terem começado, há risco de complicação para quem está infectado com a doença. Com 12 horas após o início de uma falta de oxigênio, o paciente já pode precisar de intubação.

Umbeliana, bem como muitos profissionais de saúde, quer aprender rapidamente a lidar com a doença. Um ajuda o outro. "Aprender juntos é sem dúvida uma das experiências mais marcantes da minha vida profissional", diz.

No primeiro mês, a médica trabalha de domingo a domingo nas enfermarias. Não há folga. Mensagens de carinho e apoio são enviadas por familiares, amigos e pacientes com quem ela não fala há muito tempo. A ausência de vida social e o trabalho extenuante trazem distúrbios de sono e de apetite. A solidariedade a fortalece.

Em junho, uma mensagem da direção do ambulatório avisa que as atividades serão retomadas e que todos devem voltar a seus postos. A médica pede à supervisão para ficar mais um pouco na linha de frente, só retorna em 30 de julho de 2020, após quatro meses e meio. Confessa que ficaria muito mais. O choro sentido na escada fica para trás. Agora só resta uma sede de estudar. Tentar entender melhor essa máquina chamada corpo humano.

CUIDADOS PALIATIVOS NA PANDEMIA

SUPORTE E TREINAMENTOS

O Serviço de Cuidados Paliativos, que é especializado no atendimento de pacientes graves, existe no hospital Emílio Ribas há 23 anos e durante a pandemia passou a integrar um grupo multidisciplinar de suporte às famílias que envolvia 13 profissionais.

Quando acionado pela equipe médica, o serviço participou da discussão técnica de prognósticos e trabalhou pelo controle de sintomas. Junto do grupo multidisciplinar de suporte às famílias, o Cuidados Paliativos também assumiria a comunicação com familiares, a ajuda com videochamadas entre os pacientes e seus familiares, além de promover reuniões com as famílias com o intuito de acolher, elucidar dúvidas, fazer escuta ativa e compartilhar decisões. Famílias que perderam pacientes recebiam telefonemas pós-óbito do grupo para a identificação, por exemplo, de casos de potencial luto patológico ou luto prolongado, transtorno mental que necessita de tratamento com especialistas.

O grupo também fez treinamentos com os profissionais do hospital que lidavam diretamente com famílias enlutadas. "Muitas famílias foram devastadas e precisaram de suporte", conta a médica infectologista Taciana Oliveira, que também é paliativista no grupo.

A médica conta que, no início, a equipe focava mais em ajudar na comunicação por videochamada e no controle de sintomas dos pacientes. Somente num segundo momento, as equipes médicas chamavam o Serviço de Cuidados Paliativos para discutir prognósticos baseados na literatura médica. "Fomos entendendo como a doença se comportava e nos sentindo mais seguros, sempre respeitando valores e desejos do paciente em primeiro lugar", explica Taciana.

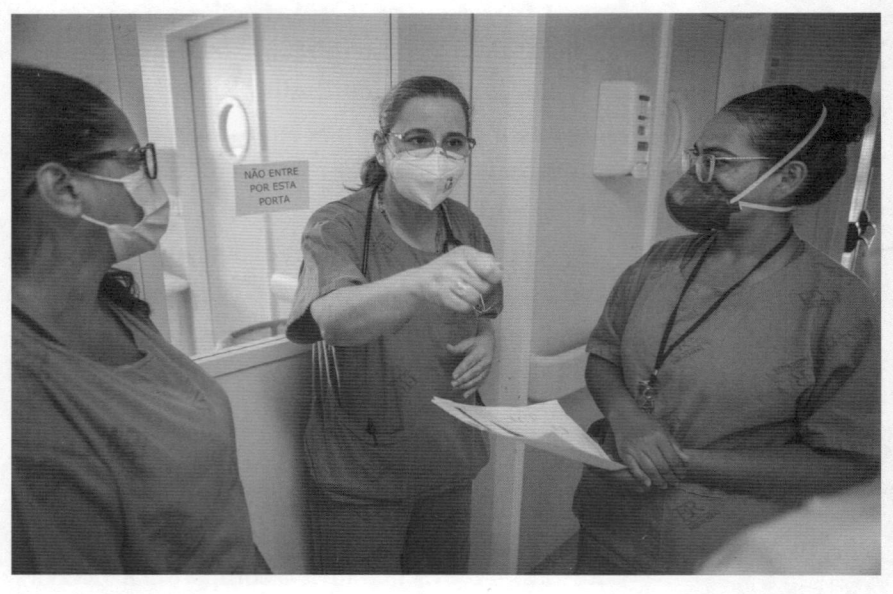

A médica
infectologista
Taciana Oliveira e a
equipe de Cuidados
Paliativos passando
visita nos leitos para
acompanhar pacientes
graves sequelados
pela covid.

Crônicas
de uma pandemia

❧ SEM DESPEDIDA

Os dois filhos de seu *Luciano (nome fictício) querem saber notícias do pai. Ele está internado no Emílio Ribas. Não evolui bem.

É fevereiro de 2020. A pandemia acaba de começar. Ainda não há diagnóstico definido. Na época, os resultados dos exames para covid-19 demoram dias para ficarem prontos. Os sintomas indicam que seu Luciano está com o novo vírus.

A ciência ainda não sabe por quanto tempo as pessoas infectadas seguem transmitindo covid-19. Ainda é tudo recente. Por precaução, todas as visitas aos pacientes estão radicalmente proibidas no Emílio Ribas e na maioria dos hospitais. Até o reconhecimento dos corpos dos pacientes que vão a óbito fica suspenso no necrotério do hospital.

Seu Luciano é um paciente muito idoso, tem diversas comorbidades. Após dias na UTI, o prognóstico não é bom. Não há sinais de melhora. Com a autorização da família, a equipe médica opta por uma limitação de esforços para não levá-lo a uma distanásia. Seu Luciano é transferido, então, da UTI para a enfermaria.

A distanásia é a obstinação terapêutica para adiar a morte de um paciente terminal. Acontece quando o tratamento é avaliado tecnicamente como inútil pela equipe médica. Na prática, a distanásia leva ao sofrimento e à agonia apenas para estender a vida. O diagnóstico, muitas vezes, é de morte iminente. No caso de seu Luciano, com a autorização da família, o hospital opta por oferecer menos tratamentos agressivos, mais conforto. A equipe de cuidados paliativos é acionada. Taciana, médica paliativista, passa a cuidar do caso.

A intervenção de seu setor nem sempre é bem recebida. Nem sempre é bem compreendida pelos familiares. Só com o tempo as famílias entendem que a entrada dos cuidados paliativos na assistência a um paciente não significa uma sentença de morte. Trata-se de um sinal de muita gravidade.

Pacientes acompanhados pelos cuidados paliativos podem se recuperar e ter alta também, mas o setor reforça os cuidados e o acolhimento com o paciente e a família.

Os casos que chegam ao Serviço de Cuidados Paliativos costumam envolver uma aproximação grande entre a equipe, os pacientes e familiares. É uma fase muito sensível para todos os envolvidos.

Não demora muito para Taciana saber um pouco sobre a história do paciente. Seu Luciano é um ex-ativista pela democracia no país. Se posicionou e lutou contra a Ditadura Militar. Havia sido exilado nos anos 1960. Teve que morar em vários países até poder voltar ao Brasil. Teve dois filhos e os criou praticamente sozinho.

"Não era só um senhor, aquele era um grande homem que passou por inúmeras dificuldades. Tinha tido uma história bonita e dura, ao mesmo tempo", conta a médica. Os dois filhos visivelmente amam seu Luciano. São cuidadosos e presentes. Cabe à Taciana dar à família as últimas notícias sobre o nível de gravidade do caso. Eles pedem, mas regras do hospital, na época, ainda não permitem visitas.

Por mais doloroso que seja, a instituição não pode expor as famílias ao contato com seus parentes doentes com covid. Os filhos não podem se despedir do pai que tanto amam, ficam magoados com a médica.

Dias após a morte, o resultado do exame de seu Luciano finalmente fica pronto. Ele tinha mesmo covid-19. Taciana manda o resultado para os filhos. Eles têm o direito de saber.

❧ CARTA BRANCA

O que acontece no hospital fica no hospital. É assim que Késia Santos tenta se blindar dos sentimentos intensos que vive todos os dias dentro de uma UTI. O esforço é para não levar até sua família as marcas que as histórias deixam. Em casa, a filha Letícia, 10, e seus pais já idosos, Jaziel e Iara, a esperam todos os dias.

Na pandemia de covid, diz ter aprendido a valorizar ainda mais cada minuto com as pessoas que ama. Nem todos têm tido a chance de se despedir.

Apesar da blindagem, Késia às vezes chora. Ali no trabalho, ali no banheiro, ali em casa, ali no travesseiro. Também vê seus colegas chorarem.

Depois de um ano de pandemia, ela ainda se lembra de vários casos. Um deles, o de um dentista. Um senhor saudável, sem doenças crônicas. Chega lúcido ao Emílio Ribas. Está praticamente sentado na maca, quando começa a passar mal e precisa ser levado às pressas pela equipe do pronto-socorro.

Késia o recebe na UTI. Tenta acalmá-lo. Explica sobre o procedimento da intubação que será feito.

Ele lhe dá "carta branca". Confia nela. Ofegante, lhe explica que "só quer ar". Que os profissionais podem fazer tudo o que for necessário. "Tudo vai dar certo", pensa Késia. O paciente se entrega aos cuidados da equipe. É muita confiança envolvida.

Sem muita lógica nos seus desfechos, a covid é uma doença de reviravoltas, de surpresas boas e ruins, mesmo entre experientes profissionais de saúde. Naquele dia, logo após se entregar aos cuidados do hospital com tanta certeza, o paciente entra em parada cardiorrespiratória. Tudo acontece em poucos minutos.

A equipe corre com as manobras de reanimação. Ele não volta. Os profissionais se emocionam. A máscara esconde o rosto, não os sentimentos. Mesmo com a "carta branca" em mãos dada pelo próprio paciente, já não há o que fazer, a não ser assistir à vida escorrendo entre os dedos sem que possam fazer nada.

O PAPEL
DOS RELIGIOSOS

A TERRA PROMETIDA

No início da pandemia, os trabalhos de humanização feitos por voluntários da Associação Viva e Deixe Viver e do Voluntariado Emílio Ribas precisaram ser integralmente suspensos. As Capelanias Católica e Evangélica também receberam uma recomendação para suspenderem o trabalho. Na prática, todos pararam, com algumas poucas exceções.

Apesar dos riscos, os religiosos alegavam que não poderiam abandonar o hospital justamente no meio de pandemia. Fizeram acordos para poderem seguir trabalhando. Para isso, aceitaram algumas regras impostas pela direção.

Os serviços religiosos existem no hospital desde os anos 1990. Em alguns casos, os profissionais comentam com os pacientes internados sobre a atuação dos religiosos. Em outros, os próprios pacientes e familiares perguntam sobre esse tipo de assistência.

No caso da Capelania Evangélica, a missionária Neide Correa de Menezes, de 67 anos, foi afastada e depois de negociar com a direção, conseguiu uma autorização especial para atuar apenas fora do prédio hospitalar, onde estão os leitos de internação.

A equipe da Capelania Evangélica tinha 34 voluntários atuando no hospital antes da pandemia. Os membros percorrem o hospital orando para os pacientes evangélicos e também para os que não são, desde que haja uma manifestação do paciente ou da família.

Neide mora ao lado da Vila Brasilândia, na zona Norte de São Paulo, e pega dois ônibus para ir e dois ônibus para voltar do hospital todos os dias. Ela atua no hospital há 27 anos, desde que um cunhado morreu de aids na instituição. A missionária representa todas as igrejas evangélicas, mas oficialmente é vinculada à Primeira Igreja Batista da Lapa.

"Antes a gente entrava nos leitos, fazíamos cultos, atividades do Coral Emílio Ribas. Quando começou a pandemia, ninguém mais quis voltar, com medo. Só eu e mais uma voluntária passamos a vir às terças. Trabalhei muito sozinha, depois, com o tempo, veio o Salvador e outros voluntários", disse Neide.

Durante toda a pandemia, a capelã conta que só entrou em um leito de covid-19 uma única vez, com autorização para acompanhar a mãe de um paciente grave. Ainda assim, teve que fazer a paramentação completa como os profissionais de saúde. "É horrível usar aqueles aventais impermeáveis [que os profissionais de saúde usam para entrar no leito]. Eu saí de lá ensopada de suor", descreveu a capelã.

O culto do dia a dia acabou substituído por uma oração de cinco minutos, com distanciamento, no corredor de alguns setores. Os principais frequentadores eram os próprios profissionais de saúde. Alguns médicos chegavam a pedir pela oração. Os profissionais pareciam buscar um conforto na fé, independentemente da religião e do nível de religiosidade. "Antes a gente tinha mais cultos, agora os profissionais me chamam até no elevador, me levam para um canto para orarmos juntos", disse Neide.

Antes mesmo da pandemia, sempre chamou a atenção no hospital o relacionamento estreito entre as Capelanias Católica e Evangélica. Um exemplo para a sociedade dentro do microuniverso de um hospital. Tanto ela quanto o capelão católico, padre João Mildner, participam

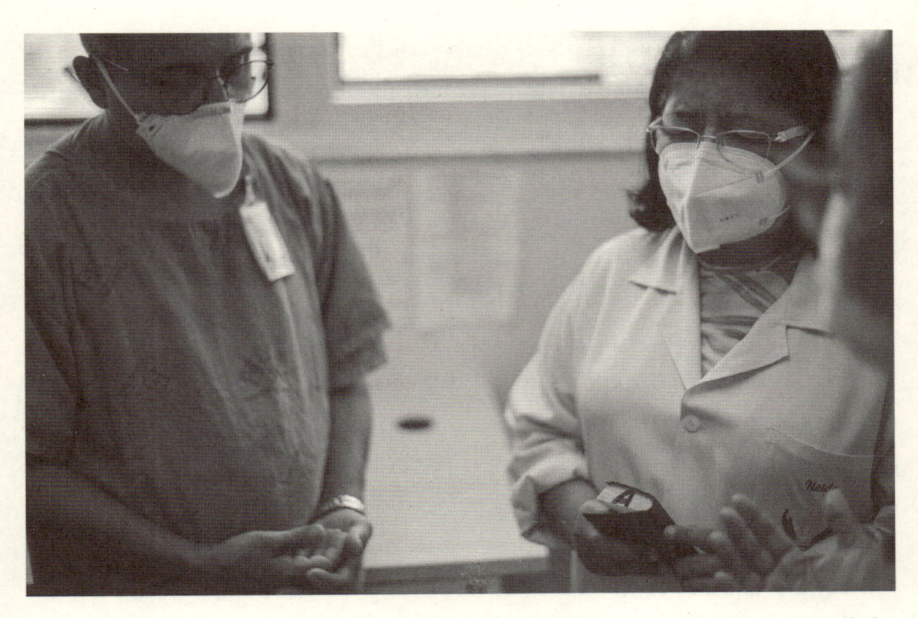

A missionária Neide Correa de Menezes, que perdeu um cunhado para a aids há quase 30 anos, e desde então se tornou voluntária no hospital. Durante toda a pandemia de covid, fazia orações rápidas com os profissionais de saúde nos andares.

dos cultos ecumênicos organizados por um ou por outro. Segundo ela, a proximidade entre evangélicos e católicos no hospital aconteceu porque todos têm uma única finalidade, que é acolher o paciente, oferecer conforto, consolo e carinho.

Antes da pandemia, as missas aconteciam às segundas e os cultos às quintas. Os católicos ganharam uma pequena capela com a reforma do hospital, mas o espaço é disponibilizado igualmente para os cultos e orações dos evangélicos.

"Bater de frente por causa de religião não nos leva a lugar nenhum. Ficar debatendo religião para quê? Se enquanto estamos nisso, o paciente estará precisando, as pessoas e os funcionários também. O melhor é trabalhar em união", diz Neide.

O conforto dos pacientes também é tratado como prioridade pelas capelanias. Neide fez campanhas na igreja, durante a pandemia, para conseguir hidratantes para os pacientes da UTI e enxaguantes bucais. Conseguiu tantas unidades que precisou suspender o pedido de doações.

O capelão católico, padre João Mildner, arrecada chinelos e kits de higiene pessoal para distribuir para os pacientes internados. Durante a pandemia era comum o paciente ser internado de forma repentina, sem tempo para levar itens pessoais. Em alguns casos, sem condições financeiras para isso também. Só em 2021, por exemplo, a Capelania Católica recebeu e distribuiu entre pacientes 4.982 kits de higiene. Também entregou 1.076 pares de chinelos.

O padre João Mildner, 61, atua no hospital há 28 anos. Apesar de ter recebido recomendações da direção para se afastar no início da pandemia, nunca arredou os pés do hospital. Diferentemente do que acontecia em outras epidemias, seu papel dessa vez ficou ligado muito mais aos funcionários do que aos pacientes, devido às restrições.

Ele também ficou proibido de entrar nos quartos por questões de biossegurança. Além de conversar com os profissionais, o padre queria motivá-los para que seguissem determinados na missão de atender os pacientes de covid.

"É muito desgastante cuidar de pacientes nessa gravidade. O próprio funcionário tinha o risco de se infectar e levar a doença para sua família, seus filhos, pais e amigos. A nossa missão era dar este suporte, cuidar de quem cuida", explica o capelão.

Segundo o padre, a harmonia entre as duas Capelanias é natural porque a missão é a mesma, embora tenham visões um pouco diferentes. Mildner explica que Neide, da Capelania Evangélica, tem um espírito muito aberto e que o apoio mútuo entre eles é muito marcante. "O nosso objetivo não é converter pessoas, a nossa missão como Capelania é estar a serviço da comunidade hospitalar. Nosso objetivo é o paciente e o bem-estar dele", afirmou o padre.

O padre conta que, certo dia, durante a pandemia, foi abordado por um paciente no pronto-socorro que pediu um par de chinelos. O paciente só descobriu que ele era padre porque a profissional que fez a entrega do calçado depois comentou. "Para mim, foi muito marcante porque eu sou um pastor [evangélico] e saber que um padre está aqui no hospital, me tranquiliza", teria dito o paciente à funcionária.

Num lugar que, tradicionalmente, lida com muitos pacientes LGBTQIA+, as Capelanias nunca se furtaram a apoiar campanhas do hospital sobre o uso de preservativo, sempre trataram de forma igual os pacientes e acolheram pessoas com HIV/aids, sem julgamentos morais.

Ambos os projetos nasceram no auge da pandemia de HIV/aids, em 1992 (Capelania Católica) e em 1993 (Capelania Evangélica), muito antes de a sociedade ter um papa moderno, chamado Francisco, ou uma travesti, chamada Linn da Quebrada, num programa da TV brasileira, que estreou em janeiro de 2022 com recorde de audiência: 5,6 milhões de telespectadores por minuto.

"Eu já trabalhei em outros hospitais, mas o Emílio tem algo diferente. É a escola do amor e da caridade. Como um hospital de doenças infecciosas contagiosas, seria um lugar para a gente ficar com o pé atrás, mas a gente fica com os braços abertos, acolhendo", afirma o padre.

A médica Glória Brunetti, presidente do Voluntariado Emílio Ribas, também continuou atuando. Seu foco passou a ser uma busca incansável por doações de equipamentos que podiam ajudar o hospital como vídeo-laringoscópios, respiradores e até eletroeletrônicos para o acolhimento online às famílias dos pacientes.

O espírito humanitário das Capelanias e dos voluntários "contamina" o ambiente de trabalho e vice-versa. O médico Luiz Carlos Pereira Júnior, diretor do hospital, diz que desde a sua residência médica, já aprendia sobre o compromisso de cuidar do outro, apenas observando os profissionais da instituição. Embora não saiba quais as possíveis raízes da cultura humanizada do hospital, ele diz se lembrar de um de seus pacientes de HIV/aids, que não queria deixar de ser atendido no Emílio Ribas, de forma alguma, alegando que lá os funcionários "olhavam nos seus olhos".

"Tem uma quantidade de pessoas tão grandiosas que estão no dia a dia e fazem essas pequenas gentilezas, que eu acho que a população precisa tanto. As pessoas são tão carentes de cuidado, de atenção e eu vejo isso sendo oferecido de maneira tão sincera, que é impossível não se envolver. Essa força do acolhimento e da humanidade com que se trabalha neste hospital justifica tudo na hora de sair de casa pela manhã", diz o médico.

Crônicas
de uma pandemia

❧ OS CHINELOS

"Padre, o senhor tem um chinelo? Tem um paciente com covid que está bem, mas nem pode sair da cama para tomar um banho porque está descalço." O padre "corre atrás". Se vira. Arranja um par de chinelos. Consegue entregar o calçado à equipe de enfermagem.

Dias depois, chegam outros pedidos: pasta de dente, sabonete, escova de dente. O padre pergunta à enfermagem por que tantos pedidos. Antes isso não acontecia. A enfermagem explica. Agora estamos na pandemia de covid-19. Todos os pacientes internados ficam isolados. Não têm contato com família ou amigos. Quem chega ao pronto-socorro está só com a roupa do corpo. As pessoas não estão preparadas para não voltar para casa. É como viajar sem mala e sem ter a certeza da volta.

O padre se coloca no lugar dos pacientes. "Imagine o que é levantar de manhã e não poder escovar os dentes ou tomar um banho? É o mínimo." Ele decide, então, apelar às comunidades, igrejas, empresas. Pede doações de chinelos e de produtos de higiene. Nos kits que ele monta, há pasta, escova, sabonete, mas também xampu, condicionador e pente. As Paróquias Nossa Senhora de Fátima, Nossa Senhora do Brasil e a Capela da Pontifícia Universidade Católica (PUC), por exemplo, se mobilizam.

O padre pensa no quão simples são esses itens para quem está doando. Mas também sabe da importância disso para cada paciente no dia a dia da internação. Ali dentro "não há ninguém por eles".

No passado, quando a maioria dos pacientes do hospital era de aids, os "kits higiene" já existiam. Eram distribuídos a quem precisasse. Normalmente, pacientes em vulnerabilidade social. Muitas vezes, pessoas em situação de rua, usuários de drogas, travestis. Agora, com a covid, todos precisam.

Muitas vezes, o paciente vem transferido de outro serviço. As equipes do hospital não sabem nada sobre a situação social do paciente. Logo recebem o kit higiene e os chinelos, "seja rico, seja pobre", brinca o padre em referência à clássica canção natalina.

Com a covid, todo mundo é igual nas alas de internação. Não há celular, não há contato com o mundo externo. Mesmo que o paciente tenha uma grande fortuna, ainda assim, precisará do par de chinelos do padre.

Certo dia, a mulher de um paciente insiste com o padre. Ela quer entrar no quarto. Somente os profissionais de saúde, devidamente treinados e paramentados, podem acessar o espaço. Nem o padre, os seguranças, os funcionários administrativos ou jornalistas estão autorizados.

Irritada, a mulher diz ao padre, ironicamente, ter dinheiro suficiente para construir um outro Emílio Ribas. O padre, então, sugere que ela vá em frente e construa. Ali, naquele hospital do SUS, as regras são iguais para todos.

Mas nem sempre o dinheiro distancia as pessoas do bom senso, embora isso seja comum. Em um sábado, uma família procura pelo padre Renato, também da Capelania Católica. Eles querem pagar pelo "kit higiene" que receberam durante o tempo no hospital. O padre recusa qualquer pagamento. Explica que tudo vem de doação.

O capelão católico, padre João, que arrecadou quase 5 mil kits com produtos de higiene e mais de mil pares de chinelos para os pacientes internados.

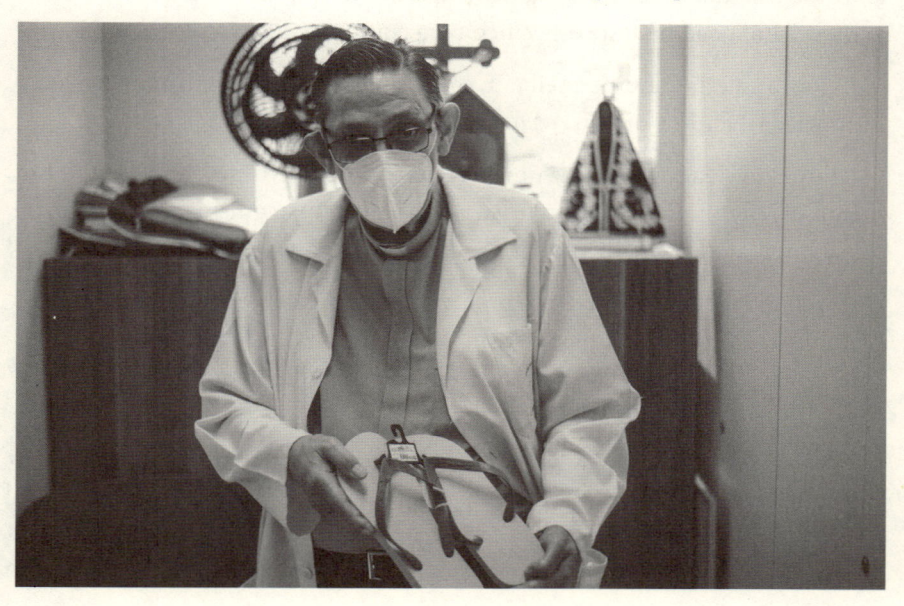

A família, então, muda o discurso. Tenta convencê-lo a aceitar uma nota de R$100. Pedem encarecidamente que ele use o dinheiro para comprar mais itens de higiene. Já não é mais um pagamento. Agora é uma doação. Pacientes ajudando pacientes.

❧ A CANETA E AS LUVAS

O telefone fixo do postinho de enfermagem toca. A médica Grace está com colegas trabalhando no terceiro andar do Emílio Ribas, onde estão os leitos de observação do pronto-socorro. São os primeiros dias de pandemia de covid-19 no Brasil. Uma enfermeira do térreo liga e pede ajuda, um paciente grave acaba de chegar.

A equipe desce quase toda para a triagem. O paciente está dispneico: ele puxa, mas o ar não vem. O paciente é idoso, vem da zona Leste de São Paulo. A família conta que ele resistiu a procurar ajuda médica. A falácia da "gripezinha" está por toda parte.

Ainda chegam poucos casos de covid ao hospital, é começo de pandemia. Quem adoece permanece em casa, busca ajuda só quando piora muito e olhe lá. A maioria dos pacientes é da demanda tradicional do hospital: HIV e hepatites. Ainda não há teste específico para covid.

Com o alerta da enfermeira, a equipe médica corre. A paramentação é "atropelada", feita às pressas. Mal dá tempo de perceber o suor no rosto.

Implacável, a covid-19 faz uma das suas primeiras vítimas no hospital. Em menos de 15 minutos, o paciente vai a óbito. A equipe, que mal teve tempo de se paramentar, fica em choque. Mal acreditam no que veem.

Quando o baque de perder o paciente passa, o medo ganha força. Médicos plantonistas se entreolham e se enchem de perguntas. O mundo da covid-19 é de vigilância permanente. Reconstituímos passos, lembramos de onde tocamos, de quando tiramos a máscara.

Os médicos rebobinam o filme da vida. "Você se paramentou? Você pôs tudo? Você tirou a luva antes de sair da sala? Quando você pegou a caneta você estava de luvas?" Todos se vigiam, tentam se proteger. Ficam obcecados com os detalhes.

O DRAMA
DAS MÁSCARAS

AS ANGÚSTIAS EM TORNO
DA MÁSCARA N-95 – PARTE 1

A médica Rosana Richtmann conta que bem no início da pandemia, entre fevereiro e março de 2020, o Emílio Ribas chegou a ser criticado por desobedecer uma recomendação do Ministério da Saúde e do governo do estado de São Paulo sobre o uso de máscaras no ambiente hospitalar.

Enquanto a recomendação era para que os profissionais da linha de frente utilizassem a máscara cirúrgica, o hospital decidiu adotar a proteção máxima, com as máscaras N-95 ou PFF2.

No hospital, todos os profissionais de saúde que acessassem os leitos de internação, os que atendessem casos suspeitos de covid no pronto-socorro e os que atuassem nos ambientes fechados do parque de diagnóstico tinham o direito de usar essa máscara.

Na época, segundo Rosana, imaginava-se, de fato, que as máscaras cirúrgicas, que têm nível de proteção inferior ao da N-95, seriam o suficiente para proteger os profissionais da linha de frente contra o novo coronavírus. Contudo, o hospital decidiu "bater o pé" porque ainda não havia evidências científicas sobre o assunto. Na dúvida, optou por fornecer a proteção máxima aos seus funcionários.

"Se a gente erra, a gente erra sempre por oferecer algo a mais e não algo a menos. A gente queria dar segurança. Essa priorização dos profissionais da linha de frente sempre foi uma marca registrada do Emílio Ribas e assim tem de ser. A gente foi muito criticado, até por outros hospitais", lembra a médica.

Algumas semanas depois, a regra no país e no estado teria que ser alterada. Os artigos científicos publicados mostrariam ao mundo que a transmissão da covid se dava por gotículas, mas também por aerossóis (entenda as diferenças no quadro a seguir).

Rosana Richtmann, que se tornou uma das
principais porta-vozes do hospital na pandemia,
contou que o Emílio Ribas adotou proteção máxima
com o uso de máscaras N-95 para os profissionais
da linha de frente desde o início da pandemia.

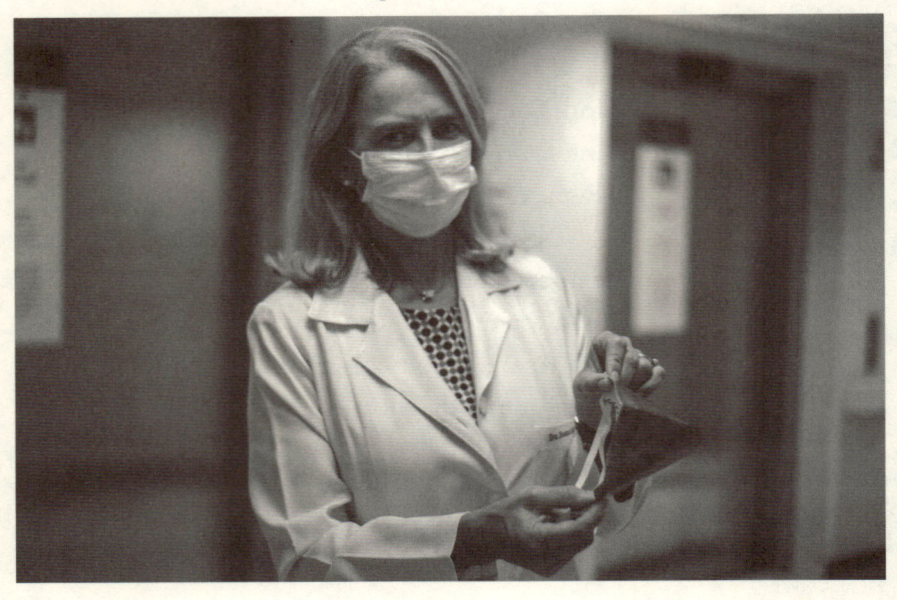

Um estudo do Instituto Max Planck, da Alemanha, que seria publicado em dezembro de 2021, apontou que a máscara N-95, quando bem ajustada ao nariz, chega a oferecer 75 vezes mais proteção do que as máscaras cirúrgicas, que também são utilizadas pelos profissionais de saúde.

ENTENDA

Formas de transmissão da covid-19

Por gotículas:
- partículas maiores e mais pesadas com alcance em torno de 1 metro de distância;
- quando as pessoas estão mais distantes umas das outras, as gotículas não as alcançam, caindo no chão antes;
- transmissão por meio dos perdigotos;
- tipo de transmissão possível de prevenir com todos os tipos de máscara.

Por aerossóis:
- micropartículas de secreção respiratória (< 5 micra), menores que as gotículas;
- transportados pelo ar e podem alcançar uma distância maior de propagação do que as gotículas;
- tipo de transmissão possível de prevenir apenas com máscaras N-95 ou com ambientes ventilados.

Origem:
Ambos, gotículas e aerossóis, originam-se de fala, tosse, espirro e alguns tipos de procedimentos médicos.

AS ANGÚSTIAS EM TORNO DA MÁSCARA N-95 – PARTE 2

"Quem tem máscara, leve ao hospital, os médicos vão precisar. Mais do que nunca, a gente precisa poupar ao máximo." O pedido registrado pelo jornal *Correio Braziliense* é do início de abril de 2020. Foi feito pelo então ministro da Saúde, Luiz Henrique Mandetta.

O estoque de EPIs do Ministério da Saúde estava zerado e o Brasil tentava importar, sem sucesso, 720 milhões de itens de segurança para os profissionais de saúde.

Na China, o maior produtor mundial de EPIs, um fabricante chegou a assinar contrato com o governo brasileiro para fornecer 200 milhões de máscaras, só que os Estados Unidos foram mais rápidos. Os norte-americanos não só fecharam o negócio rapidamente, como mandaram cargueiros para buscar a mercadoria. Quando o Brasil quis efetivar sua compra, a empresa chinesa já não tinha mais estoque suficiente.

Foi nesse cenário que os profissionais de saúde tiveram que lidar com a pandemia durante meses, sempre sob a sombra de um desabastecimento generalizado de EPIs. Já em março de 2020, segundo o médico Nilton Cavalcante, todos os profissionais de saúde da linha de frente queriam usar a máscara N-95. No cenário da covid-19, a Comissão de Infecção Hospitalar também entendia que, se houvesse falta dessa máscara, não seria possível que os profissionais da linha de frente continuassem prestando atendimento aos pacientes.

Segundo a médica Rosana Richtmann, quando a necessidade de usar N-95 se tornou uma realidade para os hospitais, o preço desse tipo de máscara disparou e a compra passou a ser bastante complicada. A escassez do material e os preços exorbitantes fizeram com que a equipe da Comissão tivesse que se debruçar em estudos sobre o prazo de duração desse tipo de máscara e quando ela realmente deveria ser indicada. "No começo houve um certo desperdício de material porque as pessoas estavam apavoradas", lembra Nilton.

Rosana diz que, antes da pandemia, a máscara N-95 já era usada no hospital devido a doenças contagiosas, como a tuberculose, e podia ser trocada uma vez por semana. A demanda era muito mais baixa. Durante o surto de *influenza* H1N1, em 2009, por exemplo, esse tipo de máscara só era usado por profissionais que acessassem os leitos e que ficassem em contato direto com os pacientes. Nos corredores do hospital, por exemplo, não havia necessidade de usar a N-95.

"A gente teve que fazer normas totalmente ajustadas à pandemia [de covid]. Nessa época, tivemos que recomendar que os profissionais usassem por até duas semanas. Tivemos que estender o prazo desde que ela não estivesse suja, com sangue. A gente teve que customizar os nossos recursos, racionalizar o uso", explicou Rosana.

Segundo Nilton, houve um momento com tanta escassez de máscaras que a Comissão chegou a fazer contatos para tentar implementar ações para reduzir o consumo. O Protocolo de Stanford, por exemplo, previa o uso de um equipamento de raios ultravioleta para descontaminar as máscaras e possibilitar o reaproveitamento delas. Segundo o médico, havia processos que envolviam o uso do calor ou outros artifícios químicos e físicos, mas nenhum preservava tanto a integridade das máscaras quanto o método com raios ultravioleta.

Essa alternativa, no entanto, acabou engavetada pela Comissão devido à falta de praticidade que representava. "Nós passamos a nos perguntar como faríamos para ter o controle da segurança de uso dessa tecnologia, como iríamos controlar se a máscara estava contaminada ou não?", disse Nilton.

Outra possibilidade era a de adotar uma "quarentena", de no mínimo 48 horas, para as máscaras em local ventilado, possibilitando a cada profissional rodiziá-las até que ficassem naturalmente desinfetadas, sem a presença do vírus, portanto.

Segundo a enfermeira Aline Aparecida Carneiro de Souza, da Comissão, tudo isso esbarrava em questões simples do dia a dia, como sujidades com maquiagem nas máscaras e até mesmo o espaço para o armazenamento. "Não tínhamos onde guardar as máscaras individuais, devido ao grande volume. Por outro lado, poderíamos colocar o nome dos profissionais em cada uma das máscaras. Nós nos preocupávamos em como esse item de proteção iria voltar para o profissional, muita gente usava filtro solar com cor, por exemplo", disse a enfermeira. Assim, a ideia da quarentena para as máscaras também acabou engavetada.

De acordo com Rosana, a demanda por máscaras era tanta em abril e maio de 2020 que, pela primeira vez na história, o material passou a ser comercializado no mercado nacional sem a prévia aprovação de qualidade da Agência Nacional de Vigilância Sanitária (Anvisa). Até então, qualquer equipamento de proteção individual só poderia ser usado nos hospitais com a chancela do órgão federal, que possivelmente, segundo Rosana, deveria estar abarrotado de resoluções a serem tomadas, enquanto os profissionais de saúde esperavam, com urgência, pelos itens de proteção.

Quando a exigência da Anvisa caiu, os hospitais passaram a receber máscaras e álcool de marcas completamente desconhecidas. No final, e com base em evidências científicas, os profissionais passaram a ter recomendação de utilizar cada máscara por 15 dias, desde que não estivessem sujas ou rasgadas.

SAQUEAMENTO DE MÁSCARAS E ÁLCOOL EM GEL

Olhando para trás, Rosana avalia que as máscaras e o álcool em gel acabaram se tornando artigos de luxo naquele início de pandemia. Para piorar, os hospitais teriam passado a viver um "saqueamento desses EPIs". "Se eu deixasse uma caixinha de máscaras no pronto-socorro ou álcool em gel nos corredores, como sempre fizemos, eles não duravam nada. Com isso, os profissionais cada vez mais passaram a guardar com carinho os EPIs. Eles sabiam que o produto realmente estava em falta e que cada item poderia mudar suas vidas num momento em que ainda não havia sequer vacinas", disse a infectologista.

Nilton explica que foi necessário restringir a instalação de *dispensers* de álcool em gel apenas a áreas do hospital onde havia câmeras ou seguranças para tentar reduzir a evasão do material.

Os profissionais foram orientados a guardarem bem os materiais que recebiam e foram sensibilizados pelo argumento de que os itens estavam em falta no mercado. "Era um quebra-cabeças para a gente. Tivemos que customizar os nossos recursos, racionalizar o uso. Nunca conversamos tanto com o setor de almoxarifado porque a gente queria saber se as novas compras estavam dando certo, quanto de estoque tínhamos", explica Rosana.

ENTRADAS PROGRAMADAS NOS QUARTOS

Antes da pandemia, num hospital de infectologia, havia uma preocupação em não infectar os profissionais, mas principalmente em não passar as doenças de um paciente internado para outro. Segundo a enfermeira Marly Angélica da Silva Cardoso, supervisora de UTI, com a pandemia, surgiu uma percepção de que todos os profissionais de saúde poderiam se tornar pacientes diante de uma simples falha no processo de paramentação, como uma máscara mal vedada ou uma luva mal removida.

De acordo com a enfermeira, antes da pandemia, os profissionais de saúde sempre entraram nos quartos "com liberdade". Mas a escassez de insumos durante a pandemia trouxe uma preocupação extra e, consequentemente, um consumo com muitas restrições. O mercado não estava preparado para atender toda aquela demanda de máscaras N-95 e de aventais descartáveis, por exemplo. "Era algo muito assustador porque tínhamos que usar o recurso com sabedoria e discernimento. Não adiantava termos materiais suficientes para hoje porque não sabíamos como seria amanhã. Nesse momento da pandemia, só estávamos certos de que tínhamos que gerir nossos recursos porque se faltasse para mim, ia faltar para o outro também", diz a enfermeira.

A enfermagem, então, adotou a chamada "visita programada" aos leitos. As equipes passaram a fazer uma programação baseada nos horários específicos em que teriam que entrar nos quartos para dar as medicações prescritas e para fazer o controle dos parâmetros dos pacientes.

Algumas situações variáveis também eram contabilizadas na estimativa como uma entrada para checar por que uma bomba ou o monitor dispararam o alarme, ou ainda no caso de um eletrodo do paciente se soltar por ele estar suando.

Logo no início da manhã, a enfermagem contava item por item e fazia a distribuição em dois estoques: um para a sala dos médicos e outro para a enfermagem e reabilitação (que ficava no posto). Tudo era verificado para que não houvesse qualquer consumo inadvertido.

As entradas programadas também incluíam um profissional ajudar o outro dentro do quarto. "Quando você está dentro do quarto, você já entra para fazer uma coisa, mas pode se deparar com outra para fazer. Então a gente se comunica através do vidro, seja para pedir uma medicação ou uma gaze", explica Marly.

Na UTI, as entradas programadas funcionavam por meio da comunicação entre os profissionais. Não se pode gritar e isso é fundamental para manter a tranquilidade do ambiente e não causar alarde quando um paciente está lúcido e o outro, ao lado, tem uma parada cardiorrespiratória, por exemplo.

As equipes estão acostumadas a se comunicar até mesmo com o olhar ou um aceno de cabeça. Em muitos casos, a sincronia é tanta que um profissional já entende rapidamente do que o outro está precisando.

MÁSCARAS CASEIRAS

Em um tom leve, que beirava a ironia, o médico Jamal Suleiman falava ao vivo aos âncoras da rádio Band News FM na manhã do dia 2 de abril de 2020. Suleiman criticou abertamente a utilização de máscaras caseiras de pano para proteção contra a covid-19.

No dia seguinte, no mesmo horário, o médico Jean Gorinchteyn, futuro secretário de Estado da Saúde de São Paulo, falava aos mesmos apresentadores uma versão contrária, incentivando o uso da máscara. Naquele dia, pela primeira vez, a OMS passou a assumir publicamente que, embora não fosse a solução ideal, cobrir a boca e o nariz era uma boa estratégia no controle da nova doença.

Suleiman e Gorinchteyn eram porta-vozes do hospital, respeitados e pautavam-se pela ciência. Conviviam, no entanto, com as incertezas sobre a covid-19 que rondavam a própria ciência, especialmente naquele momento. Quando confrontado no ar sobre a fala do colega no dia anterior, Gorinchteyn não o criticou, mas teve que explicar um pouco sobre novos estudos e reviravoltas nos conceitos que estavam acontecendo justamente naqueles dias.

Já como secretário, Gorinchteyn revelou que chegou a rever reportagens e entrevistas antigas com medo de ter falado "alguma bobagem", especialmente no início da pandemia. "Tudo mudava. O que você falasse hoje podia não valer mais amanhã", lembra o infectologista.

As discussões em torno do tema começaram porque havia uma corrida pelas máscaras profissionais (cirúrgicas e N-95) no mercado e era necessário sensibilizar a população para que não as comprasse naquele momento. Elas estavam em falta e deveriam ser priorizadas aos profissionais de saúde.

A primeira alternativa pensada para resolver o problema era o uso das máscaras de pano caseiras para a população em geral. Os estudos mais recentes da época, no entanto, tinham em torno de dez anos e mostravam que talvez o item, na sua versão doméstica, não protegesse contra os aerossóis, partículas minúsculas que podiam ficar suspensas no ar e infectar pessoas com a covid-19 após um espirro ou tosse de alguém com a doença.

Logo, novos estudos seriam feitos em série mostrando, no entanto, que apesar de não ser de alta a proteção, as máscaras de pano não deixavam de ser uma barreira contra o novo coronavírus, especialmente para aqueles que estavam infectados, sem sintomas e que poderiam transmitir a doença.

Na época, segundo Gorinchteyn, havia sido publicado um artigo científico mostrando que o uso de máscaras caseiras no Leste Europeu havia diminuído a circulação do vírus. O artigo foi muito criticado por médicos, mas foi levado a sério pela OMS.

A médica Rosana Richtmann explica que a partir disso aconteceu o que ela chama de "alfabetização sanitária", ou seja, um processo de ensino sobre a importância dessa barreira para um público que variava de crianças pequenas até idosos.

Rosana lembra que as primeiras máscaras caseiras tinham camadas muito finas de tecido e que o próprio Centers for Disease Control and Prevention (CDC), uma das maiores referências de saúde no mundo, chegou a fazer uma publicação ensinando a criar máscaras a partir de camisetas de algodão, que praticamente não protegiam contra a nova doença. Somente em junho de 2020, houve uma recomendação da OMS para que as máscaras tivessem três camadas de tecido.

"Quantas e quantas vezes eu cruzava com pessoas de máscara nos aeroportos [antes da pandemia] e pensava 'ai que coisa ridícula'. E hoje a gente entendeu que eles tinham razão no sentido de se proteger de possíveis vírus que ninguém conhece", diz a médica.

A médica infectologista Umbeliana Barbosa lembra que no começo não havia certezas sobre as formas de transmissão, embora fosse certo que a propagação da doença se dava de forma muito rápida. Em março de 2020, nem as organizações internacionais de saúde, nem o Ministério da Saúde sequer recomendavam o uso da máscara ainda.

"Num primeiro momento, acreditava-se que a transmissão era somente por gotícula e que pacientes assintomáticos não transmitiam a doença. Havia muita confusão e muitas dúvidas", afirma a infectologista.

A médica Rozânia Sobreira, do setor de Medicina do Trabalho, lembra que o setor deu início, na época, a uma discussão interna e levou aos gestores a preocupação dos profissionais com a questão que era crescente. Na recepção, registro e agendamento, as divisórias de vidro foram ampliadas e microfones foram instalados para facilitar a comunicação com os pacientes.

A empresa terceirizada responsável pela vigilância do hospital, no entanto, passou a fornecer máscaras N-95 e *faceshields* para os seguranças, que passaram a usar os EPIs como itens obrigatórios, mesmo sem estarem na linha de frente.

O uso de EPIs entre os profissionais da vigilância trouxe insegurança aos profissionais dos outros setores administrativos que tinham contato com os pacientes que chegavam ao hospital. Os profissionais passaram a questionar por que eles também não recebiam EPIs. Todos já tinham passado por treinamentos, mas o medo da doença trazia dúvidas e insegurança.

A Comissão de Infecção Hospitalar teve que explicar repetidas vezes, até em reuniões no auditório, que cientificamente ainda não havia comprovação da necessidade de uso contínuo de máscara, tampouco de *faceshield* para os profissionais que não estivessem na linha de frente de fato.

Somente em abril, e após estudos científicos, a OMS concluiu que havia eficácia no uso de máscaras, ainda que caseiras, para a prevenção à covid-19, e o item de segurança passou a ser adotado em todos os ambientes do hospital.

Crônicas
de uma pandemia

❧ ESTAMPAS DE ROCK'N'ROLL

No meu WhatsApp, chegou uma mensagem, em tom de alívio, do médico infectologista Luiz Carlos Pereira Júnior, diretor do hospital desde 2013. Era uma quinta-feira, 2 de abril de 2020.

O alívio era porque eu havia aceitado um convite para voltar ao hospital por dois meses durante a pandemia, para atender a imprensa (sim, achávamos que duraria dois meses apenas!).

Eu já havia trabalhado na instituição (entre 2014 e 2018), era experiente e da sua absoluta confiança para administrar, da forma mais segura e ética possível, a avalanche de pedidos de imprensa que chegaria à instituição. Seria algo a menos para a direção se preocupar em meio aos vários desafios que surgiriam todos os dias dali em diante.

Não estávamos em uma época qualquer, vivíamos o início de uma das maiores pandemias da história da humanidade. Também não se tratava de qualquer cidade e de um hospital qualquer. Estar na linha de frente do combate às epidemias é algo levado tão a sério pela maioria dos profissionais da instituição que está devidamente descrito na missão institucional da unidade.

São Paulo parecia uma cidade fantasma na manhã seguinte, em 2 de abril de 2020. As aulas estavam suspensas nas escolas, as ruas, vazias. O Aeroporto de Congonhas parecia dormir. Havia 12 dias que academias e shoppings também tinham fechado as portas. As determinações do Estado se embasavam nas recomendações do Centro de Contingência, o grupo com 21 médicos que se debruçaria sobre as estatísticas e ajudaria a pensar estratégias para barrar o crescimento descontrolado do número de casos.

Saí cedo de casa rumo ao *front*. Até a véspera, trabalhando remotamente para o Instituto Butantan, nem máscara eu tinha direito. Foi justamente por aqueles dias que os médicos haviam começado a defender, timidamente ainda, o uso das máscaras caseiras. Controverso, o assunto ainda estava longe de ser uma unanimidade. Na dúvida, achei melhor usar.

Até então, no máximo, eu havia improvisado uma bandana amarrada no rosto para ir ao supermercado dias antes. Quando o assunto "Emílio Ribas" surge na agenda, decido encomendar minhas primeiras máscaras caseiras. Na véspera, à noite, fui buscá-las na casa da dona Cida, uma vizinha costureira, que me ajudou fazendo várias máscaras a toque de caixa. Ela, preocupada se uma das estampas de rock'n'roll tinha agradado. Eu, preocupada com espessura dos tecidos para trabalhar num ambiente de risco.

Sem trânsito, naquela São Paulo irreconhecível, levei apenas 20 minutos entre a porta da minha casa e a do hospital. Naquele horário, normalmente, eu levaria pelo menos o dobro do tempo. No caminho, já na avenida Doutor Arnaldo, fiquei levemente ansiosa. Não fazia ideia de como estaria o hospital. Sabia dos primeiros casos de covid-19 devido a um vídeo postado nas redes pela médica paliativista Taciana Oliveira, que alertava às pessoas para realmente ficarem em casa.

Quando embiquei o carro para entrar no estacionamento, fiquei apreensiva ao olhar para a equipe de vigilância. Todos estavam usando máscaras N-95 e protetores faciais (*faceshields*), enquanto eu só tinha a minha modesta "máscara rock'n'roll". Minha sensação foi de estar entrando numa usina nuclear. Por um segundo, confesso que tive vontade de dar ré. Puro mal-entendido.

Subi as escadas do casarão antigo, a Casa Rosada, sede administrativa do hospital. Logo vivi a emoção de reencontrar meus antigos colegas de trabalho, profissionais administrativos, secretárias de longa data, médicos conhecidos do grande público devido às entrevistas nas TVs.

Enquanto pelo lado de fora dos muros a cidade praticamente se silenciava, lá dentro, a rotina seguia mais agitada do que nunca. Todos andando, imprimindo papéis, dados sobre leitos, pesquisando informações sobre pacientes, discutindo casos, enquanto rapidamente tomavam de pé um cafezinho.

Ao contrário da portaria, ali, naquela pequena "Meca da Infectologia" ninguém usava máscara. A verdade é que cheguei no momento mais controverso da discussão sobre esse item de segurança.

Os próprios médicos ali me explicaram que a empresa de segurança, que era terceirizada, havia decidido "exagerar" no zelo, comprando e distribuindo, por conta própria, os itens de segurança, embora naquele momento o hospital exigisse e fornecesse máscaras N-95 e *faceshields* exclusivamente para os profissionais de saúde da linha de frente. Não havia qualquer evidência sobre a eficácia das máscaras de pano. Usá-las, portanto, não faria diferença.

Com alguma eventual exceção, o corpo clínico é absolutamente reto com as condutas, baseia-se de forma muito objetiva e racional apenas em evidências científicas. O problema era o intervalo de tempo entre o que estavam vivenciando na prática e o que a ciência precisava esclarecer.

Naquele momento existia um grande temor, no Brasil e no mundo, de que pudessem faltar EPIs para os profissionais que atendiam covid dentro dos consultórios e nos leitos. Poderíamos também, talvez, ter um excesso de zelo e usarmos as máscaras N-95, mas era uma questão ética e humanitária abrir mão desses itens naquele momento e deixá-los para quem estava mais exposto, lidando cara a cara com a doença.

Convencida com aquelas explicações todas, foi uma questão de minutos até que eu mesma parasse de usar a máscara caseira da dona Cida, que talvez não prestasse para nada.

Logo estaria sendo convidada pelo diretor Luiz Carlos para visitar o prédio hospitalar, onde estavam os pacientes de covid-19. Ele queria mostrar como a instituição corria para se reorganizar e abrir mais leitos.

Sem máscara, ele, eu e todos profissionais que não eram da linha de frente circulávamos sem qualquer proteção pelas enfermarias e UTIs covid e "não covid". Aquele seria o último dia em que foi possível andar "de cara limpa" pelo hospital. Assim que a OMS recomendou o uso das máscaras, baseada em evidências científicas, elas passaram a ser item obrigatório em toda a instituição. O reforço dos estoques foi acelerado com muitos esforços.

Nas áreas administrativas, era possível usar máscaras caseiras. No prédio hospitalar, as máscaras profissionais se tornaram imprescindíveis. A N-95 tornou-se obrigatória nas áreas de alto risco como UTIs, áreas de diagnóstico, necrotério e pronto-socorro.

Passei seis meses frequentando diariamente as UTIs covid do hospital para acompanhar jornalistas, cumprindo à risca o protocolo que eu mesma ajudaria a criar para a imprensa. Minha contaminação aconteceu somente um ano e três meses depois, em julho de 2021. Ironicamente, enquanto tomava um simples café em uma padaria com dois colegas farmacêuticos. Um deles estava infectado e não sabia.

✵ OS "CHICLETINHOS"

Quando Michele chega em casa, o filho Cadu, de 7 anos, e a filha Lívia, de 4, costumam abraçá-la e dizer que a amam. Agora, no começo da pandemia de covid, Michele chega, retira a roupa, corre para o banho. Há um silêncio pelos cômodos. Já não há mais abraços, carinho. Seus dois "chicletinhos" fazem falta.

Ela é fisioterapeuta da linha de frente. O marido, Sérgio, é enfermeiro. Ambos estão na linha de frente da covid-19. Enquanto as escolas suspendem as aulas, muitos pais adotam o trabalho remoto. Michele e o marido não podem ficar em casa. Os pacientes precisam deles.

Antes de pedir ajuda, os dois avaliam o que fazer com as crianças. Os riscos estão em cada lar, em cada família. A mãe de Michele já cuida dos seus avós, na faixa de 90 anos. A sogra tem mais de 60 anos e sobrepeso.

O casal opta por abrir mão temporariamente do convívio com os filhos e deixá-los com a mãe de Sérgio. Michele lê sobre a evolução assintomática da doença nos pequenos. Seu temor é pelos mais velhos da família. Tem medo de que as crianças acabem levando o vírus dos pais para a avó. A decisão de ficar sem ver os filhos é sensata. Mas quanto sofrimento sente essa mãe.

O casal se isola de toda a família. Michele não vê os dois irmãos que moram perto. Não vê primos, nem tios. Sente saudade do café da manhã às sextas, dos almoços de domingo, das viagens com toda a família.

Ela e o marido chegam a discutir o que fazer caso algum deles fique doente. Talvez tenha que ser intubado. Talvez possa ir a óbito. Como tocar tudo? "Foi muito difícil para a gente?", lembra a fisioterapeuta.

A ausência dos filhos é o que mais a fragiliza. São dois meses inteiros sem vê-los: maio e junho de 2020. As crianças também sentem a ausência dos pais. Nas duas primeiras semanas, o clima na casa da avó é de férias, com direito a bolo todo dia. Logo, as várias videochamadas feitas ao longo do dia já não são o suficiente. O mais velho passa a ficar irritado com coisas pequenas. As crianças querem chamar a atenção, criam motivos para atrair os pais.

Michele tenta se concentrar no trabalho para se fortalecer. Busca psicoterapia, iniciada com os psicólogos do próprio hospital e depois de serviços externos. Experimenta o suporte dos próprios colegas de trabalho. Todos

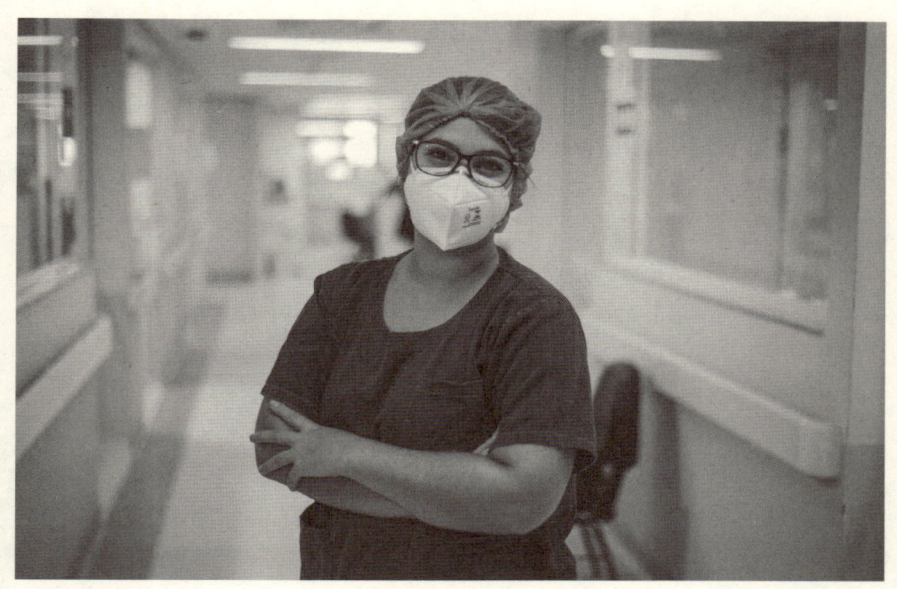

A fisioterapeuta da linha de frente Michele Bispo Serralheiro Dias passou dois meses sem ver os filhos de 4 e 7 anos.

também são profissionais de saúde da linha de frente. Ela os chama carinhosamente de "família Emílio Ribas".

Certo dia, enquanto caminha pela UTI, Michele é parada num dos corredores. Uma médica mais atenta quebra o protocolo e lhe oferece um abraço. A fisioterapeuta, que agora evita até falar dos filhos, se desconstrói e chora acolhida nos braços da colega.

Em julho de 2020, quando os números começam a ter uma queda (a primeira onda de covid só teria fim em outubro), a fisioterapeuta e o marido já não aguentam a distância dos filhos. Decidem criar um "esquema" de trabalho para poder trazê-los de volta.

Ambos conversam com suas chefias para se revezarem em plantões em sequência para poder acumular folgas. Trabalham dez dias seguidos para ficar uma semana inteira em casa, tomando conta dos filhos. Enquanto um trabalha, o outro fica.

Apesar de todo o malabarismo, Michele ainda conta com a ajuda da sogra. O cuidado e a preocupação em não levar o vírus continuam. Agora, já com mais abundância dos testes de covid, o casal se automonitora, passa a fazer o incômodo exame com frequência.

As crianças, por sua vez, são orientadas sobre os cuidados. Aprendem que o uso da máscara é para a proteção delas, mas também das avós e de todos. Os pais falam sobre coletividade. As crianças entendem. Melhor que os adultos, talvez. Quando saem, põem a máscara antes mesmo do calçado, conta a mãe, orgulhosa.

SOBRE LUVAS, AVENTAIS E ÁLCOOL EM GEL

CONSUMO 400% MAIOR

O chefe do setor de suprimentos, Cesar Agustinho da Silva, 57, é o responsável pelo monitoramento do almoxarifado do hospital e pelos pedidos de compra de itens. Segundo ele, desde o início da pandemia, houve um aumento de 400% no consumo de EPIs e de álcool em gel na unidade.

Ele lembra que a projeção feita pelo diretor Luiz Carlos Pereira Júnior, logo no início da pandemia, acabou se confirmando na prática nos meses seguintes. Mas como ele chegou a essa conclusão?

Segundo o médico, assim que os protocolos foram definidos, era possível calcular o número de EPIs que cada profissional usaria em seu turno de trabalho. "A gente fazia planejamento de insumos de acordo com a necessidade estimada. Quando o consumo começou a aumentar de fato, 'corremos atrás' para mantermos os estoques", disse o diretor.

Pereira Júnior afirma ainda que a estimativa pôde ser feita porque os protocolos internos sinalizavam, por exemplo, quantas vezes os profissionais de saúde teriam que entrar no leito em 24 horas e quantas trocas cada profissional precisaria de avental, de máscara, *faceshield*, luvas. A partir disso, ele também estimou a capacidade máxima de leitos que o hospital poderia chegar a ter durante a pandemia, mesmo com uma reforma em andamento.

Nas reuniões, foi identificada a necessidade de ampliar a área do almoxarifado, que passou de um subsolo do prédio hospitalar para dois, tornando-se uma verdadeira área de *backup* de insumos, o que exigiu adaptações estruturais rápidas nesses espaços.

A partir disso, todos os pedidos de insumos de trabalho eram repassados ao setor de compras do hospital, que fazia uma estimativa de preços e criava um edital para a compra do produto. Como se trata de dinheiro público, os trâmites são mais burocráticos. A compra é sempre feita por pregão, por ata de registro de preço ou, no caso da pandemia, por meio da modalidade de compras emergenciais, que dispensam o processo de licitação em busca do menor preço.

Após o empenho, etapa em que o poder público reserva o dinheiro a ser pago pelo produto, os fornecedores tinham até 90 dias para fazerem as entregas. "Durante toda a pandemia, fazíamos muita compra emergencial porque a gente não vencia", lembra Cesar. O fato de os fornecedores receberem à vista nos hospitais particulares agilizava as compras na rede particular se comparadas às do SUS.

Mas mesmo simplificando o processo de compras, a aquisição de EPIs não foi tão simples. Os fornecedores alegavam falta de matéria-prima para a produção. Os preços saltaram, as entregas eram feitas "a conta-gotas". Era comum acontecerem atrasos.

Segundo Cesar, uma caixa de luvas de látex, por exemplo, que costumava custar R$13 antes da pandemia, passou a custar entre R$60 e R$100. As máscaras N-95 custavam R$ 1,39 a unidade antes da pandemia. Durante a crise de saúde pública, chegaram a ser vendidas com preços que variavam de R$60 a R$100. Numa das compras de máscara N-95, bem no início da pandemia, o fornecedor chegou a desistir da venda alegando que não teria como manter o preço acordado, teria que reajustá-lo.

Cesar se lembra de uma sexta-feira em que ficou até às 23h aguardando por um carregamento de aventais impermeáveis. O caminhão vinha do Paraná e atrasou por muitas horas além da previsão da entrega, que era para o período da manhã.

Após o empenho, os fornecedores tinham no máximo 10 dias para efetuarem as entregas. Com a escassez de matéria-prima, no entanto, o produto era sempre entregue com atraso e por etapas. No caso dos aventais, o hospital havia empenhado o valor de pagamento referente a 200 mil unidades, mas naquela sexta, mesmo com o prazo de 10 dias já esgotado, a instituição receberia apenas 40 mil.

Quando o caminhão de entrega chegou ao hospital por volta das 22h30, Cesar e seu colega Paulo saíram distribuindo às pressas o material pelos setores. "Nossa, graças a Deus", diziam alguns profissionais a eles.

Sem o item, os profissionais já estavam começando a usar aventais de tecido que não os protegeria de forma tão eficiente, segundo as normas da Comissão de Controle de Infecção Hospitalar.

Cesar Agustinho da Silva, chefe do setor de Suprimentos do Emílio Ribas, conta que fez horas extras e contato com outros hospitais para poder manter o estoque de itens de proteção, como luvas e aventais. O consumo aumentou 400%.

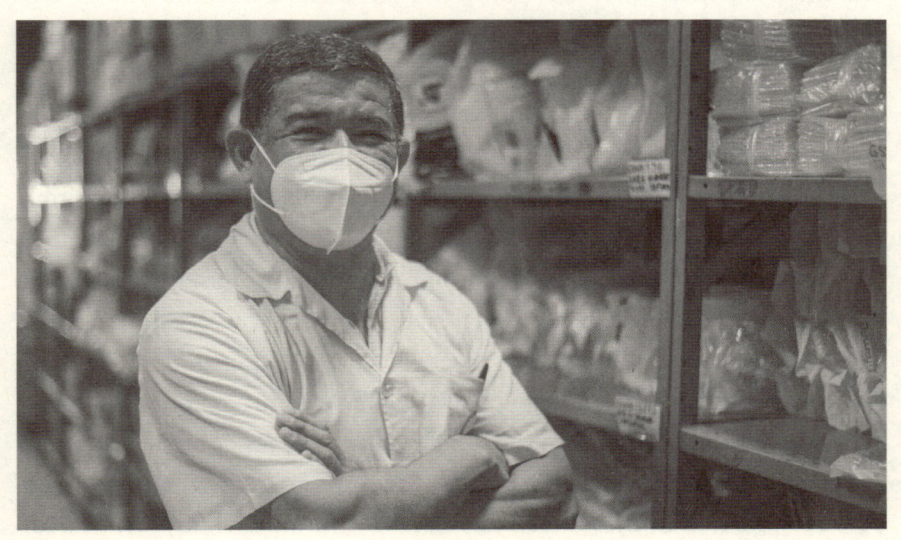

As remessas "a conta-gotas" também traziam um estresse constante para as equipes de suprimentos e compras. Uma entrega de 6 mil aventais, por exemplo, duraria no máximo dois dias aproximadamente. "A gente tinha dinheiro para comprar, e não tínhamos o material, principalmente os EPIs. Em nenhum momento foi erro do hospital porque a gente tinha o dinheiro e o planejamento sempre", disse Cesar.

A REDE DE APOIO ENTRE HOSPITAIS DO SUS

No Emílio Ribas, nunca houve falta de itens de segurança, mas os profissionais tiveram que conviver com o fantasma da incerteza. Segundo Andrea Zumbini, diretora dos Serviços de Apoio do hospital, área à qual estão ligados os setores responsáveis pelo abastecimento de materiais, houve muita dificuldade e os hospitais do SUS tiveram que se ajudar. Houve uma intensa comunicação, por telefone e WhatsApp, entre as instituições para trocas e empréstimos de materiais. "A gente viveu num desespero. Não faltou aqui, mas faltou no mercado. Até o mercado conseguir se abastecer foi difícil", diz Andrea.

Esbarrando em tantas dificuldades, os setores de suprimentos dos hospitais públicos costumam se ajudar. Um empresta para o outro emergencialmente materiais para evitarem o desabastecimento. O empréstimo é reposto assim que a mercadoria chega. A rede de apoio entre os hospitais é antiga, mas ganhou força durante a pandemia.

Segundo Cesar, o hospital chegou a ajudar com materiais outras unidades da administração direta do Estado, como os hospitais de Guaianazes, Heliópolis, Vila Penteado, Vila Nova Cachoeirinha, Complexo do Mandaqui e até o de Casa Branca, no interior de São Paulo.

Em contrapartida, outros hospitais também socorreram o Emílio Ribas. Numa das situações, o hospital estava prestes a ficar sem luvas e o final de semana estava se aproximando, o que deixava as equipes ainda mais ansiosas. Até a quarta-feira, Cesar já havia acionado todos os contatos de hospitais parceiros, mas ninguém tinha o item para emprestar naquela ocasião.

Na quinta-feira pela manhã, o funcionário estava pensando em acionar um dos últimos hospitais com quem ainda não havia falado quando o telejornal *Bom dia SP*, da TV Globo, exibiu uma reportagem mostrando que aquela unidade havia suspendido o atendimento justamente por falta de EPIs.

Preocupado, Cesar foi para o hospital e resolveu fazer uma última tentativa com o Instituto da Criança do Hospital das Clínicas. O colega do outro hospital, chamado Wilson, perguntou se o Emílio Ribas estava utilizando luvas de vinil também. Já desesperado, Cesar disse que sim e ficou no aguardo de uma posição. Ele precisava de 5 mil luvas para que as equipes pudessem fechar o final de semana sem problemas. Se Wilson não conseguisse, Cesar já não tinha mais nenhum hospital a quem recorrer enquanto sua compra não chegasse.

Algumas horas depois, ele recebeu uma ligação. Era Wilson, dizendo que o Instituto da Criança iria doar 240 mil luvas de vinil, nitrila e látex. Isso porque o instituto havia acabado de definir que, por questões técnicas, passaria a utilizar luvas de outros materiais.

"Passei muitas noites acordado pensando em como é que eu ia fazer para colocar material no hospital no outro dia", afirma Cesar, que trabalha no hospital há 27 anos, e extrapolou o horário de saída, às 17h, várias vezes, chegando a trabalhar aos finais de semana para garantir o abastecimento da instituição durante a pandemia.

Ainda segundo Cesar, com tantos detalhes desconhecidos sobre a doença e tantos profissionais novos na casa, diversas reuniões foram feitas para alinhar as regras para o uso de EPIs de forma a não acontecer desperdícios. As intermediações foram feitas sempre pela equipe de enfermagem do hospital, que avaliava o que tecnicamente era necessário e o que podia ser considerado exagero.

Segundo o médico endoscopista Richard Calanca, a maior preocupação dos profissionais de saúde no início da pandemia foi justamente em torno dos itens de segurança. Segundo ele, antes dos treinamentos, havia muitas dúvidas sobre usar ou não *faceshield*, sobre o avental correto a ser usado, mas as principais questões levantadas giravam em torno da possível falta de materiais. "Isso deixou a gente muito angustiado porque as notícias que tínhamos na época eram sobre a Itália, que estava em maior visibilidade", disse Calanca.

Crônicas de uma pandemia

❦ O ABRAÇO

Desde que a pandemia começa, Cesar tem a consciência da sua enorme responsabilidade: manter o hospital abastecido com medicamentos e materiais de trabalho. Sua equipe e ele precisam garantir, por exemplo, que haja equipamentos de proteção individual, como máscaras e luvas, para todo o time da linha de frente de combate à covid-19.

Durante a pandemia, quase tudo dentro do hospital já não é mais um simples trabalho e ganha contornos de missão, com toda a responsabilidade e humanidade que isso exige. No mercado, começam a faltar materiais. Os preços dos itens disparam. Comprar, muitas vezes, torna-se uma saga. Embora não use jaleco branco, nem dê entrevistas, o discreto trabalho dele nos bastidores também salva vidas.

O supervisor do almoxarifado mora em Diadema, na Grande São Paulo. Usa dois ônibus e uma linha de metrô. Leva uma hora e meia para ir e uma hora e meia para voltar todos os dias, enquanto boa parte da população permanece em casa para ajudar a controlar a pandemia.

Embora compartilhe o mesmo terreno com familiares que vivem em outras duas casas, ele consegue se isolar. Por ser funcionário de um hospital de referência para a covid-19, teme levar o vírus para casa. Decide, então, adotar uma rotina rígida que inclui o hospital como o único destino de suas saídas.

No mês de abril de 2020, quando a pandemia chega ao seu primeiro pico no Brasil, Cesar passa por uma dolorosa e repentina perda em família, que nada tinha a ver com a covid-19. Seu pai, já idoso, sofre um AVC e não resiste.

A pandemia, no entanto, castiga as famílias de várias maneiras. Enquanto seu pai está internado num hospital, sua mãe, dona Benedita, 84, sequer pode ir visitá-lo. A perda inesperada do marido e a ausência do rito de despedida a deixam depressiva. Abalada, dona Benedita mal consegue comer.

Entristecida, a mãe idosa, certo dia, chega e se aproxima para abraçar Cesar. Ele, testemunhando de perto os horrores da covid-19 dentro do hospital, é firme e não cede ao carinho da mãe. Teme estar infectado sem saber e evita colocá-la em risco.

Como qualquer funcionário do hospital, ele também carrega um rótulo com indicação de perigo para a covid-19. A grande ironia é que o mundo se esquece de que o vírus Sars-CoV-2 pode estar em qualquer um de nós. Não são apenas os funcionários de um hospital que podem estar infectados.

Cerca de 20 dias após a morte de seu pai, o profissional vê a mãe também adoecer. A tristeza profunda de dona Benedita, de certa forma, maquia os sintomas. Ela não está bem de saúde. Quando os filhos percebem, "correm" com a mãe para um hospital do ABC. Os exames mostram um comprometimento sério nos pulmões. A notícia surpreende a família e a causa passa a ser investigada.

Dona Benedita não resiste. O diagnóstico entregue à família logo após sua morte é de covid-19, notícia que deixa todos perplexos.

Mesmo fragilizado pela morte da mãe, Cesar encontra forças para tomar providências práticas. Leva a família toda para fazer testes no pronto-socorro do hospital onde trabalha. Cerca de 80% dos familiares estão com a doença, embora estejam sem sintomas.

Cesar é dos poucos da família que não está infectado. Justo ele que trabalha ajudando a salvar vidas num hospital de covid. Justo ele que recusou o abraço da mãe para protegê-la.

UM RECORTE SOBRE O IMPACTO AMBIENTAL DA COVID

MENOS RECICLAGEM, MAIS RESÍDUOS INFECTANTES

Fora a emissão de gases e o alto consumo de energia, água, combustível, comida, medicamentos, produtos de limpeza e oxigênio nas unidades hospitalares, a emergência de saúde da pandemia acabou aumentando também o impacto ambiental de instituições como o Emílio Ribas, em relação aos resíduos produzidos.

O projeto de reciclagem de resíduos administrativos do instituto estava em plena expansão, mas precisou ficar suspenso durante um ano e quatro meses, de abril de 2020 a agosto de 2021.

Com isso, o aumento da produção de resíduo comum pela instituição no período foi de 247%. O tema foi o foco do projeto de pós-graduação de Regiane Martins Oliveira Sousa, que também é a presidente da Comissão de Resíduos do hospital.

Sem poder contar com a reciclagem dos materiais administrativos, o hospital acabou gerando maior impacto ambiental, produzindo mais resíduo comum e contribuindo para o estrangulamento dos aterros sanitários. Quanto mais resíduo comum despejado, mais curta é a vida útil de um aterro sanitário, o que implica a abertura de outros aterros.

Segundo Regiane, alguns hospitais e cooperativas ainda não haviam retomado suas ações em março de 2022. A renda dos cooperados da reciclagem, que já era baixa antes da pandemia, girava em torno de R$1.200, caiu pela metade, de acordo com ela.

O hospital retomou as ações no segundo semestre de 2021 porque tem pressa de voltar a buscar suas metas de redução no impacto ambiental causado nos aterros. O projeto é positivo porque gera renda para a população socialmente vulnerável e ainda representa economia, já que é necessário pagar pela destinação do resíduo comum.

"Foi de cortar o coração porque todo mundo que se importa com o meio ambiente sabia que deveríamos estar fazendo o movimento contrário, ampliando a reciclagem. E a pandemia nos obrigou a desacelerar nossas ações", lamenta Regiane.

Como houve ampliação de leitos e o consumo de itens de segurança descartáveis foi inevitável, o aumento do resíduo infectante já era esperado. A alta foi de 232%. Esse tipo de resíduo é destinado à incineração e inclui itens médicos como algodão, gaze, agulhas, seringas e os equipamentos de proteção individual (caso das máscaras, *faceshields*, aventais descartáveis, luvas e óculos).

O projeto da reciclagem de resíduos sólidos faz parte de uma iniciativa da instituição para se tornar um hospital sustentável. Em 2015, a instituição recebeu a certificação internacional francesa Aqua-HQE, da Fundação Vanzolini, pelo projeto de reforma e ampliação que agora está em andamento, com várias soluções de sustentabilidade, como utilização de vidros reflexivos para a redução de calor nas fachadas, utilização de produtos reciclados no preenchimento das divisórias *drywall*, criação de sistema hidráulico que permite o aproveitamento de água da chuva em bacias e mictórios e previsão da implantação de um bicicletário, dentre outras coisas.

Crônicas
de uma Pandemia

❧ ILESA

No sexto ano da faculdade de Medicina em Mogi das Cruzes, a médica Zarifa Khoury dá plantões com a equipe do médico Adib Jatene no Hospital do Coração, em São Paulo, e sonha ser cardiologista. O diretor do Emílio Ribas na época, Paulo Augusto Airosa Galvão, é seu professor e convoca os alunos para cursarem o internato no hospital de infectologia. É 1982.

A infectologista Zarifa Khoury, que atendeu um dos primeiros casos de aids do Brasil, quando era residente, e atuou na pandemia de covid-19 na linha de frente das enfermarias.

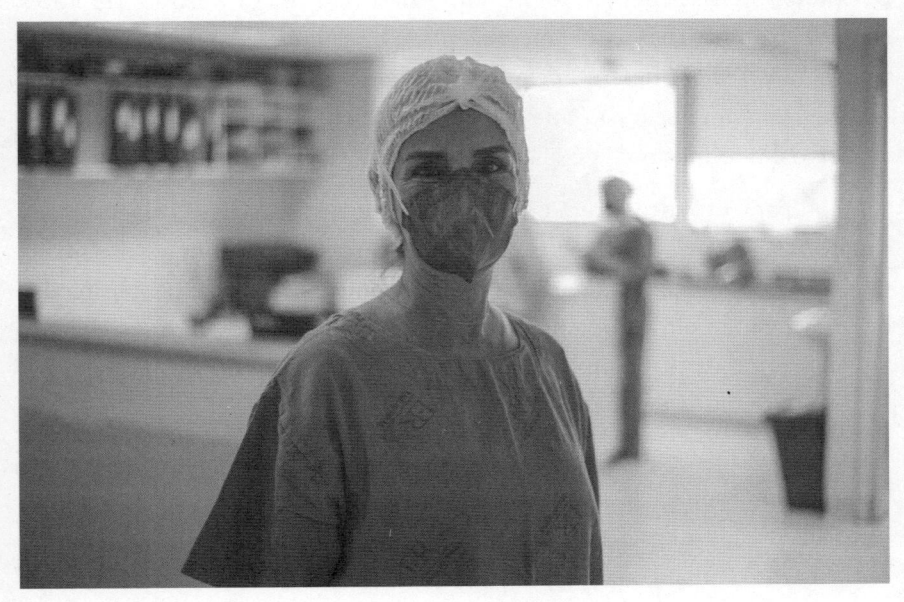

O primeiro contato dela com o hospital é carregado de preconceitos. "Ele nos serviu café em xícaras de porcelana na Casa Rosada [até hoje a sede administrativa do Emílio Ribas]. Eu disse a ele que não iria tomar café num hospital de 'doenças infecciosas'", relembra a médica aos risos hoje.

A contragosto, a estudante logo começa um estágio. As enfermarias são grandes. Metade dos pacientes era de meningite e a outra metade de malária e febre tifoide.

Com o dia a dia, Zarifa se "apaixona" pelos pacientes e, por consequência, pela especialidade de Infectologia. Em pouco tempo, ela está decidida a mudar a especialidade. As equipes da cardiologia chegam a ligar, mas não conseguem trazer de volta a futura médica infectologista.

No primeiro ano de residência no Emílio Ribas, ainda no início dos anos 1980, Zarifa atua no sexto andar das enfermarias, quando chega ao hospital um paciente com complicações pulmonares e manchas na perna e têmpora. É um cabeleireiro que havia acabado de retornar dos EUA. Com suspeita de febre tifoide, mas sem um diagnóstico fechado, o paciente evolui mal. Logo é transferido para a UTI.

Zarifa acompanha o paciente. Em poucos meses, quando entra no segundo ano de residência, a médica é designada para equipe da UTI. Orientados por professores experientes, ela e o também jovem colega Ricardo Minkoves acompanham o paciente. Na mesma época, o primeiro caso de aids, já identificado nos EUA, é descrito pelos médicos após ser estudado. Zarifa e os colegas desconfiam que o paciente da UTI tenha sarcoma de Kaposi, um câncer agressivo em tecidos moles e que está associado à aids.

Equipamentos de proteção individual como luvas, aventais impermeáveis e máscaras são usados opcionalmente. Não há preocupação com possíveis contaminações. Também ainda não existem as Comissões de Infecção Hospitalar que atuam hoje obrigatoriamente nos hospitais brasileiros. Profissionais de saúde estão expostos o tempo todo às doenças infecciosas, mesmo num hospital de referência. "Era outra época", lembra Zarifa.

Quando o paciente com suspeita de sarcoma de Kaposi vai a óbito, o patologista do hospital chama Zarifa e seu colega Ricardo. Mesmo sem luvas, ele segura os órgãos do paciente. "Zarifa, Ricardo, isso é um sarcoma de Kaposi. Esse paciente tem aids", diz o patologista.

Sem conhecer as formas de infecção, Zarifa e os colegas vivem fazendo testes de HIV. A janela imunológica, tempo em que o vírus ainda não aparece nos exames, é de um ano, por isso muitos médicos passavam a maior parte do tempo acreditando que pudessem ter se infectado. Por sorte, ninguém da equipe de Zarifa adquiriu HIV. "Quem trabalha aqui, trabalha porque gosta daqui. Não é pelo dinheiro", diz a médica.

Quase 40 anos após o surgimento da aids, quando a covid-19 assola o mundo, Zarifa segue sendo médica das enfermarias do Emílio Ribas. Com seus passos rápidos e firmes num salto alto, ela já passa dos 60, mas se voluntaria para atuar na área covid. Torna-se supervisora da equipe, o que implica montar protocolos, entrar nos leitos para ver os pacientes e trabalhar com os residentes. "Em nenhum momento pensei em desistir", diz a médica.

Em maio, um dos filhos de Zarifa adoece. O jovem de 26 anos é engenheiro e mora no Guarujá, na Baixada Santista, mas eles haviam tido contato. O exame RT-PCR do filho confirma a covid-19. Uma tomografia revela 25% do pulmão comprometido. Sentindo uma leve dor de garganta, Zarifa vai ao pronto-socorro do hospital e pede para fazer o exame de covid. Ela se afasta por sete dias até que o resultado saia.

Sem o diagnóstico, decide cuidar do filho doente. Usa máscara o tempo todo. Quando o resultado sai, vem o alívio. Zarifa, que passou ilesa pelo HIV nos anos 1980, também se desvia da covid-19.

As emoções da pandemia são sempre intensas. Os dias passam. Em casa, o filho piora. A saturação cai. Tensa, a médica volta a trabalhar. A preocupação fica estampada em seus olhos. Os colegas se preocupam com ela e o filho. O limite é tênue entre interná-lo ou não.

Por pouco, seu filho se recupera sem precisar de internação. Ela pode voltar inteira para seus pacientes. É mais uma linha de frente. Mais uma pandemia.

APRENDENDO
SOBRE A COVID-19

AS VÁRIAS FACES DA COVID

Em um hospital, o protocolo assistencial funciona como um manual de instruções e traz para a equipe a confiança sobre o que fazer, como e quando. É uma forma de padronizar o atendimento ou a assistência ao paciente, como se diz na linguagem médica. No caso da covid, a atualização dos protocolos teve que ser constante. A doença desconhecida fazia centenas de vítimas diariamente.

O Emílio Ribas é reconhecido por ser quase sempre um pioneiro na produção de protocolos para doenças infecciosas, que muitas vezes acabam compartilhados e customizados por outros hospitais pelo Brasil, conforme seus próprios perfis e necessidades.

O médico Nilton Cavalcante afirma que sua equipe, por exemplo, costumava se debruçar sobre os documentos da Anvisa, da OMS e do CDC.

Em uma das UTIs covid, o supervisor Jaques Sztajnbok afirma que experiências anteriores com doenças que tinham sintomas em comum com a covid-19 podiam dar dicas sobre como lidar com os pacientes na pandemia.

Por exemplo, em 2018, o hospital foi referência para a epidemia de febre amarela, doença que prejudica o funcionamento dos rins. Anos antes, em 2009, a unidade tinha sido referência para a gripe H1N1, que causava, além de problemas respiratórios, insuficiência renal.

Já a leptospirose, doença causada por água empoçada misturada a urina de ratos infectados, é velha conhecida da equipe de UTI no hospital e acometeu vários pacientes durante um surto em 1999. É uma doença que causa comprometimento respiratório grave e progressivo quando evolui mal.

Nem todo o conhecimento se aplicava à covid, mas essa bagagem acabou dando um pouco mais de tranquilidade aos profissionais da linha de frente. "Parece que todos os enfrentamentos de todas as situações anteriores serviram, de certa forma, para nos preparar para este momento. Somando as experiências, a gente não estava completamente despreparado, mas foi um grande desafio", explica o Sztajnbok.

Ter um protocolo não significava saber "o caminho das pedras", ainda mais no caso da covid-19. Conforme as semanas se passavam, cada protocolo passou por diversas atualizações. Sem tempo, não foram raras as vezes em que os profissionais do hospital contaram sobre ficar acordados até tarde da noite ou começarem o dia ainda de madrugada para poderem ler artigos novos.

A coordenadora da Comissão de Óbito do hospital, a médica infectologista Fátima Maria Venâncio Porfírio, explica que embora os conhecimentos de infectologia fossem um diferencial muito importante, o que mais pesou no dia a dia da pandemia de covid foram a formação e a experiência em terapia intensiva.

"É lógico que quanto mais você sabe sobre as especificidades da doença, melhor, mas isso ninguém sabia. Todo mundo aprendeu junto", explica a infectologista.

A médica Umbeliana Barbosa lembra que as equipes de saúde tinham dificuldade para ventilar os pacientes com complicações e que entravam em insuficiência respiratória. Para ela, era assustador o fato de não haver uma medicação específica para tratar a doença.

Durante o surto de gripe H1N1 (2009), o antiviral oseltamivir foi amplamente usado, por exemplo. Não salvou todos os pacientes, mas era uma medicação indicada e que funcionava para o vírus, segundo a médica.

Foram muitas idas e vindas para a ciência. Bem no início da pandemia, estudos publicados em revistas científicas como *New England*, *Nature* e *The Lancet* não recomendavam o uso de medicamentos da classe dos corticoides e indicavam que a intubação fosse feita precocemente, sem tentativas com procedimentos de ventilação não invasiva. No começo, havia um clima de medo e insegurança. "Estávamos ávidos por tudo o que saía de publicação sobre covid-19. Todo mundo compartilhava artigos pelo WhatsApp e as publicações começaram a ser muito mais rápidas e de fácil acesso", lembra Umbeliana.

Ela explica que muitos médicos que não eram nem pneumologistas nem infectologistas ou de especialidades afins começaram a estudar muito a doença. "Todo mundo queria estudar porque era uma doença desconhecida para todos", explica a infectologista.

Uma das questões que mais surpreenderam a comunidade médica foi a descoberta de que a covid-19 não era apenas respiratória, mas que se tratava de uma doença multissistêmica, ou seja, capaz de afetar vários sistemas do organismo.

De acordo com Fátima, o pulmão é o órgão mais acometido pela covid-19, mas a doença traz manifestações para todos os órgãos. Os sistemas neurológico e gastrointestinal, a pele e até a hemodinâmica do corpo podem passar por alterações em decorrência da covid. As alterações renais, comuns aos pacientes, exigiram reforços no Serviço de Hemodiálise do hospital.

O diretor Luiz Carlos Pereira Júnior lembra que, no início da pandemia de HIV/aids, a evolução dos casos tinha um ritmo mais lento se comparado ao da pandemia de covid-19, porém o fato de se conhecer pouco sobre a nova doença em 2020 guardou semelhanças com o que o hospital havia vivenciado nos anos 1980 e 1990.

"Com o novo coronavírus, nós vimos casos evoluindo com muita rapidez, de pessoas próximas, parentes de amigos. Tudo nesse contexto em que você tem uma pandemia com um vírus novo e em que não conhecíamos todos os detalhes da sua evolução. Isso, sem dúvida, trouxe um desafio, principalmente para as equipes de saúde", disse Luiz.

A médica Zarifa Khoury considera a covid-19 uma doença acima de tudo "traiçoeira". "Começamos a pandemia achando que era uma doença respiratória, depois a gente foi vendo que é um vírus que também acometia o miocárdio, o sistema circulatório, que levava minicoágulos ao pulmão, que causava alterações cerebrais, no sistema nervoso central e no sistema nervoso periférico", explica Zarifa.

Normalmente, com outras doenças, após uma semana de sintomas, o prognóstico melhora e o paciente inicia um processo de recuperação. Nesse sentido, a covid-19 surpreendeu as equipes de saúde no início da pandemia, porque os quadros podiam apresentar uma repentina piora significativa a partir do décimo dia de diagnóstico.

Com o tempo, a experiência dentro dos hospitais começou a mostrar que era comum desenvolver uma pneumonia a partir da segunda semana com a doença, por exemplo.

Médicos do mundo toda ainda estudam também por que algumas pessoas passam ilesas à doença e outras não. As comorbidades aumentam potencialmente os riscos, mas não explicam tudo.

Para o infectologista André Baptista, a fase inicial da pandemia foi a mais difícil, devido ao desconhecimento sobre a doença. Ele avalia que muitas vezes os profissionais de saúde não tinham o que fazer pelo paciente. Com o tempo, André afirma ter aprendido, por exemplo, a observar os sinais que indicavam que o desfecho não ia ser bom, como uma febre alta, que durava três dias, seguidos de uma queda brusca na pressão arterial.

"Não tínhamos o que fazer e o paciente evoluía para óbito. Tentávamos confortá-lo ao máximo porque éramos as últimas pessoas que esse paciente ia ver. Tentávamos sempre estimular a fé e a esperança", explica André.

O médico infectologista Guilherme Anjos lembra que, inicialmente, as informações sobre a doença vinham com base em estudos em andamento na China e na Itália, os primeiros epicentros da doença. "Estávamos aprendendo sobre a doença. Não parava de chegar mensagens no WhatsApp com atualizações sendo trocadas entre os colegas.

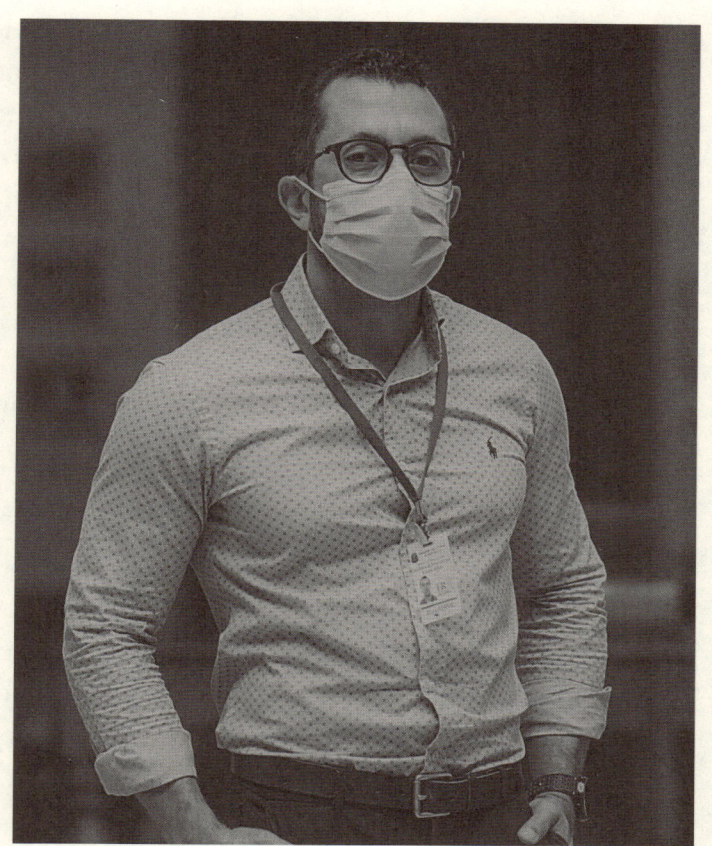

Guilherme Anjos, médico infectologista do ambulatório, que foi para a linha de frente e atuou no pronto-socorro do Emílio Ribas. Ele chegou a duvidar de um aparelho oxímetro no começo da pandemia, tamanha a queda na oxigenação que os pacientes sofriam.

Mesmo assim, seis meses depois ainda não conhecíamos nenhuma medicação sequer que fosse eficaz", disse o médico.

Guilherme se lembra do primeiro paciente grave de covid que atendeu bem no início da pandemia, no final de março. Era um homem de 60 anos. Quando questionou o que o paciente estava sentindo, ele respondeu que não conseguia respirar. Guilherme chegou a achar que poderia haver algum exagero do paciente na queixa, mas se assustou quando viu a saturação. O nível de oxigenação adequado para o ser humano é de, no mínimo, 95%, mas o paciente tinha níveis que giravam em torno de 84%. Num primeiro momento, o médico chegou a duvidar até mesmo do oxímetro, o aparelho que mede a oxigenação.

Na época, impressionado com a baixa saturação, ele chegou a comentar sobre o assunto com uma colega enfermeira que também estava na triagem. "Somente aí, eu pude perceber a gravidade da doença. O paciente acabou indo direto para a UTI na ocasião", relembra Guilherme.

De acordo com a infectologista Rosana Richtmann, as pessoas cobravam dos médicos respostas que muitas vezes eles não tinham. "Vocês não se decidem. Como vai ficar? Qual é o tratamento?", lembra Rosana.

O secretário de Estado da Saúde de São Paulo, Jean Gorinchteyn, ainda se lembra do primeiro paciente de covid-19 que viu no Emílio Ribas. O paciente acabou precisando de intubação e ficou 11 dias na UTI, com um desfecho de óbito. "Aquilo foi muito chocante porque o que nós pudemos fazer por ele? A gente não sabia o que fazer. A gente usava antibiótico. Não tínhamos uma estratégia de ação. Não tínhamos informação", diz Gorinchteyn.

Ele conta que um dos aprendizados mais importantes foi o de não adotar a intubação precocemente. O pulmão do paciente de covid se comporta de forma diferente do pulmão de um paciente de *influenza*, por exemplo. No caso da gripe, o pulmão é mais mole, se expande melhor e, portanto, responde melhor à intubação. O pulmão do paciente de covid fica duro.

Com essa nova informação, os hospitais iriam aderir ao cateter de alto fluxo de oxigênio e a intubação passaria a ser o último recurso, segundo Gorinchteyn. O infectologista conta que o temor dos médicos estava sempre relacionado à forma como o paciente evoluiria. Muitos contavam durante as consultas que estavam no quinto ou sétimo dia da doença e perguntavam se tinham que se preocupar.

TOMOGRAFIAS E OUTROS EXAMES

Nesse contexto, o médico José Angelo Lauletta Lindoso, diretor de Apoio Diagnóstico e Terapêutico do hospital, também ressalta a importância do trabalho no parque de diagnóstico, fundamental para que pudessem ser feitas as intervenções mais adequadas nos pacientes ao longo da pandemia, apesar de todo o desconhecimento inicial.

O infectologista relata que houve um empenho dos profissionais do hospital para que os resultados dos exames laboratoriais saíssem em tempo hábil e explica ainda que alguns tipos novos de exames foram incorporados durante a pandemia, como o uso de procalcitonina para checar se o paciente tinha ou não infecção causada por bactérias, além da covid-19. Com o diagnóstico mais preciso nesse caso, era possível para evitar o uso desnecessário de antibióticos.

O parque de diagnósticos do hospital tem 70 funcionários e é composto por seis laboratórios: de Bioquímica, Imunologia, Hematologia, Parasitologia, Bacteriologia e Biologia Molecular. As unidades fazem diagnósticos de doenças infecciosas com materiais coletados dos pacientes como sangue e secreções respiratórias, dentre outros.

O médico fala ainda sobre a importância do setor de diagnóstico por imagem, que também faz parte do parque. Em junho de 2020, o setor ganhou um tomógrafo a mais (ficou com dois aparelhos), o que possibilitou dobrar a capacidade e realizar esse tipo de exame com mais presteza, 24 horas por dia. "O esforço e os itens adicionais permitiram que a gente contribuísse junto ao corpo clínico para uma redução na mortalidade em decorrência da covid. O diagnóstico preciso é fundamental para que a conduta médica seja a mais adequada e eficiente", explica o médico.

Segundo a médica Tania Cibele de Almeida Michailowsky, responsável pelo setor, as tomografias por imagem foram o tipo de exame mais solicitado para auxílio diagnóstico durante a pandemia. Ao todo, foram realizadas 12.178 tomografias no hospital até fevereiro de 2022. "Esse trabalho foi fundamental para o diagnóstico e avaliação da extensão do comprometimento pulmonar pela pneumonia causada pelo covid-19", avalia a médica.

COAGULAÇÃO

Assim que saíram os primeiros artigos chineses alertando para a coagulação que a covid-19 causava e o seu potencial para trombose, por exemplo, a informação foi incorporada ao protocolo e o hospital passou a adotar o uso de anticoagulantes.

Em agosto de 2020, somente aos seis meses de pandemia, os protocolos estavam mais aperfeiçoados de fato. Pacientes que perderam a vida na UTI em março teriam muito mais chances de sobreviver se chegassem ao hospital seis meses depois, em setembro. Era o que os médicos chamavam de "curva de aprendizado".

"A gente entendeu que a covid-19 não era uma doença que causava pneumonia apenas. É uma doença sistêmica, que acomete vários órgãos, que interfere no nosso sistema de coagulação pela resposta inflamatória, que é muito intensa", explica a médica Umbeliana Barbosa.

Segundo ela, antes da pandemia, as equipes médicas conseguiam ventilar, ou seja, recuperar a oxigenação dos pacientes com pneumonias bacterianas e até fúngicas (as mais graves) por meio da intubação e utilizando os recursos tecnológicos dos equipamentos de ventilação.

No caso da covid-19, os pacientes com insuficiência respiratória evoluíam rapidamente para casos com uma complicação chamada fibrose pulmonar, quando os pulmões ficam com cicatrizes que prejudicam seu funcionamento. Com o tempo, as equipes entenderam também que a coagulação causada pela covid-19 e disseminada pelos vasos sanguíneos comprometia vários órgãos, dentre os quais o próprio pulmão, causando a chamada embolia pulmonar, quando o sistema circulatório pulmonar fica cheio de coágulos.

As primeiras necropsias na Itália ajudaram os médicos a entenderem esses fenômenos. No Brasil, uma equipe de patologia da USP, comandada pelo professor Paulo Saldiva, se deparou com as mesmas constatações. As equipes tinham que passar e entrar com o uso de anticoagulantes rapidamente.

Mas dentro de um hospital, com pacientes entre a vida e a morte, as coisas são muito mais complexas do que se pode imaginar. Assim como qualquer medicação, os anticoagulantes também trazem impactos ao paciente, o que exige atenção, decisões rápidas e muita técnica por parte das equipes de saúde.

Fátima Maria Venâncio Porfírio, da Comissão de Óbitos, explica que o paciente de covid-19 precisa do uso de drogas vasoativas para obter melhora em sua pressão arterial. "Isso tudo é uma grande bola de neve, pois os procedimentos têm repercussões", afirma a infectologista.

No dia 16 de setembro de 2020, durante uma gravação com a equipe da cineasta Petra Costa na UTI, conhecemos a família de um paciente de Americana. A mãe, a irmã e o filho contaram que ele era caminhoneiro, que estava trabalhando normalmente durante a pandemia e que se recusava a usar máscara. Internado agora na UTI, aos olhos de um leigo, ele parecia estar numa situação muito melhor do que a dos demais pacientes: lúcido, sentado e conversando.

O endoscopista Richard Calanca que viu a demanda de exames para o sistema digestivo aumentar devido às medicações usadas nos pacientes.

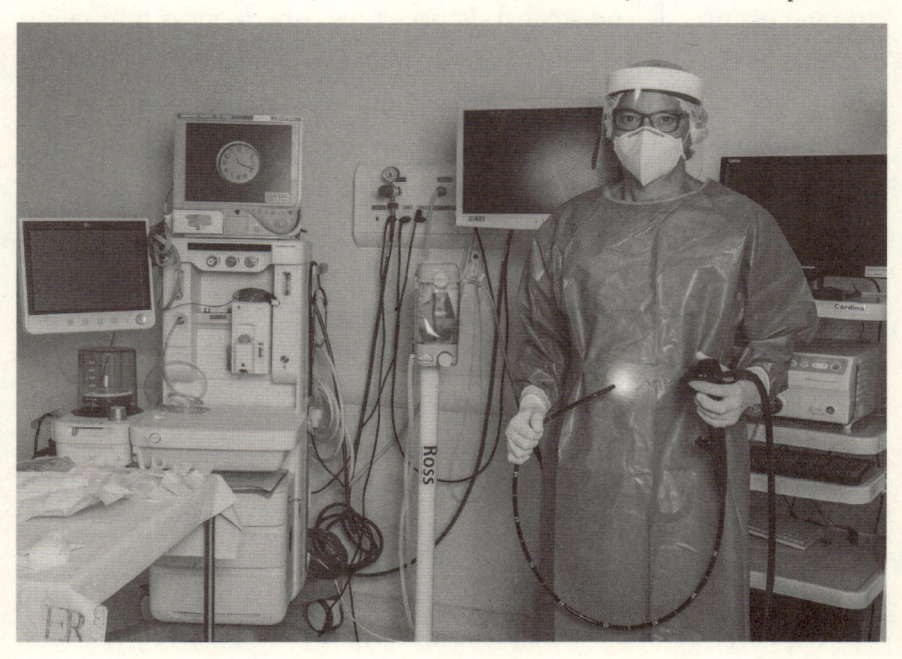

O médico Jaques Sztajnbok, então, nos surpreendeu, explicando que, ao contrário do que parecia, naquele momento, aquele era o paciente mais grave na sua UTI. Como ele tinha tendência à trombose, a equipe o havia medicado com anticoagulantes. Porém, segundo o intensivista, as medicações tinham causado uma hemorragia interna que não estava cessando e que deixava tensa toda a equipe médica. "Quem vê cara não vê coagulação", explicou Sztajnbok com um trocadilho.

Com o uso de anticoagulantes e outros medicamentos, muitos pacientes apresentavam outras complicações, como problemas gástricos. "A gente não sabia no começo se era da própria covid-19, pelo fato de o vírus se instalar em algumas partes do sistema digestivo. Mas depois constatamos que era pelo uso medicamentoso. Grandes doses de omeprazol ou o uso de anticoagulantes podiam causar úlceras ou lesões sangrantes", lembra o médico endoscopista Richard Calanca. Geralmente, os pacientes com complicações no sistema digestivo eram os que estavam internados em estado grave nas UTIs.

O setor de endoscopia funciona 24 horas, mantém equipes com 5 médicos e 12 profissionais de enfermagem. O setor é especializado em fazer exames de endoscopia de pacientes com doenças infecciosas graves que são do próprio hospital, mas também de outras unidades de saúde. Como são casos mais complexos, que exigem cuidado maior, inclusive com a paramentação, os exames costumam demorar o dobro do tempo de uma endoscopia comum. Ao todo, o setor faz cerca de 200 exames por mês.

No caso da covid-19, a endoscopia tinha um papel mais de diagnóstico do que terapêutico, afirma o médico. Segundo ele, não havia muito o que fazer senão avisar à equipe médica da UTI para que analisasse como ajustar a terapia para que o paciente pudesse parar de sangrar.

INFLAMAÇÃO

Após seis meses, o protocolo já podia prever a partir de quando e por quanto tempo os médicos deveriam prescrever corticoides, por exemplo. Os corticoides são remédios sintéticos, feitos em laboratório, que "imitam", em forma mais potencializada, o cortisol, hormônio produzido pelas glândulas suprarrenais, e que têm ação de combate às inflamações, uma das complicações mais comuns da covid-19.

O uso dessa droga é bem conhecido nos casos de transplantes, por exemplo, quando é necessário reduzir a possibilidade de rejeição do organismo ao novo órgão.

Também foi somente após seis meses de pandemia que o protocolo já podia prever, por exemplo, que o uso de um dos corticoides, a dexametasona, deveria durar 10 dias no máximo. Essa medicação impede que as células liberem resposta alérgica e imunológica, o que é essencial para controlar uma inflamação em excesso.

A dexametasona já era velha conhecida dos médicos no tratamento de alguns tumores e doenças autoimunes. Como no caso de outros corticoides, o aspecto negativo relacionado ao uso da dexametasona é que ela baixa as defesas naturais do organismo e expõe o paciente a infecções e viroses. Sem as defesas, essas doenças podem se potencializar num paciente em tratamento.

A infectologista Fátima Porfírio explica que os corticoides chegaram a fazer parte da lista de indicações do chamado "kit covid", que só elencava medicações sem eficácia comprovada cientificamente.

Mas, com o tempo, houve a publicação de trabalhos científicos sérios comprovando que o uso desse tipo de medicação, combinado com oxigenoterapia não invasiva, poderia evitar a intubação, desde que algumas regras fossem rigorosamente respeitadas na prescrição.

"O corticoide na hora errada piora a inflamação e o estado geral do paciente. A doença [covid-19] pode tomar conta do organismo de um jeito mais forte", afirma a médica.

De acordo com ela, a compreensão sobre o uso dos corticoides, bem como de outros procedimentos, só aconteceria no segundo semestre de 2020, bem no meio da primeira onda da pandemia de covid-19, que se encerraria em outubro. Somente com o passar dos meses foi possível estabelecer critérios mais refinados.

Em maio de 2021, a Índia, uma das campeãs de casos de covid-19 na época, passou por um surto de mucormicose, conhecido como fungo negro. A doença ataca as cavidades do rosto e os pulmões e tem letalidade de 50%. Cerca de 9 mil pacientes indianos de covid-19 desenvolveram essa complicação, causada por um fungo e que causa necroses e amputações.

Uma das suspeitas sobre os motivos do aparecimento dessa doença recaiu sobre o uso indiscriminado de anti-inflamatórios, inclusive de corticoides, que faziam com que a imunidade fosse reduzida. Felizmente, apesar de ter acendido um alerta, o Brasil registrou só um caso em Manaus e investigou um caso suspeito em São Paulo.

DE BRUÇOS

A assistência ventilatória para pacientes críticos passou a ter uma nova estratégia com o passar dos meses. Inicialmente, a intubação precoce era preconizada pela OMS, mas logo se descobriu que era importante utilizar outras técnicas antes, como era o caso da pronação, por exemplo.

A prona é uma modalidade terapêutica de estágio final, ou seja, quando as equipes estão fazendo as últimas tentativas. Por ser indicado para pacientes muito graves, o procedimento raramente é feito em local que não seja a unidade de terapia intensiva.

Para quem é leigo, *grosso modo*, a pronação é quando o paciente é colocado de bruços numa tentativa de melhorar sua condição respiratória e de ganhar tempo antes de optar pela intubação. O processo de intubação é considerado pela medicina a medida mais drástica.

Apesar de parecer uma novidade para a maior parte do público (leigo), a pronação já é uma manobra conhecida dos profissionais de UTI muito antes do surgimento da covid-19.

Quando o paciente é virado de barriga para baixo, a quantidade de tecido pulmonar para fazer o processo respiratório aumenta, o que pode promover uma melhora significativa na oxigenação.

Para compreender melhor, basta entendermos que o pulmão não é um órgão simétrico, ou seja, ele não tem lados iguais. Sua parte posterior, na região das costas (dorso), é maior do que a parte anterior na região do abdômen, próximo ao osso externo.

A técnica foi altamente recomendada pela OMS em março de 2020 para todos os pacientes de covid-19 que sofressem de desconforto respiratório agudo. O procedimento tornou-se tão importante que, pela primeira vez, o Hospital Johns Hopkins, considerado o número 1 dos EUA, criou uma equipe dedicada à pronação.

Apesar de o hospital não ter uma equipe específica para isso, o Emílio Ribas ganhou reforços no time de fisioterapeutas, o que permitiu a adoção da manobra com bastante frequência.

Para a fisioterapeuta Bruna Arcam da Silva, embora não fosse o melhor contexto, a pandemia trouxe uma oportunidade única para que os fisioterapeutas pudessem mostrar o importante papel que desempenham. "A própria equipe multiprofissional muitas vezes não conhecia muito bem as atribuições da fisioterapia", disse Bruna.

A chefe da equipe de reabilitação, a fisioterapeuta Graziela Ultramari Domingues, explica que a técnica é usada para pacientes com síndrome do desconforto respiratório agudo grave, o que foi muito comum durante a pandemia de covid. Ela afirma que o procedimento não é simples, exige de três a seis profissionais de uma equipe altamente treinada.

"Para virar o paciente, tem de ter cuidado com a intubação, com os cateteres, com as sondas, ficar atento com a estabilidade hemodinâmica do paciente. Quando você o vira de barriga para baixo, você precisa mudar a forma como é feita essa monitorização, os eletrodos são colocados nas costas", diz Graziela.

O paciente ficava entre 16 e 20 horas nessa posição. Quando o procedimento chega ao fim, a equipe precisa ser mobilizada novamente. Os fisioterapeutas ajudam a equipe médica a monitorar os índices de oxigenação, os parâmetros ventilatórios e a alternar o corpo, os braços e o rosto para evitar lesões.

O médico Daniel Prestes conta que, antes da pandemia, poucos profissionais tinham experiência com prona. O procedimento raramente era usado e chegou a ser proibido por algumas equipes do pronto-socorro porque o risco superava o benefício.

A infectologista Fátima Porfírio conta que a prona era uma exceção dentro das UTIs e se tornou rotina durante a pandemia de covid. O procedimento contribuiu para a fadiga física dos profissionais, especialmente no virar e desvirar dos pacientes mais pesados.

A médica ressalta ainda que o procedimento exigia capacitação e um olhar treinado para poder trabalhar medidas preventivas. A prona podia, por exemplo, provocar lesões no rosto do paciente, devido ao atrito da face com a cama.

Segundo Prestes, a prona é muito arriscada quando feita por profissionais que não estão devidamente capacitados. Há risco de extubação, de úlcera, de lesão por pressão na face e de perda do acesso venoso, tanto no virar quanto no desvirar.

Vários treinamentos de prona foram realizados com as equipes das UTIs. A técnica envolve conhecimentos sobre os cuidados, sobre como fazer a ventilação e medicar o paciente pronado.

Em 2021, o intensivista Jaques Sztajnbok, em conjunto com a sua equipe e a de outros hospitais internacionais, publicou um artigo científico falando da importância dessa técnica e sobre as experiências positivas no hospital.

*Crônicas
de uma pandemia*

❧ MENSAGEM DE ANIVERSÁRIO

*Débora (nome fictício) é mãe de uma família numerosa de filhos já adultos. Enquanto a família aguarda por notícias em casa, na zona Leste de São Paulo, a paciente chega em estado grave à UTI do hospital. É sedada e intubada.

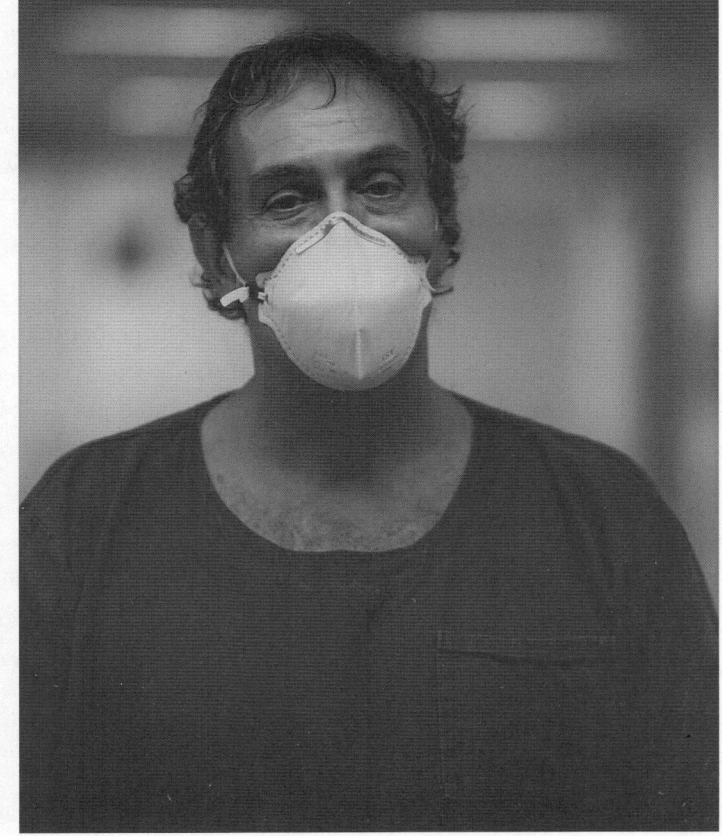

Jaques Sztajnbok, que é supervisor de uma das UTIs do Emílio Ribas e um defensor da prona, manobra que ajudava a respiração dos pacientes graves na tentativa desesperada de evitar a intubação.

É fim de abril de 2020. A equipe médica da UTI se reúne numa tarde. Como sempre, vai "passar a visita" paciente por paciente. O grupo também conta com a participação de alguns profissionais da reabilitação, composta por fisioterapeutas e fonoaudiólogos.

Vestidos em seus privativos azuis – uma espécie de uniforme com camisa e calça de sarja com o logo do hospital – e usando suas máscaras profissionais N-95, os plantonistas se reúnem de pé num círculo que se move pelos corredores. Os profissionais seguram pranchetas. Leem prontuários, fazem anotações. A cena se repete todos os dias durante toda a pandemia.

Cada caso é descrito em detalhes mínimos. Cada médico fala sobre os pacientes pelos quais está diretamente responsável. Todas as condutas adotadas, todas as medicações e as quantidades são compartilhadas com o grupo. Também informam as evoluções e os retrocessos do paciente.

A equipe se desloca até o próximo leito. Débora está lá. Do lado de fora, podem avistá-la. A equipe passa os olhos pelo leito todo através das divisórias de vidro, observa clinicamente cada paciente e analisa os parâmetros médicos.

O prognóstico da paciente é ruim. A equipe avalia que o quadro parece ser irreversível. Débora está prestes a engrossar a lista dos 2.900 mortos que o Brasil contabiliza na época. A intubação e as medicações não trazem os resultados esperados, o óbito parece inevitável. Os níveis de oxigenação da paciente não melhoram.

Jaques ouve o relato atentamente. Decide sugerir uma pronação para a paciente. A equipe demonstra desconforto porque tudo indica que o quadro não tem reversão. Débora é paciente obesa, pesa 135 kg. A equipe de Jaques acha que o procedimento será um sofrimento desnecessário e ineficaz para a paciente, entendem que é hora de diminuir o ritmo dos procedimentos médicos.

O intensivista pensa diferente e insiste. Para ele, a pronação ainda representa uma última chance, uma esperança. Não é uma decisão fácil. Como supervisor, ele tem a palavra final. Para, conversa, pensa, decide, assume o risco e enfrenta o olhar crítico dos colegas. A paciente terá que ser pronada.

Quando termina o plantão, o médico vai para casa. É seu aniversário, dia 28 de abril de 2020. A esposa Fabiane – médica do pronto-socorro na época – e os filhos o esperam "com um bolinho".

No hospital, contrariada e duvidando de algum sucesso, a equipe cumpre a determinação do supervisor. O peso da paciente exige força física da equipe e cuidados redobrados. O corpo precisa ser virado com toda a delicadeza, sem afetar o funcionamento dos equipamentos. Sete profissionais de saúde são acionados para pronar a paciente.

Em casa, à noite, o celular de Jaques vibra. Não é uma mensagem de parabéns pelo aniversário, como as que chegam ao longo do dia. Dessa vez, é uma médica residente quem escreve. O tom é feliz. "Doutor, pronamos a paciente. A relação subiu de 100 para 177."

Na linguagem médica, os parâmetros melhoram. Na linguagem de Jaques, ela alcança a "reta de sobrevivência que a equipe horas antes não consegue vislumbrar". O próprio médico reconhece não há uma solução certeira. Cada caso é um caso. Outros pacientes morreriam, com ou sem pronação.

Débora sai de alta numa gelada noite de junho. A família inteira vem da zona Leste numa perua Kombi. Com cartolinas enfeitadas com lantejoulas, os filhos escrevem frases carinhosas. Todos batem palmas. Uma *Pequena Miss Sunshine*" com sua torcida.

❧ EU VOU PODER DIRIGIR?

"Doutor, eu vou poder dirigir?" A pergunta é da paciente Cláudia Sayuri durante seu primeiro retorno médico no setor de neurologia do hospital. Aos 43 anos, ela não tem doença prévia que possa classificá-la como grupo de risco para as complicações da covid-19.

Em março de 2020, dá entrada no hospital com a doença. Mais de 60 dias depois, vem a alta. Cláudia sairia da instituição 20 kg mais magra e tetraplégica, sem os movimentos do tronco, das pernas e braços. O caso foi um marco para o hospital. É raro o profissional da linha de frente que desconheça sua história.

"Perguntei se eu poderia dirigir porque tenho uma amiga paraplégica. Ela dirige. Se eu ficasse paraplégica, já estaria ótimo. Poderia ter um pouco de liberdade para ir aonde eu quisesse, receber um vento na cara."

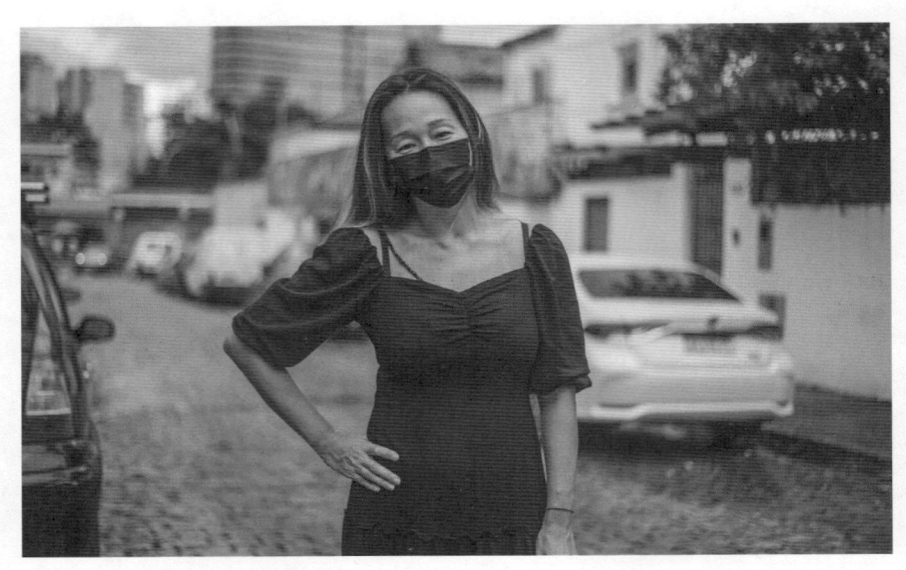

A paciente Cláudia Sayuri, que deixou o
hospital paraplégica após ter tido complicações
neurológicas semelhantes a um AVC.

Cláudia é chef de cozinha e empresária de gastronomia, bem como o marido, Flávio. Juntos, têm alguns restaurantes em São Paulo. No começo de 2020, ela, o marido e o sócio investiam em um novo projeto para expandir seus negócios, abrindo um novo restaurante em Mogi das Cruzes, na Grande São Paulo. Como têm dificuldades para encontrar mão de obra qualificada, os três adotam cargas de trabalho exaustivas. Cláudia viaja todos os dias para Mogi, dorme pouco e se alimenta mal.

Os sintomas de covid-19 chegam à família em março, primeiro pelo marido e o filho, Arthur. O marido tem perda de paladar e olfato e consegue controlar a febre usando uma medicação para amenizar sintomas de gripe. O filho, que já tem rinite e sinusite, tem o nariz entupido, vômitos, diarreias. Todos ficam isolados em casa. Nas ruas, começam a entrar em vigor as medidas de restrição. Comércio e serviços não essenciais têm de fechar as portas.

Cláudia é a última a se infectar em casa. Logo os sintomas também começam a surgir para ela. Diferentemente do marido e do filho, ela passa a sentir falta de ar, mas acha que pode ser pelo estresse da sua nova fase profissional.

Sem plano de saúde naquele momento de transição profissional, a família decide pedir ajuda a um médico amigo. É ele quem faz a primeira consulta de Cláudia num dos hospitais onde atua, na periferia de São Paulo. Ao olhar seu exame de tomografia, ele se assusta. Os pulmões estão com 30% de comprometimento. É uma sexta-feira. Ainda sem muitas certezas, o médico prescreve azitromicina e antitérmicos. Cláudia volta para casa, com a recomendação de buscar atendimento médico novamente se não sentisse melhora em seu quadro de saúde.

No sábado, Cláudia, já medicada, passa o dia no quarto, com a expectativa da melhora que não chega. É só no domingo que ela se dá conta de que tem uma piora. Mal consegue tomar banho sozinha.

A empresária volta, então, ao mesmo hospital onde atua seu amigo médico. Faz nova tomografia e recebe a notícia de que deve ficar internada. Bastante preocupada em ficar longe da família, ela acaba voltando para casa e sendo medicada novamente com azitromicina.

Por conta própria, a empresária também toma bebidas isotônicas numa tentativa quase desesperada de evitar a internação. Não adianta.

As coisas só mudariam quando, por telefone, a irmã de Cláudia, que é fisioterapeuta em outro hospital, dá um ultimato. Quer que a irmã doente procure imediatamente um serviço de saúde para ser internada.

Cláudia cogita ir até um hospital em Mogi para poder ficar perto da mãe. A irmã sinaliza que não dá tempo. A empresária, que mora na Vila Madalena, pensa então em procurar um hospital próximo de sua casa. Lembra-se do Emílio Ribas, por onde costuma passar.

* * *

É segunda, 30 de março, quando Cláudia chega ao pronto-socorro. Mal consegue respirar. Nas mãos, os dois exames de tomografia feitos anteriormente. Seu caso é grave e ela tem de ser internada imediatamente.

Ter o corpo espetado por agulhas é emblemático. Ela, que nunca teve problemas com agulhas, sente a sensibilidade aflorada após a internação. São muitos exames, coletas de sangue das artérias, acessos no pescoço e nas pernas revezados para evitar infecção hospitalar. São constantes as trocas de medicações. Muitas tentativas, poucos resultados.

A equipe discute o caso de Cláudia continuamente. Os médicos vão até ela em média cinco vezes por dia. Todos perguntam a ela sobre problemas de saúde anteriores para tentar entender a evolução grave da doença. A equipe não esconde ficar intrigada quando ela reafirma não ter problemas de saúde.

No quarto dia de internação, os médicos dão a notícia de que ela terá que ser intubada. Cláudia liga para o marido e manda mensagem para a mãe e as irmãs. É a véspera do dia do aniversário de seu filho.

A equipe prepara a paciente para ser levada à UTI. Sonda para urina, cateter, soro nas veias. Do lado de fora do leito, através dos vidros, a equipe se paramenta para entrar. Eles estão com pressa. Depois disso, é só um sono profundo. Mais de duas semanas intubada e inconsciente na UTI.

Depois de 18 dias, a equipe avalia que finalmente pode tirar Cláudia da intubação. Mas a boa-nova não dura muito.

Um evento parecido com um AVC, que até hoje é estudado pelos médicos, faz com que eles precisem novamente intubá-la logo na sequência. Naquele começo de pandemia, mesmo os médicos mais experientes e estudiosos ainda não sabem que o vírus tem capacidade para atacar todo o organismo, "desde o dedão do pé até a cabeça", segundo Cláudia. A paciente se livra da covid-19, mas o vírus provoca microcoágulos que entopem suas veias.

Aqueles primeiros meses com a pandemia de covid-19 são os mais difíceis para os médicos e, principalmente, para os pacientes. Muitos relatariam à Cláudia depois que ela foi uma das poucas sobreviventes entre os que evoluíram para a forma grave na época.

"Ai, Cláudia, se a gente soubesse naquela época, teríamos entrado antes com anticoagulantes", comentaria a doutora Taciana, dos Cuidados Paliativos, meses depois, em tom de profundo lamento. Um pouco mais adiante, os anticoagulantes seriam incluídos nas rotinas dos hospitais.

Após sair novamente da intubação, Cláudia ainda precisa de uma traqueostomia. A equipe precisa esperar por três dias para poder fazer o procedimento. O cérebro está inchado.

Como a doença ainda é muito desconhecida, a equipe médica segue tentando e trocando as prescrições. "Se tivessem nove antibióticos, por exemplo, eles tentavam todos", diz Cláudia.

Mas o uso de tanta medicação acaba sobrecarregando os rins da paciente. Cláudia também tem de enfrentar 12 diálises e 3 transfusões de sangue no tempo em que está internada.

Naquele primeiro mês de pandemia no Brasil, a tão polêmica cloroquina também chega a ser usada em Cláudia. A medicação, que ainda é uma aposta das equipes médicas, rende-lhe três arritmias cardíacas: duas revertidas espontaneamente, uma, com o uso de medicações. Os batimentos chegaram a 200 por minuto.

Depois de mais 48 dias, a paciente recebe alta da UTI e é transferida para os leitos mais simples das enfermarias. Apesar do avanço, Cláudia não acorda. A equipe, então, chama seu marido e sua irmã para conversar. As notícias não são animadoras. Os médicos contam que ela ainda corre risco de ir a óbito e que, ainda que sobreviva, voltará "muito diferente" do que era antes.

Flávio, o marido, fica preocupado sobre como lidar com o filho, Arthur, ainda criança, numa situação dessas. Ele resolve, então, fazer um vídeo da mãe desacordada pensando em mostrar depois para o menino. Ao conversar com um psicólogo, no entanto, Flávio recebe uma orientação contrária. A recomendação é apenas contar a verdade, dizer que a mãe tem um quadro de saúde grave. O vídeo fica guardado em seu celular.

No Dia das Mães de 2020, 10 de maio, profissionais de saúde entram e se aproximam do leito onde está a paciente. Mais uma vez, como fazem há dias, iniciam um diálogo com Cláudia para estimulá-la a acordar. "Oi, Cláudia, como está o seu filho? Você precisa acordar, seu filho deve estar com muita saudade! Como é o nome do seu filho?"

Cláudia, então, consegue entender o que elas falam. Abre os olhos. Vê a pessoa que fala, começa a chorar. Depois olha para a outra pessoa na sala e a reconhece. É a médica Elisa, dos Cuidados Paliativos, que logo comemora: "Ela está consciente!"

Embora esteja na enfermaria, Cláudia passa os últimos dias de internação revezando entre momentos de alucinação e consciência. Tem alucinações de que teria sido trocada de hospital. Também se lembra de uma espécie de "gaveta-elevador" por onde corpos seriam supostamente transportados e para onde ela seria levada ainda viva.

Na reta final, antes da alta, ela ainda tem de tratar mais duas infecções urinárias e lidar com a ansiedade por poder reencontrar o filho.

Numa quarta-feira, dia 3 de junho de 2020, finalmente, Cláudia deixa o hospital. Foram 65 dias entre a chegada ao pronto-socorro e a alta. Sai viva, mas bastante debilitada e com muitas dúvidas sobre suas reais chances de recuperação. Sai ainda sem poder comer alimentos sólidos (foram dois meses de alimentação por sonda), com "pé equino" (condição que limita a flexão do tornozelo), movimentando somente a coluna cervical, com as pernas quase 100% paralisadas, fraca (entrou pesando 60 kg e saiu com 40), cansada.

No trajeto para a casa de sua sogra, o marido chega a parar o carro três vezes, pensa até em levá-la de volta para o hospital. Cláudia não quer. Ela tem pavor da ideia de voltar a ser internada.

* * *

Em casa, numa cadeira de rodas, o encontro com o filho é emocionante. Arthur, orientado pelos avós, sabe da fragilidade da mãe e se aproxima com delicadeza para não machucá-la. Ela, quase imóvel, chama o filho para que a abrace. As lágrimas escorrem pelo rosto, depois de mais de dois meses sem vê-lo.

Cláudia, então, faz sua primeira refeição fora do hospital e em seguida dorme por horas. Qualquer mínimo esforço a deixa cansada. Ela não consegue tomar banho ou escovar os dentes. Tem de usar fraldas. Os braços alcançam no máximo a barriga.

Tantas adversidades na internação e no pós-alta poderiam facilmente deixá-la deprimida, mas Cláudia conta ter optado por não pensar muito. Sua decisão é mergulhar de cabeça na busca pela reabilitação.

Um dos raros momentos em que fica entristecida acontece quando assiste à TV e vê uma mulher de vestido curto e salto alto caminhando. "Eu era assim", Cláudia pensa. Ela teme nunca mais voltar a andar.

"Eu pensava que precisava pelo menos aprender a sentar e depois aprender a levantar o quadril para eu poder trocar minha fralda. No começo, meu marido e minha sogra tinham que me ajudar e eu achava aquilo muito deprimente. Minha prioridade é minha saúde e me concentrei tanto nisso que decidi olhar só para frente."

Na época, ainda no auge da primeira onda da pandemia, as clínicas de reabilitação estão fechadas. A pressa é grande. Quanto mais demorasse, menos chances teria de recuperar seus movimentos. Cláudia tem pressa. Faz contatos. Consegue uma clínica.

Em setembro de 2020, ela consegue finalmente dar os primeiros passos. Primeiro de andador. Depois de bengala.

Em fevereiro de 2021, Cláudia já caminha, agora com muito mais segurança. Ainda sente dores e falta de sensibilidade em algumas partes do lado esquerdo do corpo. Passa a fazer *sudoku*, tricô, caça-palavras. Também lê com frequência. É que a memória, o raciocínio e a concentração também são prejudicados pela covid-19. Cláudia também é orientada a praticar meditação para expandir os neurônios que ficaram.

A empresária agora também toma anticoagulantes após descobrir uma trombose na veia ilíaca. A medicação previne o entupimento das veias, necroses e, por consequência, amputações. Cláudia também toma um coquetel de vitaminas prescritas pelos médicos.

Apesar de toda sua determinação, a empresária também tem períodos de crise e muito choro. Por duas vezes, ela recebe a prescrição de antidepressivos pelos médicos que a acompanham. A letargia que as medicações causam, por vezes, a lembram do período em que esteve internada. Prefere abrir mão, enquanto puder.

Cláudia assiste ao vídeo que o marido gravou quando ela ainda estava internada para mostrar ao filho. Ela conta ter ficado com o que chama de "cor de zumbi", com um "olhar para o nada", "como se fosse um boneco". Para ela, os olhos, os ouvidos e o corpo não tinham conexão com o cérebro naquele momento. É a única vez em que sente dó de si mesma. Quando assiste ao vídeo, tem uma sensação de que a paciente internada não era ela, mas uma outra pessoa. "Aquilo era vegetar, hoje eu sei o que é isso."

Para ajudar na recuperação dos movimentos com as mãos, ela volta a cozinhar croquetes espanholas, enrolar, empanar. Troca os exercícios com massinhas escolares por sua grande paixão: a culinária.

Absolutamente empenhada em sua reabilitação, Cláudia diz ter vontade de voltar ao hospital para visitar os profissionais depois que a pandemia acabar. "Também posso imaginar o que os médicos tiveram que passar comigo. Por terem que usar diversos remédios que nunca davam certo. Por terem uma paciente apresentando coisas que não estavam 'no roteiro'. Não vou falar que é das melhores memórias que eu tenho. Na somatória, foi horrível, mas tenho mais coisas positivas do que negativas. Não tenho do que reclamar. Fiquei com o pezinho para ir embora e não fui, mas quantos outros se foram?", questiona a ex-paciente.

AS INTUBAÇÕES

EVITANDO A INTUBAÇÃO

Segundo o médico Daniel Prestes, durante a pandemia, com o aprendizado em torno da doença e a chegada de novos equipamentos, foi possível incluir outros recursos de ventilação não invasivos na UTI. A equipe tentava utilizar primeiro o cateter nasal de alto fluxo de oxigênio e, depois, a máscara VNI. Somente depois, em último caso, o paciente ia para a intubação.

> **Opções de Ventilação**
>
> - 1ª opção: cateter nasal de alto fluxo de oxigênio (não invasivo)
> - 2ª opção: máscara VNI ou máscara com reservatório (não invasivo)
> - 3ª opção: intubação orotraqueal (invasivo)

A chefe da Reabilitação do Emílio Ribas, Graziela Ultramari Domingues, explica que o cateter era indicado para pacientes que precisassem de 4 a 5 litros no máximo de oxigênio. Já a máscara VNI podia oferecer no máximo de 10 a 15 litros de oxigênio ao paciente. Segundo Graziela, o uso da VNI é sempre angustiante para o profissional de fisioterapia, que fica do lado do paciente. Primeiro porque a equipe nunca sabe como o paciente vai reagir e se ele vai se dar bem com o equipamento.

"A gente explicava para o paciente que seria como um vento forte no rosto, como se estivesse andando de moto, sem capacete, ou de carro em alta velocidade, com a cabeça para fora. Parece simples, mas para um paciente com falta de ar, é muito complicado. Então, a gente brincava que era uma VNI e uma oração", diz a fisioterapeuta.

O segundo aspecto é que os pacientes praticamente imploram para usarem a VNI e não serem intubados. Quando o paciente não apresenta melhoras em um período de duas horas, a equipe já sabe que não há mais alternativas.

O hospital demorou a aprovar o uso da máscara VNI porque ela gera aerossóis. A aprovação só aconteceu depois de alguns meses e, ainda assim, seu uso segue protocolos bem rígidos para não colocar os profissionais de saúde em risco.

A intubação orotraqueal era sempre a última opção. Ela só se tornaria prioritária nos casos em que o paciente chegasse bastante deteriorado e já não fosse possível perder tempo com as duas primeiras medidas porque não iriam dar resultado. Segundo Graziela, desde o momento da intubação, a equipe de fisioterapia já começa a planejar o desmame do paciente, ou seja, a sua saída da intubação.

Os fisioterapeutas ajudam na intubação, no desmame, controlam os parâmetros e fazem exercícios para a melhora da capacidade pulmonar. Quando o paciente fica muito tempo internado, ele perde força muscular em geral, o que interfere até mesmo nos músculos respiratórios. Os pacientes de covid, em média, ficavam intubados por até três semanas.

A fisioterapeuta ainda explica que o índice de mortes entre pacientes intubados era alto não por conta do procedimento, mas devido à gravidade do estado dos pacientes que chegavam a esse estágio.

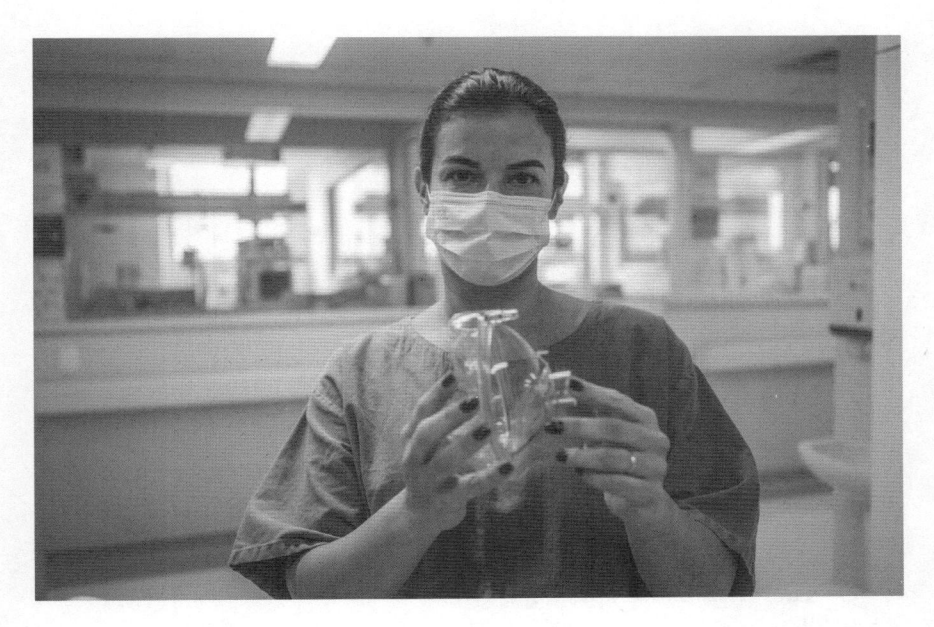

A chefe do Serviço de
Reabilitação, a fisioterapeuta
Graziela Domingues, mostra
uma máscara VNI, última
tentativa das equipes antes de
fazer a intubação.

Crônicas
de uma pandemia

❧ ACHO QUE HOJE VAI SER O DIA

"Acho que hoje vai ser o dia." A frase é repetida diariamente, com tensão, entre os membros da equipe de UTI que trabalha com a fisioterapeuta Bruna Arcam da Silva, 30. Eles discutem o caso de *Marcelo (nome fictício). Com 80% dos pulmões comprometidos, ele está sempre a um passo de ser intubado.

Internado em estado grave, Marcelo ainda tem forças para se preocupar com a filha pequena. A criança está internada em outro hospital. Os médicos suspeitam que ela também tenha covid-19.

O Natal de 2020 se aproxima. Quem se lembra disso?! A preocupação com a filha domina a cabeça do jovem pai. Quando escapa uma preocupação, logo surge outra: sobreviver.

Por enquanto, Marcelo dribla a intubação. O jovem está internado sob ventilação não invasiva, com pressão positiva, a chamada máscara VNI. É uma espécie de máscara de mergulho adaptada.

A equipe também coloca o paciente de barriga para baixo, na posição de prona. O procedimento é repetido uma, duas, três, vezes em um único dia. "Hoje ele está bem desconfortável, será que vai intubar?", pensa agoniada a fisioterapeuta que acompanha todo o processo do paciente. No fundo, a equipe já não acredita que Marcelo passe pela UTI sem ter que ser intubado.

As horas se arrastam. O medo acompanha Marcelo. Ele sabe e a equipe também. Agora é viver um dia de cada vez.

Quando o paciente completa seu 12º dia de internação, inicia-se uma melhora. Marcelo começa a se sentir mais confortável com a respiração. A equipe reduz os níveis de oxigênio. Mas com essa doença cheia de reviravoltas, quem garante que não haverá uma recaída? As dúvidas não cessam. Tudo é tensão. Lidar com covid é lidar com incertezas o tempo todo.

Os dias passam. Marcelo, finalmente, recebe alta da UTI, é transferido para a enfermaria. Agora precisa de muito menos oxigênio. Se tudo der certo, logo deixará o hospital para poder cuidar da filhinha pequena.

A equipe da UTI fica feliz. Bruna, em silêncio, comemora. "Às vezes, as notícias lá fora não são tão animadoras, mas aqui dentro a gente vê que tem casos graves, sim, mas também tem gente que se recupera. Dá pra ter esperança."

❧ A SIRENE

A sirene é mantida ligada. É hora do *rush* e o motorista precisa "abrir" o caminho em meio ao trânsito pesado. É uma segunda-feira do mês de junho de 2020. Dentro da ambulância, Sula, 40, está a caminho da UTI do hospital Emílio Ribas em São Paulo. Vem de uma UPA do município de Cubatão, na região da Baixada Santista.

O disputado leito de UTI em São Paulo é obtido para a transferência ainda no final da manhã, mas é somente muitas horas depois que a família aceita a transferência para um hospital fora da região onde vive.

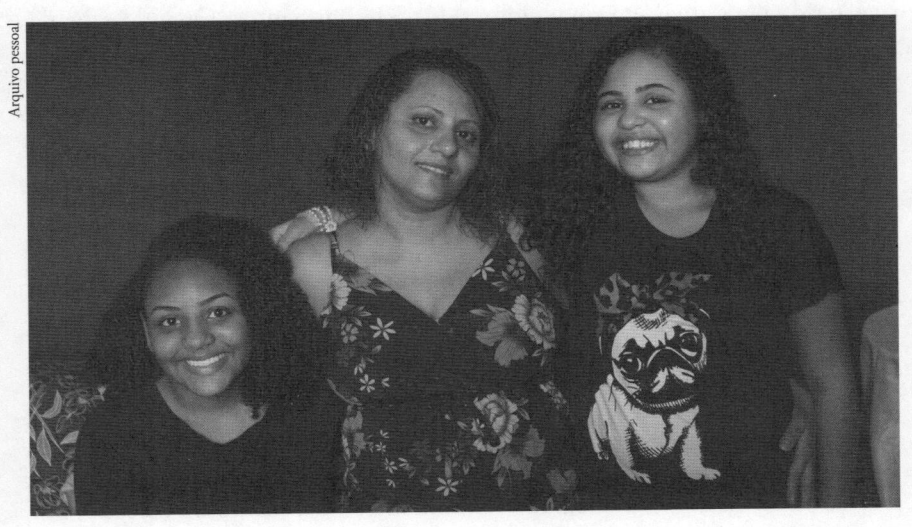

Arquivo pessoal

A paciente Sula, no centro, que chegou a ter que tomar cinco medicações após a internação devido à insônia e ansiedade. Ela tinha medo de dormir durante sua passagem pela UTI do hospital.

Antes, os parentes tentam exaustivamente encontrar uma vaga de UTI na própria Baixada Santista. Eles temem que fossem ficar longe da paciente e sem notícias, por isso relutam em aceitar a ideia da transferência. Atenta ao noticiário, Sula já imagina que não encontrariam facilmente um leito de UTI para ela.

Cerca de 70 km separam São Paulo de Cubatão. Um trajeto rápido para quem se arrisca num bate-volta ao litoral num fim de semana. Uma longa e sofrida viagem para quem está entre a vida e a morte, subindo a serra rumo a uma etapa assustadora do tratamento e que nem sempre é bem-sucedida.

Assim que chega ao hospital, Sula já é esperada pela equipe. Às pressas, é levada pelos corredores do hospital. Ela sequer consegue ficar sentada. Profissionais de saúde têm de segurar seu tronco para que parte da bateria de exames possa ser feita: coleta de sangue, teste de covid, medição dos pulsos, exame de H1N1, tomografia.

Os pulmões estão prejudicados. A equipe põe a paciente pronada, ou seja, de bruços. É uma tentativa antes de adotar a intubação.

Sula é uma profissional da área de limpeza. Funcionária de uma empresa terceirizada, atua em uma escola de Cubatão. Durante a pandemia, o contrato da escola com a prestadora de serviço onde ela trabalha é encerrado e ela acaba transferida para atuar em uma empresa de RH em Santos. Quando sabe da mudança no posto de trabalho, Sula fica tensa: teria que passar a se deslocar de transporte público em um trajeto mais longo, o que implica mais tempo exposta à covid-19.

Ela não tem nenhuma doença crônica. Desde o começo da pandemia, respeita com rigor todas as recomendações sanitárias para proteger sua família. O zelo é multiplicado pela preocupação com a filha Ana Carolina, 10, que sofre de bronquite asmática.

O primeiro dia de trabalho, agora em Santos, é tranquilo. Sula limpa todo o espaço. No segundo dia, ouve conversas. Descobre que um colega havia se infectado.

Com o coração apertado, Sula de imediato reconstitui mentalmente o passo a passo da limpeza que havia feito na mesa de trabalho do colega agora afastado. Tensa com a situação, ela desabafa sobre seu medo. Uma colega tenta tranquilizá-la falando sobre os cuidados que haviam sido tomados.

É a situação de maior exposição de que Sula se recorda naqueles dias, embora também estivesse exposta silenciosamente nos ônibus, na padaria, na farmácia, na hora de comer no refeitório, caminhando pelas ruas ou sentada no ponto de ônibus. É uma questão de dias até que os sintomas apareçam.

* * *

Primeiro surge uma dor no peito que mais lembrava uma distensão muscular. Depois de cinco dias, os sintomas se agravam: dor no corpo, tosse, dificuldade para abrir os olhos, vômito com catarro, insônia. Uma tomografia revela o diagnóstico de covid-19, o que seria confirmado pelo exame RT-PCR.

Na saída rumo a São Paulo, a tia lhe pede desculpas por não ter conseguido um leito perto de casa. Sula faz uma chamada de vídeo para se despedir das filhas. Ela não sabe se conseguirá voltar.

Deitada na maca, enquanto é levada do pronto-socorro para a UTI no hospital, Sula reza. Agora, já na UTI, não dá mais para esperar, a intubação é inevitável. Enquanto a equipe a acomoda no leito, do lado de fora, ela vê pelo vidro o médico que aguarda para entrar e fazer a intubação. Uma médica pergunta à Sula se pode autorizá-lo a entrar. "Só não me deixe dormir mais de três dias", responde ela à médica.

A cama é empurrada de leve, os materiais são abertos, a medicação é dada. Sula "apaga", depois tenta em vão abrir os olhos. Começa a se lembrar das vezes em que ouviu profissionais de saúde incentivando famílias a conversarem com parentes em coma que poderiam estar ouvindo.

Sula tem tanto medo de morrer que decide, então, tentar iniciar uma verdadeira cruzada pessoal para não perder a consciência. Ela tem a sensação de sentir profissionais mexendo em seu corpo, embora muitas vezes não possa identificar sequer em qual parte do corpo mexem.

Após dias de intubação, ela passa por uma traqueostomia. Tem a sensação de sentir o braço amarrado, a equipe mexendo em seu pescoço. A paciente parece ver as portas de vidro do leito se abrindo e fechando. Tem a nítida sensação de ouvir as enfermeiras conversando, pedindo licença para trocarem sua fralda. Tem a impressão de ver o fisioterapeuta, que dá "tchauzinho" e faz sinal de positivo com o polegar. Sente-se como quem percebe o lençol sendo trocado constantemente para que não ficasse molhado pela saliva que escorria, sem qualquer controle, de sua boca.

Apesar de tanto esforço, o sono, os remédios, o tempo longo acamada impedem Sula de se manter acordada. O sono, as medicações, os delírios, as memórias. Tudo é uma coisa só. Sula tem a impressão de ouvir a voz de sua vó perguntando se ela está bem e se desespera por não conseguir responder.

Também se lembra da sensação de ouvir a voz da filha cantando: "Se não der para cantar, não cante. Se não der para orar, não ore. Se não der para andar, se arraste. Só não pare de respirar".

Os dias na UTI passam. Já se completam quatro quando alguém entra no leito e dá a boa-nova à Sula: "Você está livre". Os amargos aparelhos da intubação são removidos de sua boca. A equipe tenta colocá-la de pé. A evolução boa e rápida surpreende até a equipe. Todos dão parabéns.

Ela é transferida para um leito mais simples nas enfermarias. Embora a passagem pela UTI tenha sido mais curta do que a de outros tantos pacientes, Sula é transferida de quarto ainda usando fraldas e uma sonda para alimentação.

A evolução física rápida é proporcional ao surgimento de angústias que passam a perturbá-la. Quando ouve uma ambulância com a sirene ligada chegando ao hospital, Sula chora. Ela também passa a ter medo de sair do hospital e de retomar sua vida. O setor de psicologia do hospital é acionado para lhe dar suporte.

Sula tem alta depois de nove dias de internação. "Pareceram uma eternidade." No caminho de volta para casa, logo se depara com uma ambulância com as sirenes ligadas. Tampa os ouvidos, chora.

No prédio onde mora, em Cubatão, é recebida com balões, música e festa pelas filhas Ana Beatriz, 15, Ana Carolina, 10, pelo marido José e pelo restante da família e vizinhos. Se sente querida, acolhida e vitoriosa.

A paciente não tem sequelas físicas e permanece em isolamento social. Hoje faz acompanhamento psicológico e psiquiátrico. Toma cinco medicações. Está afastada do trabalho para tratar crises de choro, ansiedade e suas dificuldades para conseguir dormir. A covid não lhe poupa de sequelas emocionais.

Para ela e os mais próximos, uma das grandes lições é a de que todos devem se preocupar em demonstrar mais seus sentimentos em relação às pessoas de seu convívio. O irmão Flávio, 40, sempre muito reservado, passa a lhe abraçar forte e dizer o quanto a ama. "Eu tive que praticamente morrer para poder escutar você dizer que me ama", brinca Sula com o irmão.

❧ OS BANHOS

Quando completa um ano depois de sua internação, Antônio recebe uma ligação no celular. É de uma das enfermeiras que cuidou dele no final de 2020, quando esteve internado no Emílio Ribas. Ela liga para saber como ele está. Ele fica emocionado e até chora. Fica feliz com tanta gentileza. Não se esquece do jeito como a equipe o tratou.

Antônio Malaquias da Silva, 57, tem dois trabalhos. Durante o dia é cabeleireiro e à noite, completa a renda como vigilante em um condomínio em Perdizes.

Ele não sabe como se infectou, mas se lembra bem do dia em que começou a sentir sintomas gripais e uma ardência no nariz, quando saía da estação de metrô Santa Cruz. Era um domingo, 30 de outubro, dia do segundo turno das eleições para prefeito em 2020.

O cabeleireiro passa a semana toda em casa e somente depois de oito dias pede para que o filho Evair, 24, o leve até um hospital. Não está se sentindo bem.

Ali começa a peregrinação de Antônio. Ele é levado a um posto de saúde na Vila Carrão. Quando descobrem que a sua saturação está em 54%, ele é levado para a UPA do Tatuapé e começa a receber oxigênio. Por fim, é enviado ao hospital Tide Setúbal, na zona Leste, o único serviço da região com tomógrafo.

O exame feito no hospital mostra que Antônio tem 85% do pulmão comprometido. Um médico pega em sua mão e pede que ele tenha calma e que confie em Deus. Quando ouve suas palavras, Antônio entra em choque. Só então se dá conta de que está com covid-19.

O hospital da zona Leste está lotado. Antônio é colocado em uma maca que é empurrada pelo próprio filho. Mal conseguem circular, de tanta gente.

Suas memórias com a doença não são nada boas. O sogro de um de seus filhos morreu em decorrência da doença com apenas 38 anos. A filha de um casal de amigos também se foi com apenas 25 anos. Em Três Lagoas (MT), sua terra natal, um sobrinho de 40 anos também partiu antes da hora devido à covid-19.

O paciente passa um dia e meio no Tide Setúbal até ser transferido para o Emílio Ribas. A primeira coisa que ele e o filho dizem para a equipe assim que chegam ao hospital é que não querem intubação. Eles pedem "pelo amor de Deus". Pelo noticiário, Antônio já sabe que a intubação é um processo delicado. Parte dos pacientes acaba não resistindo. Um dos médicos que o atende explica que seu quadro de saúde é delicado, mas tenta tranquilizá-lo. O médico diz que ali no Emílio Ribas ele será bem tratado.

Antônio vai direto para a UTI e passa por uma bateria de exames. O cabeleireiro se livra da intubação, mas é colocado na máscara VNI, que solta oxigênio com pressão no rosto do paciente. Antônio demora a se acostumar. A equipe reveza o cateter de oxigênio e a máscara. São sete dias até que ele se adapte. As narinas ardem, parece que a cabeça vai explodir.

O cuidado da enfermagem é algo do qual ele não fazia ideia. O cabeleireiro fica incomodado com a ideia de ficar nu na frente da equipe. Eles dão banho no leito. É uma das coisas mais difíceis para ele. Pensa em pedir para não tomar banho mais, mas não tem forças para reagir. Não consegue levantar um dedo sequer. Ficaria com mau cheiro de suor.

A equipe troca suas fraldas e seu pijama todos os dias. Coloca dois cobertores enrolados em seu corpo, como ele pede. Um nos pés, outro nas mãos. Antônio sente sempre muito frio nas extremidades. Ele nunca tinha passado por isso.

Também é a equipe de enfermagem que coloca protetores para a pele nos seus pés e no cóccix. Eles querem evitar que o paciente desenvolva feridas pelo corpo devido ao atrito. São muitas horas, dias deitado.

São 18 dias na UTI e mais 6 na enfermaria. Antônio não consegue comer. Só ingere líquidos, mas consegue conversar.

No dia 24 de dezembro, véspera de Natal, o paciente sai de alta do hospital. Volta para casa sem sentir as pernas. Agora são seus filhos que lhe dão banho.

Dois dias depois, o cabeleireiro tem uma recaída. Precisa voltar ao pronto-socorro do Emílio Ribas. Parece ter uma pneumonia. A saturação vai a 68. Ele volta a ser internado. São mais 6 dias na UTI e 12 de enfermaria.

De tudo tira algumas lições. Antes se irritava demais quando algo não dava certo. Agora, tenta relevar, ver por outro prisma. "Tudo fica tão pequeno depois que passamos por uma UTI."

Antônio também passa a admirar o trabalho da enfermagem. Ele não imaginava que os profissionais dessem banho no leito. Acha que muitas vezes "vivemos na ignorância", sem entender como as coisas funcionam.

Quando pensa nos profissionais trabalhando e as pessoas que negam a pandemia, Antônio acha que "os inocentes pagam pelos pecadores". Os profissionais se doam "com bondade total".

AS INTUBAÇÕES
DIFÍCEIS

O TIME
DE RESPOSTA RÁPIDA

Antes mesmo de a pandemia chegar ao hospital, a equipe de cirurgiões foi acionada pela direção. Havia uma perspectiva de que talvez a agenda de procedimentos cirúrgicos tivesse que ser bloqueada e a maior parte dos atendimentos precisaria ser suspensa por tempo indeterminado.

Na prática, ao mesmo tempo que aquela mão de obra altamente especializada do centro cirúrgico ficaria ociosa, ela também poderia ser aproveitada, de alguma outra forma racional, para colaborar com a instituição durante a pandemia.

Ao contrário de 62% do corpo clínico, que é formado por infectologistas e que já tinham uma missão muito clara na linha de frente, a equipe de cirurgiões teria que procurar o seu próprio papel. Não demorou para que encontrassem.

O hospital, então, idealizou a criação de um "Time de Resposta Rápida". Era um grupo especializado, formado por anestesistas e cirurgiões, que ficaria à disposição para realizar intubações complexas. O Time também assumiria tratamentos de escaras, feridas formadas pela pressão na pele de quem fica muito tempo internado, procedimentos de acesso venoso central e traqueostomias.

Não era uma ideia inédita criar um Time de Resposta Rápida. Hospitais nacionais e internacionais, no caso do Brasil especialmente os privados, já tinham montado algo parecido. O diferencial era poder fazer em unidade do SUS, já que nem todos os hospitais tinham equipe para poder lançar mão desse recurso. O time aceitou o desafio e começou a se organizar em fevereiro de 2020, exatamente quando a pandemia chegou ao Brasil.

"O paciente de covid chegava muito grave até nós. Tínhamos que jogar tudo a favor dele", explica a infectologista Fátima Maria Venâncio Porfírio, da Comissão de Óbitos. Para ela, o Time de Resposta Rápida fez toda a diferença na qualidade do atendimento e foi fundamental para reduzir mortes porque os pacientes que realmente precisavam de intubação passavam pelo processo no tempo certo. Muitas vezes, ainda no pronto-socorro. De março de 2020 a março de 2022, a equipe realizou 241 intubações, incluindo as de via aérea difícil.

O APOIO ÀS ENFERMARIAS E INTUBAÇÕES EM VIAS AÉREAS DIFÍCEIS

A necessidade de ventilação mecânica disparou entre os pacientes de covid se comparada aos de outras doenças nos hospitais do mundo inteiro. No Emílio Ribas, não foi diferente. Para se ter uma ideia, durante a epidemia de gripe H1N1, em 2009, apenas cerca de 5% dos pacientes internados em UTI chegavam a precisar de intubação. Já entre os casos de covid, o procedimento era necessário em mais de 90% das vezes que os pacientes chegavam aos leitos de terapia intensiva. Eles também chegavam com condição clínica mais deteriorada em relação aos pacientes de H1N1.

Por ser de urgência, a intubação normalmente é um procedimento para o qual os médicos emergencistas do pronto-socorro e os intensivistas das UTIs são bem treinados. Por isso, nesses dois serviços, o time só era acionado para casos específicos de pacientes com as chamadas vias aéreas difíceis. Eram casos em que fatores fisiológicos dificultavam a intubação, como quando o paciente tinha uma via aérea muito curta, quando a boca do paciente não abria muito ou em casos de obesidade. Nessas situações, às vezes a equipe sequer consegue enxergar as cordas vocais do paciente, aumentando consideravelmente as dificuldades.

Já nas enfermarias, onde as equipes médicas são formadas por clínicos, que não estão habituados com procedimentos de urgência e emergência, o Time assumia todas as intubações, inclusive as simples. Não eram raros os casos em que os pacientes evoluíam repentinamente para um quadro ruim nas enfermarias. Por questão de segurança, acabavam sendo intubados lá mesmo, pelo Time, antes de poderem ser removidos para a UTI.

Segundo o médico André Cosme de Oliveira, supervisor de especialidades e chefe do centro cirúrgico do hospital há cinco anos, em momentos de pico, a equipe chegava a fazer até duas intubações por dia.

Ele explica que para que a intubação possa ser realizada, é necessário interromper a respiração do paciente por alguns minutos, mesmo na situação de extrema vulnerabilidade em que ele já se encontra, justamente porque a saturação, ou seja, a oxigenação do sangue, está baixa e pode passar a cair ainda mais. Quanto mais rápida a intubação, melhor. O procedimento pode piorar o quadro do paciente se não for feito de forma extremamente rápida e habilidosa.

"Você precisa ventilar o paciente. O Time de Resposta Rápida possui técnicas para isso, por estar habituado a realizar o procedimento de forma a evitar que o paciente dessature, ou seja, que passe por uma gradativa falta de oxigênio", explicou Oliveira. As equipes que fazem intubação também devem ter um olhar muito atento para acertar a traqueia e não o esôfago, por exemplo. Outra questão permanente para as intubações é o fato de que pacientes em hipoxemia, com baixa oxigenação, podem ficar mais propensos a uma parada cardiorrespiratória.

Para a equipe, o momento da intubação também é bastante tenso, especialmente durante a pandemia. A qualquer momento o paciente pode tossir, espirrar ou ventilar com muita força, o que representa a disseminação imediata do vírus da Sars-CoV-2 pelo ar, expondo os profissionais, por mais que estejam paramentados.

Outra complicação é vista em pacientes que precisam de ventilação mecânica, mas estão com o pulmão inflamado. Neste caso, o órgão precisa passar por uma drenagem. O Time de Resposta Rápida foi acionado para fazer drenagem de tórax 220 vezes em dois anos de pandemia.

"Não somos a primeira linha do *front*, mas somos o *background* para pacientes com complicações. A equipe de cirurgia deu respaldo nos bastidores. Se você não intervém nessa hora, o paciente falece", explicou Cosme.

Crônicas
de uma pandemia

🎗 SETE HORAS

"Não vai, papai. Eu tenho medo de que você fique doente", diz a filha Luiza, 11. André Cosme de Oliveira, o pai de Luiza, prepara suas malas. São quase 15h de um domingo. O médico sente um aperto no coração, mas tenta disfarçar. Explica para a filha que precisa cuidar das pessoas que estão doentes. Ela questiona, então, se não tem outro médico para fazer isso. Ele explica que não.

Além de Luiza, ficam na sua casa também o filho Gabriel, 14, e a mulher, Adriana, que é cirurgiã-plástica e trabalha remotamente durante a pandemia. Ela também se esforça para tentar passar tranquilidade aos filhos, embora tenha em mente o risco que o marido corre, planejando até vir a São Paulo, caso ele venha a se infectar.

A família vive em Maringá, no norte do Paraná, a 646 km da capital paulista. André mantém escala em hospitais paulistanos de segunda à quarta. Um apartamento na capital paulista transforma-se em sua base durante os três primeiros dias da semana.

Antes da pandemia, o deslocamento entre Maringá e São Paulo acontecia em voos com duração de 55 minutos. Mas quando a covid chega, aeroportos são fechados e terminais rodoviários também. André, então, passa a alugar um carro para viajar. São sete horas de estrada para vir à capital e sete horas para voltar. Terá que fazer isso por sete meses. Serão 10.500 km rodados somente na fase inicial da pandemia.

No comando do centro cirúrgico, André tem seu dia na linha de frente. Todas as segundas, está na escala que ele mesmo montou, o do Time de Resposta Rápida. Participa de procedimentos como as traqueostomias e a colocação de acesso venoso central.

Seria tranquilo se os plantões não se encavalassem em um curto intervalo de tempo. O médico chega a dar 70 horas seguidas de plantão.

Muita gente ao seu redor sabe de sua atuação na linha de frente. Os vizinhos costumam evitar pegar o mesmo elevador. Os pais e o restante da família, que vivem em Campinas, no interior de São Paulo, pedem que ele não vá visitá-los. O distanciamento em relação ao médico não evita quatro perdas na família para a covid-19, incluindo a de uma tia e uma prima, que morrem no mesmo dia.

Em julho, a fadiga bate. Embora esteja presencialmente três dias por semana nos hospitais de São Paulo, André fica em tempo integral à disposição do hospital. Em qualquer discordância de conduta entre as equipes, é ele quem precisa dar a palavra final.

O estresse psíquico somado às longas viagens dirigindo até Maringá o deixa com cansaço crônico. O médico passa a ter insônia, irritação. Começa a acordar às três horas da manhã. Sintomas da síndrome de *burnout*, um distúrbio psíquico causado pela exaustão extrema e relacionada ao esgotamento profissional. A solução vem com terapia e duas semanas de descanso. Logo André já está de volta ao *front*.

De volta à rotina, o médico participa de um bate-papo on-line com dois amigos de longa data que vivem fora do Brasil. Um é o cineasta Giuliano, que mora em Portugal e conheceu André por meio de amigos em comum. O outro é o advogado Maurício, que mora na Itália, é seu amigo de infância e dividiu uma casa com ele por seis anos já em São Paulo.

Com familiares e raízes brasileiros, os dois querem conversar com o amigo médico para tentar entender melhor o *status* da pandemia no país. Na conversa on-line, André dá um panorama do Brasil aos amigos e confessa estar bastante cansado. É um domingo. O médico também fala da semana pesada que vem pela frente com um plantão da segunda à noite, que precisa dar a cada 15 dias. Sua esperança é que os dias sejam tranquilos. A rotina da pandemia já completa seis meses.

Sensibilizados e solidários com a rotina puxada do médico, Giuliano e Maurício decidem, então, fazer algo para ajudar. Mesmo estando distantes, querem apoiar o amigo médico de alguma forma.

Os três dias seguidos de plantão não são nada tranquilos e chegam ao fim na quarta-feira à tarde. O hospital segue lotado de pacientes e o Time de Resposta Rápida é acionado o tempo todo.

Exausto após o trabalho, André se prepara para pegar a estrada rumo à Maringá e coloca o celular no suporte do veículo alugado, quando recebe uma videochamada. Na tela do smartphone, Giuliano e Maurício surgem. Os dois perguntam se o médico já está na estrada. Querem lhe fazer uma surpresa. Vão acompanhá-lo pela tela do celular durante toda a viagem. André mal acredita.

Leais, os dois amigos podem ver André o tempo todo e passam a acompanhá-lo em cada curva. "Foram sete horas seguidas numa chamada de vídeo internacional", relembra André, ainda admirado, meses depois.

O trio fala de histórias antigas dos velhos tempos, fala sobre o dia a dia, conta piadas, tudo para apoiar o médico em sua viagem pós-plantão.

André admite aos amigos precisar daquele apoio. Está exausto, no seu limite. Maurício e Giuliano seguem com ele pela estrada. Animam aquela viagem longa e sonolenta. Só aceitam desligar quando André estaciona e, finalmente, desliga o motor do carro já na garagem de sua casa no Paraná.

No fim do ano de 2020, os terminais rodoviários reabrem as portas. Os aeroportos também. As viagens voltam a acontecer. Os voos com horários compatíveis com os do médico não voltam. Ele passa a utilizar o ônibus-leito da linha São Paulo-Maringá. Já não precisa fazer sua rota semanal dirigindo e sozinho. Maurício e Giuliano seguem com ele pela vida.

❧ A PASSAGEM FINAL

O fonoaudiólogo Lúcio põe a máscara N-95. Depois, a touca, o *faceshield*, as luvas, o avental. Não necessariamente nessa ordem. Entra no leito de enfermaria. Os itens de segurança o deixam irreconhecível.

No quarto, Lúcio precisa entender se *Joana (nome fictício) está cognitivamente bem. "Puxar um papo" com os pacientes faz parte do seu trabalho de avaliação.

Joana acaba de deixar a UTI e está bem melhor. Já não precisa mais de intubação.

"A senhora está bem?", pergunta Lúcio. A resposta não vem, só fica o silêncio. "Onde a senhora mora?" Silêncio novamente. Lúcio, então, avisa que irá avaliar a deglutição da paciente. Ele quer ver se a paciente vai poder voltar a comer. "Abra a boca para eu ver, por favor", diz o fonoaudiólogo. Indiferente ao fonoaudiólogo, Joana não abre a boca.

Apesar do silêncio, Lúcio percebe que a paciente parece entender tudo o que ele fala, mas não está com vontade de interagir com ele. Ele insiste e oferece um novo alimento à Joana: "Vamos ver se você consegue se alimentar? Experimente este sabor."

Finalmente, após muitas tentativas, Joana interage. Ela surpreende dizendo a Lúcio que já "não é mais necessário o alimento para o corpo". Lúcio pede, então, que ela explique melhor. A paciente diz ao fonoaudiólogo que seu corpo já não está mais ali e que todos ali estão numa "passagem final".

Lúcio, então, entende a linha de raciocínio da paciente. Ela parece pensar sob o prisma de sua fé. Acredita estar num plano espiritual.

"Mas a senhora precisa comer para se fortalecer e poder sair do hospital", diz Lúcio. Joana não se convence. Parece certa de não estar mais ali. Diz que tudo o que vê é transitório.

Lúcio, então, pergunta seu endereço. A paciente fala a rua e o número. Deixa claro: é ali onde ela "morava". Ele olha no prontuário. O endereço está correto e atualizado. A paciente ainda mora lá.

Joana está serena, tranquila. Lúcio acha a situação fantástica e, ao mesmo tempo, assustadora. Ele então pergunta se ela tem filhos. A paciente responde que "teve", sim.

Suas frases são todas pronunciadas no passado. Joana não está delirando, nem inconsciente. Lúcio finaliza o diálogo. Precisa acionar o suporte da equipe de psicologia. Espantado, ele sai do quarto.

A equipe multidisciplinar conversa com Joana. Conta sobre o processo de intubação, sobre os vários dias que ela passou sedada na UTI. A paciente havia passado por uma intensa experiência de quase morte.

Depois de longa conversa, Joana entende finalmente. Está viva. Pode voltar para os filhos. Pode voltar para casa. Pode voltar a sonhar. A paciente chora.

O SINAL VERMELHO COM O USO DE ANTIBIÓTICOS

QUANTO MAIS ANTIBIÓTICO, MAIS BACTÉRIAS MULTIRRESISTENTES

Com a explosão de casos de covid em 2020, foi necessário um redirecionamento das ações dentro do hospital que priorizaram a assistência aos pacientes que chegavam. Com isso, outros trabalhos importantes acabaram deixados em segundo plano, caso da vigilância contra bactérias multirresistentes. Essa é uma categoria de microrganismos que já não pode mais ser combatida de forma eficaz com os principais antibióticos disponíveis no mundo.

Uma das principais causas do surgimento de bactérias multirresistentes é o uso indiscriminado de antibióticos. Segundo o médico Nilton Cavalcante, o surgimento de pacientes colonizados por bactérias multirresistentes chamou a atenção no hospital especialmente no primeiro ano da pandemia de covid. Embora as reuniões passassem por suspensão, os relatórios continuavam sendo gerados. Em dois anos, a comissão foi acionada para analisar pedidos de prescrição de antibióticos 5.914 vezes.

No primeiro trimestre de 2020, os casos de bactérias multirresistentes afetavam 8% dos pacientes internados, mas no restante do ano, em pleno andamento da pandemia, o número saltou para 50%. Outro dado é que metade dos pacientes acabavam indo a óbito devido à ação dessas bactérias.

A médica Rosana Richtmann avalia que os infectologistas ficaram sobrecarregados e acabaram deixando de fazer o gerenciamento contínuo do uso de antibióticos, que funciona muitas vezes por meio do monitoramento da CCIH, do uso de boas práticas e de técnicas adequadas.

"Acabamos deixando de ter isso como nossa prioridade por absoluta falta de tempo. Quanto mais eu dou antibiótico para os pacientes, maior a pressão seletiva. Se eu hoje tenho bactéria resistente, eu vou ter que dar antibiótico forte para esse paciente", explica Richtmann.

A médica explica que os pacientes chegavam com um quadro respiratório. Os médicos, por sua vez, não tinham a segurança de que a ação era somente de vírus e de que não havia infecção associada que fosse causada por bactérias. Some-se a isso o fato de o protocolo inicial do próprio hospital ter adotado duas drogas antimicrobianas para todos os pacientes internados.

"A desproporção do que a gente usou de antibiótico durante a pandemia em relação à necessidade é absurda, só que a gente não sabia e ninguém barrava isso. Como é que eu vou fazer um aconselhamento se eu mesma não tenho certeza?", questiona Rosana.

Outro fator que pode ter contribuído para isso é o de que muitos profissionais contratados emergencialmente para trabalhar na instituição não eram da área de doenças infecciosas. Havia endocrinologistas e ortopedistas dando plantões também, o que foi importante para ajudar na assistência, mas pode ter contribuído para o aumento do uso de antimicrobianos.

Por fim, o fato de muitos pacientes virem transferidos de outros serviços também ajuda a explicar a alta de bactérias multirresistentes. O uso de antibiótico pode ter sido adotado de forma indiscriminada nesses locais.

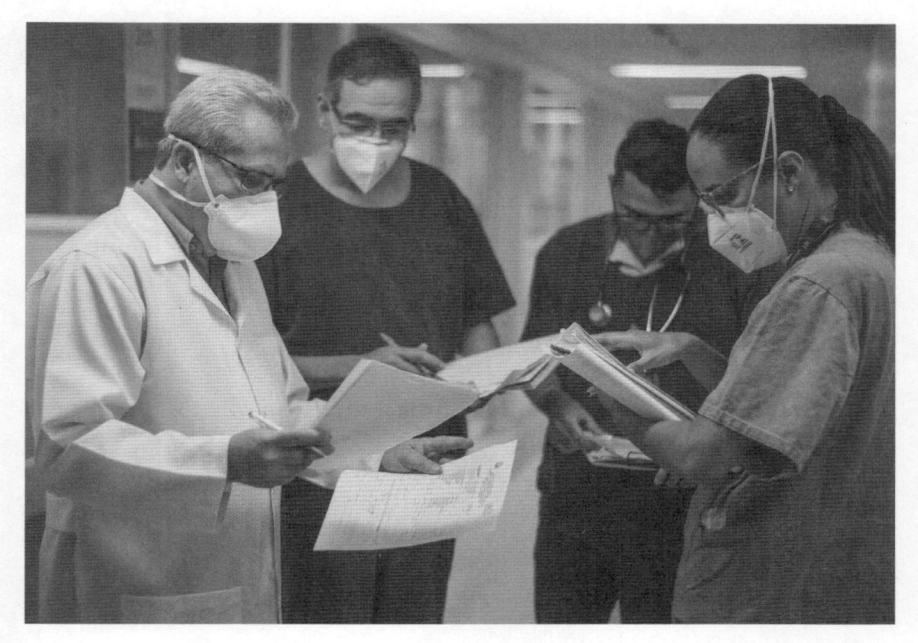

De jaleco branco, o infectologista Nilton
Cavalcante discute casos com a equipe da UTI.
A alta do consumo de antibióticos durante a
pandemia trouxe preocupação porque pode
resultar em bactérias multirresistentes.

"Foi uma situação de vida e que agora a gente está revendo.
Sabemos que vamos ter que resgatar muita coisa", afirma a médica.

Na sua opinião, o aumento do uso de antimicrobianos sem necessidade fez com que houvesse uma mudança no perfil de sensibilidade
das bactérias e vai levar um tempo até que a medicina possa recuperar o
trabalho que vinha sendo feito há anos para controlar o uso dos antimicrobianos exatamente para não haver germes multirresistentes.

O diretor do hospital, Luiz Carlos Pereira Júnior, ressalta ainda que
a pandemia foi muito desafiadora para quem conduzia procedimentos
no dia a dia e, como os pacientes evoluíam com gravidade rapidamente,
o ambiente hospitalar se tornou mais suscetível a erros mínimos como
num momento de pressa para trocar um curativo, por exemplo.

Na ânsia de mudar o cenário de 2020, o hospital decidiu, então, adotar em fevereiro de 2021 o uso da procalcitonina. Trata-se de um marcador inflamatório que permite às equipes médicas averiguarem se o paciente tem uma infecção bacteriana e se realmente precisa da prescrição com antibiótico. A procalcitonina é analisada a partir de um simples exame de sangue e visa à racionalização do uso de medicações antimicrobianas.

Segundo Cavalcante, o uso desse exame foi um divisor de águas e tem permitido uma redução na toxicidade dos tratamentos oferecidos aos pacientes e, ao mesmo tempo, uma redução na exposição deles à colonização por bactérias multirresistentes.

A FALA
E A ALIMENTAÇÃO
DOS PACIENTES

FALAR, COMER, RESPIRAR

Quando começavam a aparecer os casos de covid-19 em diversos países do mundo, os conselhos representativos dos fonoaudiólogos no Brasil recomendaram que os profissionais da área não entrassem no leito até que os exames RT-PCR de cada paciente internado ficassem negativados para a doença. Essa era a expectativa.

A realidade dentro do hospital, no entanto, era que a categoria começava a vivenciar um dilema. Os fonoaudiólogos sabiam que os pacientes precisavam de terapia para voltar a tomar água e a se alimentar, por exemplo. Muitos ficariam semanas intubados num leito de UTI.

Os profissionais também tinham em mente, por exemplo, que apenas um teste RT-PCR seria insuficiente para assegurar que o paciente já não tivesse mais o vírus Sars-CoV-2. O exame, em alguns casos, poderia ter um diagnóstico falso-negativo. Nesse caso, seriam necessários dois ou até três exames para ter um diagnóstico preciso.

Mas o uso dos testes RT-PCR era limitado no começo da pandemia e mesmo depois, quando se tornaram mais abundantes, eram usados de forma muito criteriosa no SUS. A prioridade na testagem sempre foi com foco nos usuários com suspeita de covid, ainda sem o diagnóstico e que apresentassem sintomas.

Naquele cenário, de certa forma, era incoerente esperar que os pacientes internados, com quadro de covid-19 já diagnosticado, fossem testados apenas para que as equipes de saúde soubessem quando a carga viral supostamente zerasse. Era impensável.

Equipes de fonoaudiólogos de vários lugares do país buscavam o Emílio Ribas para entender questões básicas. Elas queriam saber, por exemplo, como os fonoaudiólogos do hospital paulistano estavam atuando e se estavam atendendo pacientes traqueostomizados, os que provocariam quadros de maior exposição ao vírus para a categoria.

A equipe se desdobrava para tentar montar um protocolo partindo do zero. Os profissionais resolveram trabalhar com base em experiências clínicas com outras doenças infecciosas com que estavam acostumados a lidar e que também eram transmitidas por aerossóis, como tuberculose.

Um artigo científico publicado na China serviu como referência inicial. Ele mostrava na época que, após 21 dias, o vírus causador da covid-19 já teria perdido sua força de contágio.

Para desenvolver um protocolo específico, a equipe decidiu incluir alguns dias extras e passou a adotar 25 dias como referência, depois começou a entrar nos leitos para fazer o atendimento ainda em março. No dia 15 de abril de 2020, os fonoaudiólogos do hospital vibraram quando um novo artigo científico publicado na revista científica *The Lancet* confirmou que após o 25º dia da infecção a carga viral caía. O protocolo inicial estava certo.

O conhecimento era compartilhado com os colegas do país todo. A fonoaudióloga Mariana Saconato, por exemplo, realizou sozinha 13 *lives* em 2020 para equipes de fonoaudiologia de todo o país.

Muitos pacientes, por exemplo, ficam completamente roucos quando são removidos da intubação. É comum também o paciente deixar de sentir a saliva e até os alimentos. O alimento pode ir para o pulmão sem que o paciente sequer tussa. Pacientes que ficam muito tempo intubados podem perder até mesmo o reflexo natural de engasgar.

A ALIMENTAÇÃO

Com a pandemia, houve também uma grande mudança no perfil nutricional dos pacientes. A gravidade da doença e as complicações metabólicas associadas impactaram diretamente o trabalho dos 65 profissionais do Serviço de Nutrição e Dietética do hospital.

De acordo com a diretora do Serviço, a nutricionista Roberta Nemer Camargo, antes de a pandemia começar, cerca de 60% dos pacientes tinham algum grau de desnutrição e 6% tinham sobrepeso ou obesidade. Em fevereiro de 2021, no começo da segunda onda, os dados mostravam uma inversão no perfil dos pacientes. Cerca de 65% dos pacientes internados tinham problemas com excesso de peso, sendo que os casos de nutrição deficitária caíram para 35%.

Roberta explica ainda que normalmente os pacientes sedados não tinham condições de se alimentar por via oral e necessitavam de dieta enteral, que é dada por uma sonda inserida no nariz e que vai até o sistema digestivo. Em 2020, foram fornecidas 190.872 refeições sólidas no hospital e 8 mil litros de dieta enteral. O número de refeições fornecidas aumentou 5% em 2021, devido à covid-19, mas as dietas enterais tiveram uma alta ainda maior, de 26%.

Crônicas de uma pandemia

❧ UM LENÇO

Dona *Márcia (nome fictício) fica entre a vida e a morte. São 14 dias intubada. Depois vem a traqueostomização. Era um ano importante para ela. Estava às voltas com os preparativos para o casamento da filha quando se infectou com a covid-19. Luta, sobrevive. Vê-se absolutamente animada ao se livrar da intubação. "Ainda dá tempo", pensa.

O casamento está marcado para 1º de novembro de 2020. Ela e a filha haviam sonhado juntas com uma espécie de "dia perfeito". Dia de ficar linda. Dia de estar saudável. Dia de ser impecável.

Os testes de fala da equipe de Reabilitação mostram um edema na laringe, era uma espécie de inchaço. Voz e respiração estão comprometidas. A válvula colocada para a fala não é suficiente. A paciente é informada de que vai ter que passar por uma cirurgia de correção em outro serviço de saúde e somente depois da alta.

Ela olha para a fonoaudióloga Mariana, respira, toma coragem. Lança uma pergunta. Está cheia de esperança. Quer saber se pode "se livrar" da traqueostomia no pescoço até o dia da cerimônia.

Estamos no mês de outubro. São apenas 15 dias até o casamento. Mariana fala a verdade. Diz o que dona Márcia não gostaria de ouvir. Não. Não dá para remover o aparelho.

A fonoaudióloga percebe a delicadeza do tema. Lembra dona Márcia da importância de ela estar viva. Ressalta a felicidade de ela poder ir ao casamento da filha. Isso é o mais importante.

A paciente, então, chora. Como pode usar o vestido escolhido a dedo para a data, com um "buraco" na garganta?

De fato, a traqueostomia é desagradável para os pacientes, traz incômodos. Além de não ser esteticamente confortável, costuma soltar secreções como catarro.

Mariana decide então conversar longamente com dona Márcia. Quer fazê-la enxergar além. Abre o jogo. Conta à paciente que a equipe não previa um bom desfecho para seu caso, que muitos médicos avaliavam que ela não conseguiria sair sequer viva da UTI. Seu caso não havia sido nada simples. É uma vitória sair viva.

Dona Márcia é uma sobrevivente da covid-19. Mais do que isso, a paciente conseguiria ter alta. Sairia conseguindo se alimentar pela boca e sem sequelas motoras. É preciso entender e valorizar o que há de mais simples, especialmente quando ficamos cara a cara com a morte.

O olhar de dona Márcia se acalma. Ela não havia compreendido o tamanho de sua própria vitória. Após perceber o entendimento da paciente, Mariana sugere o uso de um lenço de tecido fino no pescoço no dia do casamento. Deve ser delicado e colorido, como a vida.

AS VIDAS

A TECNOLOGIA COMO ALIADA DA HUMANIZAÇÃO

O telefone toca na diretoria técnica do hospital numa tarde. Do outro lado da linha é a filha de uma paciente. Sua mãe está internada em estado grave, com covid-19, na UTI.

Ela pede, praticamente implora, por uma autorização especial. Quer poder visitar a mãe. O pedido desesperado se justifica. Acabara de perder o pai também por covid, sem sequer poder se despedir. A pandemia a impediu de vê-lo pela última vez. Nem o corpo pôde ser reconhecido.

Antes da pandemia, a única restrição de visitas no hospital era relacionada ao horário. Os pacientes podiam receber familiares e amigos todos os dias da semana.

No começo da pandemia, não se sabia ao certo por quanto tempo os pacientes podiam infectar outras pessoas e, por questões éticas, o hospital não podia expor os visitantes à doença. A solução foi cortar todas as visitas de uma vez.

Mas as coisas não eram simples. A impossibilidade do contato entre os pacientes e seus familiares tornava tudo muito ainda mais complexo e doloroso nas internações.

O hospital passou a receber uma avalanche de pedidos de gente desesperada para visitar um familiar internado. Os profissionais do hospital ficavam comovidos com as histórias e viviam situações completamente novas, embora tentassem explicar com firmeza os protocolos rígidos de biossegurança estipulados pela instituição. Esse seria apenas um dos muitos dilemas entre acolher as famílias dos pacientes e protegê-las do ambiente de alto risco para a covid.

Nas primeiras semanas de pandemia, sem qualquer perspectiva de poder abrir suas portas para as visitas, o sofrimento das famílias fez com que o hospital passasse a pensar em outras formas de contato, muitas vezes conflitantes com regras incorporadas há anos na instituição. Uma delas dizia respeito à proibição de se passar qualquer boletim médico dos pacientes às famílias por telefone. Algo absolutamente proibido antes da pandemia.

Em março de 2020, ou seja, menos de 15 dias após o primeiro caso confirmado no Brasil, a ala covid do hospital já tinha um número crescente de internações. Por consequência, aumentava também a demanda de familiares que precisavam saber notícias sobre os pacientes internados.

Os profissionais administrativos Sandra Santos, que é do Comitê de Humanização, e José Roberto Eufrausino se juntaram para criar um fluxo de atendimento para as famílias. As notícias, até então, eram dadas apenas presencialmente no próprio hospital, próximo à entrada.

A infectologista Glória Brunetti, que é presidente do Voluntariado Emílio Ribas e também membro do Comitê de Humanização, lembra que um médico tinha que interromper momentaneamente seu trabalho nas alas de internação e se deslocar até a entrada do hospital para poder falar com as famílias. "Com a covid-19, era preciso incentivar as pessoas a ficarem em casa e a grande quantidade de famílias dos pacientes significa sempre um risco de aglomeração", lembra Glória.

Para evitar a aglomeração, nas primeiras semanas de pandemia, o fluxo estabelecia que o hospital teria um horário diferente de atendimento das famílias dividido por andar.

Na prática, no entanto, o fluxo não se mostrou eficaz. Ansiosas, muitas famílias não respeitavam os horários predeterminados pelo hospital e chegavam mais cedo para receber o boletim médico, o que gerava aglomeração e deixava as equipes do hospital sobrecarregadas.

"Famílias que estavam agendadas para virem às 17h chegavam às 14h, quando já havia outras. A necessidade de saber informações causava angústia nessas famílias, então chegava um monte de gente aqui de uma vez. Por outro lado, nós, do hospital, ficávamos agoniados de perceber a aglomeração, depois tentávamos acalmar e distanciar todo mundo. Foi muito desafiador", disse Sandra.

Também houve casos de familiares que não queriam ir ao hospital. Regiane Martins Oliveira Sousa, do Comitê de Humanização, lembra de ter atendido por telefone na diretoria a filha de uma paciente internada na UTI. Ela havia sido informada de que só poderia ter notícias da mãe se fosse presencialmente ao hospital, mas estava com medo de ir porque vinha seguindo rigidamente as regras de isolamento em casa com uma irmã e com o pai também idoso, a quem temia expor.

Segundo Regiane, a filha relatava por telefone ter chegado a cogitar se paramentar toda no hospital, mas temia se infectar no transporte público e na rua, enquanto se deslocava até a instituição. Nas semanas subsequentes, o hospital receberia várias outras ligações parecidas. Os temas passaram a ser levados pelo Comitê de Humanização até os supervisores médicos.

Aderir ao boletim médico por telefone passou a ser a solução apontada, mas o hospital não tinha recursos próprios, nem autonomia para adquirir rapidamente aparelhos, por isso o Voluntariado Emílio Ribas, que faz parte do Comitê de Humanização, iniciou uma corrida contra o tempo para buscar doações junto à iniciativa privada.

Segundo Sandra, a solução só veio quando o Voluntariado conseguiu a doação de aparelhos celulares para que os boletins médicos pudessem ser passados para as famílias remotamente. A doação de 15 smartphones para o hospital fez toda a diferença na vida dos familiares dos pacientes e dos profissionais da instituição.

De acordo com Glória, um roteiro básico para as ligações foi estabelecido e compartilhado entre as equipes. O médico que fizesse a ligação, por exemplo, deveria tentar falar sempre com a mesma pessoa da família para evitar problemas na comunicação. Quando o paciente tivesse uma evolução muito ruim, a notícia jamais deveria ser dada por telefone, a equipe deveria ligar e pedir que os familiares fossem presencialmente ao hospital para que pudessem conversar.

As famílias ficavam gratas pelos boletins por telefone. "Uma vez, uma residente me disse que mal conseguia falar sobre o estado de saúde dos pacientes com as famílias. Elas não paravam de agradecer pela ligação", afirmou a médica infectologista, que também preside o Voluntariado.

Segundo a infectologista Zarifa Khoury, desde o começo os pacientes não podiam entrar com objetos pessoais para evitar contaminações e até o hospital conseguir a doação de celulares, alguns médicos e residentes chegaram a usar seus aparelhos pessoais para fazer as primeiras ligações para as famílias.

"Era aflitivo para as pessoas que estavam de fora ficarem sem saber se o paciente está piorando ou melhorando. O isolamento também era uma aflição para quem estava dentro do hospital. O paciente ficava mais calmo e a resposta imune, muitas vezes, até melhorava devido ao contato com a família", disse Zarifa.

O padre João Mildner, capelão católico no hospital, conta que durante o surto de gripe H1N1 em 2009, por exemplo, assim que foi autorizado o uso de uma medicação específica para o tratamento, no caso o oseltamivir, as visitas puderam voltar a acontecer dentro dos quartos. Por consequência, ele mesmo podia entrar para conversar com os pacientes e rezar quando eles quisessem.

Segundo o padre, nesse período nunca houve um surto ou epidemia cujo controle limitasse as entradas nos quartos apenas aos profissionais de saúde da linha de frente e devidamente paramentados.

"O diferente [em relação a outras epidemias] era a dor que a gente sentiu em saber que do outro lado daquela parede ou atrás daquele vidro tem alguém que está sofrendo e precisava de apoio e com quem a gente não podia ter contato", afirma o padre.

Houve casos em que a equipe de enfermagem levou um celular para que o paciente pudesse conversar com um dos padres que atuam no hospital. Apesar de lamentar por considerar que o contato virtual é menos acolhedor do que o presencial, o padre entende que os isolamentos eram uma questão de saúde pública. Em poucas semanas, e seguindo inclusive orientações do papa Francisco, o padre também logo acabou se adaptando às novas tecnologias para realizar seu trabalho. Bênçãos e missas e velórios passaram a ser feitas com naturalidade por videochamadas no WhatsApp, Zoom ou Google Meet.

O médico Daniel Prestes conta que alguns médicos, como ele, atuam em hospitais de ponta da rede particular e puderam ter acesso a novas tecnologias que foram aliadas à humanização. A ideia de tentar disponibilizar *tablets* e celulares para as visitas virtuais surgiu dessa forma. Mas os conceitos foram customizados para a realidade do SUS. "Você adapta aquilo que você conhece para a realidade do serviço onde você atua. Não adianta eu falar que quero um robô aqui. Você faz do jeito que dá para fazer dentro da estrutura que você tem", diz Prestes.

AS VISITAS NAS UTIs

Um estudo do Laboratório de Pesquisa Clínica em Medicina Intensiva do Instituto Evandro Chagas apontou que os pacientes que precisavam de uma UTI e eram intubados tinham risco maior de morrer. Segundo reportagem da BBC Brasil sobre o estudo, de fevereiro a dezembro de 2020, 8 a cada 10 pessoas intubadas no país morriam.

Com equipes treinadas e boa infraestrutura, o hospital tinha 34% de taxa de mortalidade em sua UTI. Ainda assim, o risco de morte era considerado significativo. "Quem ia para a UTI, geralmente, ia com um diagnóstico de intubação, que era um procedimento muito mais agressivo", relembra Sandra Santos.

O risco da perda iminente para as famílias fez com que o Comitê de Humanização e as equipes médicas do hospital começassem a discutir a hipótese de abrir uma exceção para permitir visitas rápidas aos pacientes internados em UTI.

As características diferenciadas de segurança da UTI do hospital (isolamento dos leitos com divisórias e antecâmaras, além do tratamento do ar com o dispositivo de pressão negativa nos quartos) foram decisivas para que as visitas pudessem se tornar uma realidade.

O diretor de Urgências e Emergências da época, Daniel Prestes, conta que, junto com outros médicos, foi um dos responsáveis pela decisão do hospital de suspender radicalmente as visitas por tempo indeterminado bem no início da pandemia. A mesma equipe, no entanto, iria rever a medida algumas semanas depois, ao perceber o cenário caótico que se estabelecia. Os mortos da covid-19 não podiam sequer ter velório e enterro.

A partir disso, o hospital instituiu, no final de abril, visitas semanais presenciais aos pacientes internados na UTI, que duravam no máximo 30 minutos. A entrada só era autorizada para dois visitantes por paciente. Os familiares não poderiam entrar no leito, ficariam do lado de fora, observando o parente internado, através das divisórias e das janelas de vidro.

"Nós acompanhamos casos de famílias que levaram seus parentes para o hospital e nunca mais puderam vê-los", diz o médico.

Segundo a diretora Andrea Zumbini, ter aberto as portas, de forma organizada e com regras de biossegurança, humanizou a rotina das famílias e as ajudou. "Na UTI, a gente não sabe se conseguirá ver o paciente de novo. A maioria passava pela intubação. É uma situação limite. Felizmente, não tivemos nenhum relato de familiar de paciente que esteve aqui e teve diagnóstico de covid-19 logo depois", diz Andrea.

"As visitas foram autorizadas porque os pacientes da UTI estão sempre muito graves, têm um risco de morte muito maior. A medida pode ajudar o paciente, mas traz, principalmente, conforto à família e a possibilidade de uma despedida em muitos casos", afirma a médica infectologista Glória Brunetti.

A fisioterapeuta Bruna Arcam da Silva acha que as visitas presenciais nas UTIs trouxeram tranquilidade às famílias e aos pacientes, além de reconfortar os próprios profissionais de saúde. "Alguns pacientes conseguiam acordar e até interagir. A internação é muito desconfortável, muito invasiva para os pacientes", disse Bruna.

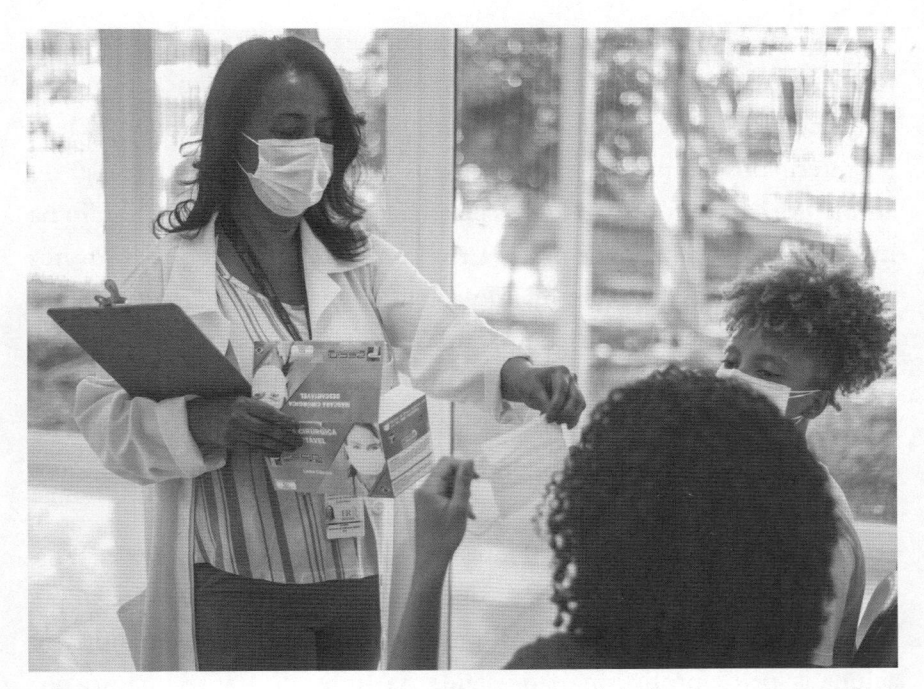

Devido à gravidade dos pacientes de covid, o hospital instituiu a visita rápida semanal somente na Terapia Intensiva. A pedagoga hospitalar Sandra Santos, que trabalhava com jovens com HIV, passou a receber as famílias dos pacientes das UTIs.

Quando as visitas foram estabelecidas para a UTI, Sandra Santos ficou responsável por organizar e conduzir os visitantes, missão que cumpriu ao longo de todo o ano de 2020. Na opinião dela, a única forma de transmitir segurança aos visitantes era conquistando a confiança e criando vínculos com eles.

De acordo com ela, muitos chegavam ao hospital relatando que o parente havia sido transferido para lá oriundo de algum hospital de campanha. Na correria da pandemia, muitas vezes, as famílias recebiam informações desencontradas ou, simplesmente, não eram informadas sobre o paradeiro do parente. Os familiares demoravam, muitas vezes, para descobrir que o paciente havia sido transferido para lá.

A equipe de psicólogos do hospital, que faz parte do Serviço de Reabilitação, também participou ativamente do acolhimento. Segundo a chefe da Reabilitação, Graziela Domingues, o trabalho com os pacientes internados e seus familiares se intensificou quando as atividades do ambulatório foram suspensas e as internações por covid aumentaram na instituição. Os psicólogos da casa tiveram um aumento de 137% nos atendimentos em 2020 em relação ao ano anterior. Eles atuavam tanto presencialmente quanto participando das videochamadas.

Durante a pandemia, no entanto, os atendimentos cresceriam ainda mais. Entre 2020 e 2021, eles quadruplicaram. Em 2020, 185 famílias tiveram acompanhamento psicológico na instituição e no ano seguinte, seriam 769.

A psicóloga Maria Lúcia Hares Fongaro, que é especialista em psicologia hospitalar e trabalha no hospital há 24 anos, conta que a equipe, com seis profissionais, atuava durante a pandemia tanto quando era acionada pelos profissionais de saúde da linha de frente quanto por meio de busca ativa, fazendo a abordagem de famílias e pacientes. A equipe se baseava na observação do estado emocional. A atuação aconteceu nas UTIs, enfermarias e, em alguns casos, até no pronto-socorro.

Nas primeiras semanas de pandemia, devido à escassez de equipamentos de proteção individual, a prioridade era para que os fisioterapeutas e fonoaudiólogos, da reabilitação, entrassem nos leitos para atender os pacientes internados.

Depois os psicólogos passariam a entrar nos leitos com pacientes de covid também. "O hospital virou uma grande UTI e nosso atendimento foi mais focado inicialmente nas famílias. Houve um aumento exponencial dos atendimentos. Com o tempo também fortalecemos as interconsultas junto aos pacientes internados. Nosso trabalho era focado em intervenções psicológicas breves, que é diferente de uma terapia, quando o paciente já identificou que precisa de ajuda profissional", diz Maria Lúcia. A adesão ao acompanhamento psicológico por parte dos pacientes e familiares só poderia acontecer de forma voluntária, por isso, os psicólogos se apresentavam e se colocavam à disposição.

O LADO EMOCIONAL DOS PROFISSIONAIS

"Nós nunca nos conformamos em perder um paciente. Por mais que você saiba que tudo nessa vida é finito. Às vezes, você vê que o paciente não tem condição cardiovascular, acontece uma falência múltipla, está absolutamente incompatível com a vida, mas ainda assim nós sentimos. Às vezes, nós fazemos tudo o que devia ser feito, e fazemos bem, e mesmo assim não é o suficiente. E isso é frustrante para os profissionais", explica a enfermeira Marly Angélica da Silva Cardoso, da UTI.

A enfermeira lembra que os pacientes não são apenas estatísticas e que cada um traz consigo para o leito as expectativas dos pais, irmãos, filhos, companheiros, colegas de trabalho, amigos. Segundo ela, querendo ou não, os profissionais de saúde acabam absorvendo a carga emocional desse processo, o que pode explicar doenças psiquiátricas comuns na categoria. Lidar com o sofrimento dos outros o tempo todo é muito frustrante, na opinião da enfermeira.

Ainda de acordo com ela, quando um paciente vai a óbito, os profissionais se dispersam discretamente e cada um procura um canto para tentar se reconstruir do jeito que sabe para poder seguir em frente. Viver essa frustração várias vezes num mesmo dia, numa mesma semana ou ao longo da vida pode ter um preço para parte dos profissionais.

"A gente pode querer pensar que não conhecia aquele paciente, mas não é verdade. A gente conhecia, sim. Quantas vezes deixei de ir ao banheiro para cuidar daquela pessoa? Ou deixei de comer ou beber água para cuidar daquela pessoa que eu não conhecia?", pergunta a enfermeira.

De acordo com o padre João Mildner, em determinados momentos a pandemia de covid lembrou um pouco o sofrimento dos profissionais de saúde nos anos 1990, com o HIV pediátrico, antes que surgissem as primeiras medicações. "Era muita morte e não tinha tratamento e eles sofriam porque viam as crianças morrendo, sem que houvesse tratamento", explica o padre. O cenário só começaria a mudar em 1992, quando chegariam as primeiras medicações para a doença na época.

O endoscopista Richard Calanca conta que o que mais o emocionou durante o seu trabalho foi ver os pacientes idosos que chegavam para serem submetidos aos exames. "Havia pessoas que nunca tinham ido ao hospital e, de repente, estavam lá, numa unidade de referência e com essa doença [covid-19]. Eles tinham um olhar assustado e marejado por trás da máscara, mas se entregavam totalmente para a gente, como quem diz 'confio em você, faça o que for necessário'", disse Calanca.

Para Rosana Richtmann, a carga emocional dentro dos hospitais foi muito grande para todos e ainda maior para os profissionais de saúde. "O impacto, sem dúvida, foi [sentido] como médica, como mãe, como tia, como amiga. Mas nessa pandemia, a gente vivenciou muitas perdas de pacientes, o que para nós, médicos, é uma das coisas mais terríveis que podem acontecer. Mesmo sabendo de todo o contexto, a gente se sentia responsável. Foi uma carga emocional enorme", explica Richtmann.

Para o médico Daniel Prestes, fatores pessoais também pesaram bastante no impacto emocional da pandemia aos profissionais de saúde. Ele, por exemplo, passou 45 dias longe dos filhos, Luca e Arturo, no início da pandemia. O mais novo não tinha completado sequer um ano de idade. Na época, o médico usou um aplicativo de aluguel de imóveis e depois chegou a morar com um amigo para não expor os filhos e a ex-mulher, Fernanda, que é cardiologista, com especialização em cateterismo e hemodinâmica, e que se dedicava ao atendimento de pacientes infartados na época. A decisão ocorreu porque ainda não se sabia como a covid-19 acometia as crianças.

"Você vê muita coisa. Muitos colegas sem ver a família também. Muita gente morrendo na nossa frente e os pacientes nos perguntando o tempo todo se tinham risco de morrer", relembra o diretor, que nunca tinha consumido ansiolíticos até então. Durante a pandemia, ele passou a fazer terapia e a tomar medicamentos. O médico conta que ficou explosivo e sem paciência, o que o levou a procurar por ajuda profissional.

"O que me trouxe mais estresse foi gerir conflito, gerir RH. Você não reconhecia algumas pessoas, muitas vezes, pois começaram a ter condutas fora do padrão, a tomar medidas desesperadas no intuito de ajudar e começavam a perder a linha de raciocínio. Com certeza, era medo, insegurança, excesso de trabalho. Quando você coloca as pessoas numa situação de estresse profundo, elas podem revelar coisas que talvez não revelassem nunca. Você, como gestor, tem de estar bem para conseguir ajudar. Tivemos muitas discussões nesse meio-tempo aqui", afirma o médico.

André Miranda Baptista, médico que era residente na época, conta que apesar de as histórias serem quase sempre muito tristes, ele se sentia animado em poder ajudar e preparado porque sempre trabalhou muito. Ainda assim, afirma ter passado por momentos caóticos emocionalmente, especialmente quando sua mãe esteve em São Paulo, em junho de 2020, para tratar um câncer de mama e acabou se infectando com a covid. "Minha coluna cervical travou, passei a sentir uma dor crônica. Tive que procurar ajuda de psicólogo, psiquiatra, fisioterapeuta e passei a fazer hidroginástica", afirma o médico.

Ele também teve que adiar planos. Estava de casamento marcado com sua hoje mulher, Ingra, mas a cerimônia acabou adiada por três vezes. O médico ficou na linha de frente da covid-19 durante um ano, de março de 2020 a março de 2021.

"Eu acho que, nessa pandemia, aprendi a comemorar as pequenas vitórias de cada dia. Também aprendi a não me deixar abater pelas derrotas. Vivemos uma montanha-russa", afirma o médico, que manteve contato com alguns pacientes após a alta do hospital.

A fisioterapeuta Bruna Arcam da Silva havia acabado de concluir uma especialização em Urgências e Emergências quando a pandemia começou. Formada em 2017, ela já estava trabalhando em outra unidade de referência de covid-19 quando foi chamada para ocupar uma vaga no hospital.

Mesmo tendo feito sua residência em outra unidade "portas abertas", com atendimento de emergência sem necessidade de encaminhamento, ela conta que precisou fazer cinco semanas de acompanhamento psicoterapêutico. "Era muita tensão em cima da gente, muita responsabilidade. Essa questão de ser tudo novo em relação à doença se juntou ao fato de eu estar me adaptando a um novo serviço, onde eu tinha acabado de entrar, com uma equipe nova, com a qual eu ainda não tinha vínculo. Foi bem difícil", disse a fisioterapeuta.

Segundo Bruna, ao longo da pandemia, os profissionais de saúde passaram por muitas crises. "Muitas vezes me perguntei: por que me enfiei nisso? Mas acho que eu faria tudo de novo. Todas as experiências que a gente tem são válidas", afirma a fisioterapeuta. De acordo com ela, a interação intensa entre os profissionais de saúde gerou mais estresse em geral nas relações, mas também trouxe união pela necessidade de ajudar os pacientes.

O fonoaudiólogo Lúcio Batista, da linha de frente da UTI e enfermarias, diz que há sempre um investimento técnico e emocional em cada paciente. Existe um sofrimento por parte da equipe quando um paciente vai a óbito. "Quando a gente vai atender o paciente, a gente investe todo o nosso conhecimento, todo o nosso estudo para que ele saia daquele quadro, para que melhore", disse o fonoaudiólogo.

O setor de Psicologia do hospital chegou a disponibilizar suporte psicológico para os profissionais do hospital durante a pandemia. De acordo com Rozânia Sobreira, do setor de Medicina do Trabalho, a procura foi relativamente baixa. O setor também estabeleceu uma parceria com uma Rede de Cuidados de Saúde Mental do SUS, mas segundo ela, a adesão dos profissionais do hospital ainda assim foi baixa. Em geral, os profissionais se sentiam mais à vontade buscando serviços externos de saúde mental.

Crônicas
de uma pandemia

❧ FILHO, VOCÊ É PAI?

Frustrada, sem conseguir informações sobre o filho, dona Maria Socorro chega ao ponto de ônibus do outro lado da avenida Doutor Arnaldo. Ela anda quase 100 metros para chegar à faixa de pedestres. Atravessa a avenida. Depois, caminha mais 100 metros até poder se sentar nos bancos da parada numa das avenidas mais movimentadas de São Paulo.

Seu filho Tiago, de apenas 22 anos, acaba de ser transferido de um hospital de São Bernardo do Campo. Embora não tenha comorbidades, como diabetes ou hipertensão, o menino precisa de cuidados mais complexos em uma unidade de terapia intensiva.

É sábado, dia em que não há visitas à UTI e o atendimento ao público no hospital é bastante restrito. Há somente plantonistas. Ela vai embora sem ter conseguido obter notícias de seu filho. Inconformada, ela se senta para esperar o ônibus.

De longe, Maria Socorro avista um vigilante na portaria do hospital e decide, então, fazer uma última tentativa. Atravessa a avenida de volta numa reta só até o hospital, mesmo fora da faixa de pedestres. Está transtornada. Ou melhor, está com a determinação de uma mãe preocupada.

"Filho, você é pai? Se for, você vai entender o que estou sentindo", diz a senhora ao vigilante Ricardo Viana da Silva, 32, o Ricardinho.

Ela conta que, por ser sábado, não estava conseguindo informações sobre o filho. Implora pela ajuda do vigilante. Só quer saber se o filho está vivo.

Ricardinho se compadece. Ele tem uma filha de 5 anos, Rebeca. Passa, então, a ligar para os profissionais de saúde com quem tem mais amizade e que atuam nas alas de internação.

Uma das profissionais da enfermagem atende sua ligação e olha o caso. Na frente de Maria Socorro, Ricardo recebe a notícia de que Tiago está bastante debilitado. Ele desliga sem ter coragem de dizer a verdade para a mãe. Diz que Tiago está bem. Tenta ainda passar segurança àquela mãe, ressaltando que no hospital o jovem pode ter um atendimento melhor, com profissionais experientes, mais recursos e suporte médico de primeira.

Maria Socorro respira aliviada. Antes de ir para casa, agradece pela ajuda e pede o número do celular de Ricardinho.

Normalmente, todos da equipe tentam ajudar quando acionados. Acabam se envolvendo com as histórias. Mas só dois vigilantes aceitam fornecer o número do telefone quando um familiar de paciente pede.

"Tive uma chefe que dizia, em tom de brincadeira, que eu ainda ia me dar mal por ser humanizado demais. Ela vivia dizendo que nós, da segurança, usávamos a 'farda' errada porque deveríamos ser do serviço social", lembra Ricardinho, rindo.

De fato, com o passar dos dias, o vigilante acaba se envolvendo pessoalmente com a história de dona Maria Socorro. Ela liga para ele. Ele atende e se desdobra para levantar notícias de Tiago.

Na época, o hospital permite a visitação aos pacientes de UTI. Dona Maria Socorro, devota de Nossa Senhora Aparecida, começa a frequentar o hospital uma vez por semana. Quando Ricardinho está de plantão, oferece a ela o cafezinho da equipe de segurança, conversa, tenta lhe dar apoio emocional. Quando não vai ao hospital, a mãe pede a ajuda de Ricardinho para saber sobre o filho.

Após uma das ligações, ele vai à UTI e descobre que Tiago acaba de ser transferido para as enfermarias. Que alegria. O filho de Maria Socorro agora está no sexto andar. Ricardinho vai até lá, chega e vê o paciente sentado.

O vigilante fica tão feliz que não resiste, mesmo sem poder entrar no leito, ele pede autorização à enfermagem para fazer uma videochamada com dona Maria Socorro. Mãe e filho conseguem se ver pela janela de vidro da porta do quarto, abanam a mão um para o outro.

Mas, como em muitos casos durante a pandemia, a história de dona Maria Socorro e de seu filho, Tiago, é mais uma das que passam pelas reviravoltas incompreensíveis da covid. O menino, agora recém-chegado à enfermaria, acaba sofrendo uma recaída pouco depois, e precisa retornar para a UTI.

Apenas dois dias após ter feito a videochamada com direito a tchauzinho, dona Maria Socorro liga para Ricardinho mais uma vez para saber notícias do filho. O vigilante aguarda uma pausa no trabalho para ir até a UTI. Quer obter informações como pedia aquela mãe. Ao se identificar como funcionário do hospital, é informado sobre a morte de Tiago.

O médico do caso explica a Ricardinho que vai ter que chamar a mãe e o pai para poder dar a notícia presencialmente. Ele pede que Ricardo fique junto, se puder, para poder ajudar no acolhimento.

Logo após receber a ligação pedindo que vá ao hospital, dona Maria Socorro liga para Ricardinho. Quer tentar se antecipar, entender o que está acontecendo. Ele desconversa. Diz que ela deve ter sido chamada para assinar papéis relativos ao tratamento de hemodiálise. Por questões éticas, o hospital jamais informa um óbito à família por telefone. Ricardinho sabe disso.

Quando dona Maria Socorro chega, acompanhada pelo marido, seu José, Ricardinho os acompanha até a UTI. O casal recebe a notícia, se desespera ao saber da perda do filho.

Ricardinho, a quem dona Maria Socorro gosta de chamar de "filho", fica ao lado deles o tempo todo. Chora junto. Vive a dor daqueles pais.

Nota: dona Socorro e seu marido ainda hoje costumam visitar o vigilante no trabalho para levar presentes para ele e a filha.

Dona Maria Socorro, mãe do paciente Tiago, teve a ajuda do vigilante Ricardo Viana da Silva, o Ricardinho, para ter notícias do filho. Ricardinho também acompanhou e acolheu o casal durante a notícia de óbito do filho.

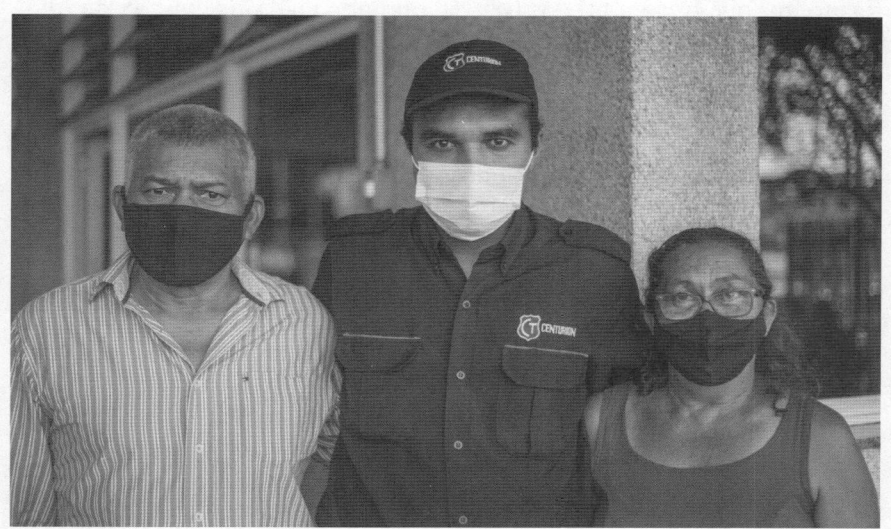

❧ O LOUVOR DO MARANHÃO

Por dentro, Sandra quer poder abraçar as famílias dos pacientes internados nas UTIs. Por fora, ela tem de ser firme. As famílias nem sempre compreendem e aceitam as regras rígidas de biossegurança de um hospital em plena pandemia.

Ela se prepara para receber a família de dona *Laura (nome fictício), uma senhora, mãe de dez filhos, que está internada há 30 dias na UTI. Ao saber da gravidade do estado de saúde da mãe, a família se mobiliza. Todos querem ir presencialmente ao hospital. Quatro filhos moram em São Paulo, mas outros seis vivem no estado do Maranhão, há cerca de 3 mil km de distância.

Estamos no começo da pandemia, os voos estão suspensos no país. Só resta fazer o percurso por via terrestre. É possível imaginar a longa e cansativa viagem por terra.

Finalmente, eles chegam. Reúnem-se na porta do hospital. Apenas dois familiares podem subir por vez, conforme a regra. Os dois primeiros escolhidos entram no prédio hospitalar. Logo serão atendidos por um médico que passará todas as informações e poderão ver a mãe dentro do quarto. Os demais ficam lá embaixo. Aguardam para subir depois.

Quando os dois primeiros filhos retornam do prédio hospitalar até a família, junto chega a notícia surpreendente: dona Laura acaba de falecer. As complicações da covid não permitem que a matriarca da numerosa família consiga esperar pelo adeus dos filhos. Nem com todos os sacrifícios físicos e financeiros que fizeram foi possível ver a própria mãe ainda viva pela última vez. Não houve tempo.

A família toda chora. Sandra se segura, respira fundo. Seu papel é acolher e tentar acalmá-los. É ela quem vai avisá-los também sobre como funcionarão os trâmites burocráticos. O próximo passo é fazer o reconhecimento do corpo.

As regras duras de biossegurança impostas pela covid colocam os profissionais do hospital em situações muito difíceis. O reconhecimento do corpo, por exemplo, pode ser feito por apenas um familiar.

"As pessoas vieram do Maranhão, encararam tudo para poder ver a mãe. Como eu posso dizer que apenas um vai poder entrar?", Sandra se questiona em silêncio.

Ela, então, por conta própria, decide tentar abrir uma exceção e se responsabiliza por isso. Ela conversa com a funcionária Lu, do necrotério (Luzinete

Neves), negocia e sugere que os dez filhos possam entrar rapidamente, só que em duplas e devidamente paramentados, para poderem se despedir da mãe. Sensibilizada pela colega, Lu concorda com a ideia.

Aos poucos, em silêncio, os filhos se paramentam em duplas e entram para se despedir rapidamente da mãe. Olham pela última vez o rosto pálido, outrora tão vívido.

Do lado de fora do necrotério, a família aguarda cada dupla que entra e sai. Sandra sente uma mistura de tristeza pela perda e de gratidão por poder fazer algo para ajudá-los.

Ao ar livre, enquanto esperam pela despedida de todos, uma das filhas inicia a última homenagem à mãe. Decide cantar baixinho um louvor cristão. Entre as estrofes que tratam de Deus e de amor, o choro contido dos filhos se junta ao de Sandra e Lu.

❧ ELÍPTICO

É madrugada. São quatro horas da manhã. Bem como uma UTI, a cidade de São Paulo não dorme, apenas desacelera. Como diria padre João, sempre tem uma luz acesa, um alarme tocando, alguém acordado.

No apartamento da fisioterapeuta Graziela Ultramari Domingues não é diferente. Os filhos adolescentes estão dormindo. O marido se levanta para buscar um copo d'água. Grazi está na sala fazendo exercícios físicos. Ora são os movimentos no aparelho elíptico, ora uma corrida na esteira ou até mesmo um treino de High Intensity Interval Training (HIIT).

Ela trabalha na linha de frente do combate à pandemia de covid-19. São dois hospitais e 12 horas de trabalho diariamente. A demanda por RH nos hospitais aumenta. A sobrecarga de trabalho dos profissionais de saúde também. Muitos se desdobram. Querem ajudar e, ao mesmo tempo, aproveitar as oportunidades de trabalho.

Grazi costuma sair de casa antes das 6h, retorna por volta das 21h. Nos finais de semana também há plantões. Mas não é só. Cada colega com suspeita de covid se afasta por dias até ter o diagnóstico. Quando o caso se confirma, são duas semanas de afastamento. Quem fica precisa se desdobrar para cobrir os plantões.

No hospital, a fisioterapeuta atende os pacientes, mas também chefia o time da reabilitação. Sob seu comando, colegas fisioterapeutas, fonoaudiólogos, psicólogos. Oficialmente, seu papel é organizar a equipe.

Fora do escopo, a meta é fortalecer e administrar o psicológico dos profissionais. Para ela, uma missão mais difícil do que se paramentar e atender os pacientes de covid.

A reabilitação está em todas as frentes: pronto-socorro, enfermarias, UTIs. Grande parte do time é formado por mulheres. São mães, esposas, filhas. Todos trabalham com medo, mas não podem titubear. Aos olhos da equipe, Grazi quer mostrar força. Quer mostrar que está junto para "segurar a barra". Tenta ajudar no que for possível, ainda que seja oferecer um ombro para que possam chorar.

Não é raro a fisioterapeuta enxugar as lágrimas dos colegas e, depois que tudo se acalma, pedir que voltem ao trabalho. Há sempre um paciente precisando deles, ela tenta lembrar.

A equipe está preparada emocionalmente para lidar com as doenças e os doentes. Mas no meio da pandemia de covid-19, é inevitável não se envolver com as histórias. Podia ser sua mãe, seu pai, seu filho. "São situações em que você se expõe também", diz.

Muitas vezes, é só no caminho do trabalho para casa que a fisioterapeuta se permite chorar. No metrô, no carro, no estacionamento, "no lugar que dá". São muitos os sentimentos escondidos.

Em casa, é preciso postura. Não quer levar mais preocupação à família. Todos estão isolados, a começar por seus pais, já idosos. O marido, que é bancário, passa a trabalhar remotamente de casa. Os filhos, de 14 e 17, também aderem às aulas on-line. Ambos têm asma e se enquadram nos grupos de risco para as complicações da covid-19.

De uma hora para outra, ela tem que adotar o distanciamento físico até na vida pessoal. A rotina de beijos e abraços é cortada. Ela mesma passa a colocar barreiras e evitar proximidade. Chega da rua e corre para a lavanderia e o banho. A preocupação de levar o vírus para casa é grande.

No trabalho, mantém uma vigilância constante sobre o que está fazendo. A fisioterapeuta, que sempre dormiu bem, passa a ter insônia. Adormece facilmente, mas passa a despertar às duas, três, quatro horas da manhã. Tenta dormir de novo. Os pensamentos não deixam.

Lembra-se do e-mail que não respondeu. Pensa em como vai responder. Planeja a reunião que terá que fazer. Imagina a dor de sua paciente que ainda não sabe que o marido morreu. Sonha com o dia em que os pais serão vacinados. Fica tensa de imaginar que possa ter passado algo para um dos filhos que aparece com uma coriza.

O trabalho, a pandemia e a preocupação invadem também as poucas horas de sono. A fisioterapeuta sonha que está trabalhando. Chega a acordar com o barulho do ventilador no quarto, imaginando ser um dos alarmes disparando na UTI. Os mundos se confundem.

A profissional da linha de frente passa então a buscar uma válvula de escape. Sem tempo para cuidar do próprio corpo, Grazi decide aproveitar os períodos de insônia para se exercitar.

"Fazer exercícios de madrugada soa estranho. Não é normal", avalia Grazi. O fato é que os exercícios a ajudam a ficar tranquila, desviam o foco das pressões da pandemia. A nova prática lhe faz bem. Com o passar dos meses, ela diminui a frequência dos treinos.

A pandemia não acaba. Os leitos não esvaziam. Não há férias de dois empregos ao mesmo tempo. Não há viagens. Ninguém relaxa muito.

Num fim de semana em Boiçucanga, no litoral paulista, a fisioterapeuta não consegue se desligar da pandemia. Fiscaliza o uso da máscara pelos filhos, acompanha as notícias sobre o aumento de casos na vizinha Ilha Bela. A hospedagem é feita em uma casa. O isolamento é mantido. A praia é o único passeio possível e com muitas restrições. Não é possível interagir, não dá para ir a uma pizzaria à noite.

Também não há passeios. Numa das raras idas a um shopping, a fisioterapeuta precisa comprar uma calça de moletom para o filho. Ele cresce durante a pandemia, as roupas ficam pequenas e o inverno está chegando.

Mesmo com tanta responsabilidade, Grazi sente culpa. Ela faz parte do time de profissionais de saúde que defende e dissemina as práticas adequadas de prevenção: o uso de máscara, o não aglomerar, o ficar em casa. "Que exemplo estou dando?", pensa durante sua passagem relâmpago pela loja.

Quando a pandemia alcança 18 meses, o estresse e o cansaço tomam conta de todos no hospital. Grazi volta a ter insônia. Também passa a sentir falta de apetite. O marido pede que ela vá ao médico para um diagnóstico. Ela não quer, já pode imaginar o que ouviria. Talvez tivesse que ser afastada do trabalho.

O estresse e o cansaço "gritam" pelo corpo naquela altura. Mas ela não quer abandonar a equipe e os pacientes. Reluta e segue. Volta a fazer exercícios físicos de madrugada. A rotina é repetitiva e extenuante, como uma sessão de elíptico sem hora para acabar. "Achávamos que seriam apenas 15 dias."

❧ JÁ NÃO HÁ MAIS NINGUÉM

"É muito difícil você olhar para o lado e não ter o apoio de nada, de ninguém." A enfermeira Marly Cardoso é supervisora de enfermagem na UTI. Entende, como poucos, a dor de ter muitas perdas em família em pouco tempo.

Antes de a covid-19 surgir, Marly viveu sua experiência pessoal com o luto. Em um intervalo de três anos, ela perdeu subitamente nove parentes próximos. A mãe, o pai e um irmão estão na lista. Mal se recupera de uma morte e precisa viver outra. Dentre os mais próximos, a irmã é a única "que sobra" e hoje é chamada carinhosamente de "irmãzinha".

Durante toda a pandemia, incluindo os dias mais difíceis, a enfermeira, que mora em Guarulhos, não arreda o pé do hospital. Os pacientes precisam dela e de sua equipe. O despertador toca às 4h20. São 74 km entre ida e volta.

Na fase inicial da pandemia em 2020, o marido, Unaldo, e os filhos Artur, 10, e Fernanda, 13, ficam em casa. Todos estão em isolamento.

A família, especialmente Fernanda, teme pela saúde da enfermeira. Paradoxalmente, todos também se orgulham da trajetória profissional de Marly. Ela está linha de frente para enfrentar a covid-19, mas também estava no hospital quando aconteceu a epidemia de gripe H1N1 (2009), quando se esperava pelos casos de ebola (2014) e quando houve um surto de febre amarela (2018).

Mas nem tudo é compreensão. Agora na pandemia de covid-19, Marly sente falta de uma ligação que seja de amigos e parentes. "Na minha família,

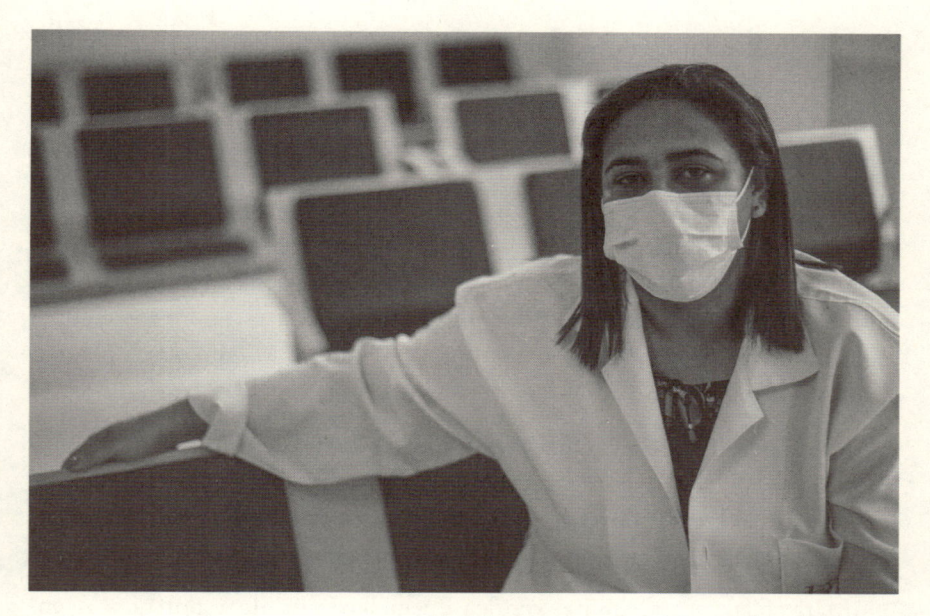

Na sala de espera da UTI, a enfermeira Marly Angélica da Silva Cardoso encontrou no início do dia uma jovem que receberia a notícia de óbito da própria mãe. Ela contou à enfermeira que já tinha perdido o pai, três irmãos e uma tia.

sou uma pessoa bastante querida, ou eu achava que era", brinca a enfermeira. Somem "os amigos e os amores", segundo ela.

Alguns vizinhos vão além. Um dia, enquanto Unaldo manobra o carro para estacionar na garagem, um deles se aproxima. Do lado de fora do carro, se atreve a fazer críticas à Unaldo "por deixar" Marly ser enfermeira de um hospital covid e voltar para casa todo dia. A queixa é sentida por Marly como uma agressão.

Com ou sem compreensão, a enfermeira chega todos os dias para trabalhar na UTI covid pontualmente às seis horas da manhã. Ela ama a profissão. Também ama trabalhar no hospital.

Católica praticante, agora ela já não consegue ir às missas devido às restrições, mas costuma rezar em casa. Pede resiliência e discernimento na pandemia. Considera que a fé a ajuda a manter uma visão positiva, apesar de todas as histórias tristes que testemunha.

Os ouvidos também costumam estar sempre disponíveis para ouvir o que as equipes têm a dizer. Antes da pandemia, ela costumava abraçar os profissionais da enfermagem quando chegava para trabalhar. Agora constata alguns olhares carentes. Deixa as portas de sua sala sempre abertas para quem quiser conversar.

Numa das manhãs, Marly chega de elevador ao segundo andar do prédio hospitalar, passa pela sala de visitantes e avista uma pessoa sozinha. É uma mulher de aproximadamente 30 anos. A enfermeira estranha ter alguém tão cedo no local. Não são nem seis horas da manhã. As equipes de plantão ainda são do noturno.

Marly pergunta se a mulher já havia sido atendida e ela responde que tinha acabado de chegar por ter recebido uma ligação do hospital pedindo que fosse presencialmente conversar. Sua mãe está internada com covid-19 na UTI e ela aguarda alguém da equipe chamá-la para a conversa.

Marly fala com a equipe, verifica quem havia ligado e por quê. A enfermeira imagina que a mãe da jovem pode ter ido a óbito. O hospital tem como regra só comunicar presencialmente casos de morte. A equipe confirma à Marly o fato do qual ela já desconfia.

A enfermeira volta à sala de visitantes. Avisa à jovem que o médico já está a caminho para a conversa. Marly está preocupada com o impacto da notícia. Repara na solidão daquela filha. Pergunta se não há mais ninguém junto. A moça, então, responde que está sozinha. Depois conta que já não há mais ninguém. A pandemia levou o pai, os três irmãos e uma tia.

Tocada pela história, Marly não sabe o que dizer. Ela pode imaginar o quão assustadora é a sensação de ver-se sozinha no mundo de uma hora para outra. "Você faz o quê? O que você fala para uma pessoa dessas?", se pergunta a enfermeira.

❧ AS LIGAÇÕES PERDIDAS

*Rafael (nome fictício) tem 21 anos. Tira o tênis, o relógio. Acaba de chegar em casa, após ter trabalhado a noite toda. Está exausto. Nem mesmo a vitalidade daquela manhã ensolarada de sábado poderia desviá-lo da rota que o leva até a cama.

Ele mora com o pai, que é taxista, e com uma irmã de 17 anos. Sua mãe morreu quando ele tinha 14. Desde então, o pai se desdobra para cuidar da família, educar os filhos e prepará-los para não dependerem de ninguém. O único parente é um tio que mora fora do Brasil.

Enquanto se prepara para dormir, o jovem recebe uma ligação. O pai pede para que ele o acompanhe até um hospital, não está se sentindo bem.

Cansado, o jovem pede ao pai que adie um pouco a busca por atendimento médico e volte para casa. Mais tarde, depois de dormir um pouco, ele promete acompanhá-lo até um serviço de saúde. Irritado, o pai rebate. "Você não está entendendo, não estou passando bem. Quando eu chegar a algum pronto-socorro, ligo avisando onde estou."

Mais tarde, como combinado, o pai liga para Rafael algumas vezes. O jovem não percebe as ligações. O celular está no silencioso. Rafael segue dormindo. Quando acorda e percebe as chamadas perdidas, liga de volta imediatamente. Ele ainda não sabe, mas o pai já não pode mais atendê-lo, está intubado na UTI.

Sem notícias, Rafael decide então sair em busca do pai. Ele não faz ideia sobre qual pronto-socorro o pai havia procurado. Começa, então, a imaginar as unidades de saúde mais próximas de seu itinerário.

O ponto de táxi onde o pai trabalha fica nas proximidades do Estádio do Pacaembu. Rafael, então, deduz que ele poderia ter ido para os hospitais do chamado "Quadrilátero da Saúde", onde estão o Emílio Ribas e o Hospital das Clínicas.

Quando Rafael chega ao hospital no domingo, descobre que o pai está internado lá. Não pode vê-lo por não ser dia de visita, mas consegue receber um boletim médico. A equipe explica sobre a gravidade do quadro de saúde de seu pai.

Na segunda, Rafael recebe uma ligação do hospital pedindo que vá até lá. Acompanhado por Sandra Santos, da equipe de acolhimento do hospital, ele usa os elevadores para se deslocar até a UTI onde seu pai está internado, no segundo andar. A equipe médica da UTI o recebe. Depois dá a notícia. Seu pai não resistiu.

Em choque com a morte do pai, o jovem recebe o apoio da equipe de acolhimento do hospital. Tem orientações para poder realizar os trâmites burocráticos. É ele quem tem de reconhecer o corpo, providenciar o velório, o enterro. Rafael não sabe onde estão os documentos do pai, nem onde ele havia deixado seu táxi. Se assusta ao se ver sozinho com tantas responsabilidades. São muitas as preocupações.

Por mais que o pai o tenha preparado para ser independente, é inevitável que muitos detalhes tenham ficado para trás. A morte precoce do pai pega a pequena família de surpresa.

O fato de não ter atendido as últimas ligações do pai também se torna um tormento na cabeça do jovem. Ele lamenta. Repete várias vezes. Não se conforma de não tê-lo acompanhado até o hospital.

Sandra ouve os desabafos, tenta acalmá-lo e o acompanha até a portaria do hospital. Impossível voltar no tempo. Mas só o passar do tempo talvez o ajude a se perdoar.

A IMPRENSA
E O HOSPITAL

O RELACIONAMENTO
COM OS JORNALISTAS

Em abril de 2020, no início da primeira onda de covid, o hospital passou oficialmente a receber equipes de reportagem que quisessem fazer imagens em sua UTI. Em média, chegavam à instituição de 10 a 20 pedidos por dia, entre entrevistas, gravações de reportagem presenciais, sessões de fotos na UTI, *lives*, pedidos de indicação de profissionais de saúde e de pacientes para entrevistas etc. As demandas só puderam ser atendidas com muita organização e com a generosidade dos profissionais de saúde.

A decisão da diretoria de abrir as portas levou em consideração a importância de sensibilizar a população sobre a realidade da pandemia e, ao mesmo tempo, de valorizar o SUS e seus profissionais.

"Dar visibilidade para o que acontece aqui dentro é uma maneira de dar credibilidade para a informação que está chegando às pessoas. Essa é a vida real. Nós fomos o primeiro serviço a ter todos os leitos de UTI ocupados com covid-19 no Brasil. As pessoas precisavam entender o tamanho do problema. As pessoas precisavam entender que elas tinham que mudar de atitude, e evidenciar essa situação traz dois ganhos: dividir a responsabilidade com a população e mostrar que esses profissionais de saúde, dignos, entregues, estavam fazendo o seu papel", afirma o médico Luiz Carlos Pereira Júnior, diretor do hospital.

As gravações presenciais no hospital eram delicadas porque a instituição não poderia expor os jornalistas à covid-19 e as equipes de reportagem também não podiam prejudicar o fluxo de trabalho dos profissionais de saúde, o que exigiu muitos alinhamentos e bom senso.

Para a pandemia, foi montado um protocolo de biossegurança específico para o atendimento da imprensa, que passou pela aprovação CCIH. O protocolo também incluía regras para minimizar o impacto da presença de repórteres no dia a dia das equipes de saúde no hospital. Ficou acordado, dentre outras coisas, que as equipes de reportagem poderiam ficar no máximo por uma hora no prédio hospitalar, que incluía o pronto-socorro, as enfermarias e as UTIs.

Dentre as regras do protocolo de imprensa estavam: usar máscara N-95, remover acessórios (como bijuterias), levar o mínimo de equipamentos possível e desinfetar tudo assim que deixar o local, além de tomar banho, lavar os cabelos e a roupa. A entrada nos leitos era terminantemente proibida. As divisórias de vidro das UTIs permitiam aos fotógrafos e cinegrafistas fazerem imagens detalhadas sobre o atendimento aos pacientes sem que se expusessem diretamente ao vírus. Não houve relatos de jornalistas que tenham se infectado com covid-19 após terem estado na instituição.

No dia 13 de abril de 2020, a premiada jornalista Patrícia Campos Mello e o repórter-fotográfico Eduardo Anizelli começariam a fazer presencialmente a primeira grande reportagem para um importante jornal do país sobre a pandemia de covid-19 dentro de um hospital.

A matéria "Dentro do Emílio Ribas, durante a pandemia do coronavírus" foi publicada no jornal *Folha de S.Paulo* e teve ainda a versão "A Linha de Frente" para a *TV Folha*. Para a jornalista, foi muito importante o hospital ter aberto as portas para a imprensa desde o início e com transparência porque existia um esforço, envolvendo até o presidente da República, para dizer que a doença não era grave.

Para ela, chamou a atenção o fato de os próprios médicos estarem, visivelmente, tentando entender a doença ainda. Na opinião de Patrícia, foi interessante também poder levar ao público as imagens mostrando o quanto os profissionais de saúde estavam se arriscando de fato no dia a dia dentro do hospital.

"Além de poder mostrar como a doença era grave e que não era apenas uma gripezinha, você também mostrava o risco que os médicos, enfermeiros, auxiliares e fisioterapeutas estavam correndo todo dia e como era o trabalho deles. Para a maioria das pessoas e para mim também, que não tinha essa visão antes de entrar no hospital, era uma coisa mais distante. Com essa transparência, você consegue mostrar para a população, com mais concretude e realidade, uma epidemia. Isso ajuda as pessoas a entenderem melhor a importância da prevenção", afirma a jornalista.

Dali em diante, o hospital receberia diversas equipes de reportagem presencialmente que mostraram os bastidores do hospital: UOL Tab, CNN Brasil, Jornal da Record, Rádio CBN, Estadão e Brasil Urgente, da Band TV.

Também surgiriam pedidos da imprensa internacional: CNN Internacional (Reino Unido), BBC Internacional (Reino Unido), NBC (EUA), ABC News (EUA), ORF (Áustria), Canal RF1 (França), Canal France 2 (França), Rai TV (Itália) e TV Xinhua (China), dentre outros.

O jornalista Leandro Gouveia, da rádio CBN, conta ter lido o relato de Patrícia e ter ficado impressionado na época, como jornalista, mas também como ser humano. Segundo ele, a doença ainda era pouco conhecida e os procedimentos adotados nas unidades de tratamento intensivo também.

Por conta de uma outra reportagem que estava fazendo, Leandro foi convidado pela assessoria de imprensa a realizar sua própria matéria no hospital. "Aceitei na hora pela oportunidade de produzir um material em áudio sobre o episódio e ainda levar minha impressão e novas informações a respeito da doença à audiência da CBN. Acredito que eu tenha sido o primeiro repórter de rádio a visitar uma UTI dedicada à covid", relembra o repórter.

Em sua matéria, Leandro falou sobre como a higienização dos leitos que vagavam tinha que ser rápida para que outros pacientes graves pudessem ser recebidos, abordou a tensão e o cansaço dos profissionais de saúde e trouxe o relato de uma fisioterapeuta que contou sofrer ao ver o choro das famílias dos pacientes.

"Acredito que passar esse cenário para o público tenha contribuído de alguma forma para que se tivesse a real noção da gravidade da situação e da necessidade de se tomar cuidados para prevenir a contaminação e evitar a internação em um momento em que ainda estávamos longe da primeira aplicação de vacina", diz Leandro. A reportagem "Profissionais do Emílio Ribas relatam medo e tensão com coronavírus" foi ao ar no dia 23 de abril de 2020. Leandro voltaria para fazer uma outra reportagem sobre como andava o atendimento na UTI do hospital exatamente um ano depois.

A fisioterapeuta da linha de frente Michele Bispo Serralheiro Dias disse que, de forma geral, a imprensa conseguiu trabalhar bem a cobertura da pandemia e tratou de forma respeitosa e gentil os profissionais de saúde, mesmo tendo que lidar com o cansaço e o estresse da categoria. "Nesse momento da pandemia, a gente conseguiu mostrar um pouco para a sociedade o porquê de a gente estar aqui. A gente não está aqui por dinheiro, pois não ganhamos muito. A gente trabalha com amor. A gente da área da saúde sempre foi muito esquecido", disse a fisioterapeuta.

Na mesma época, bem no início da pandemia, por questões de segurança, algumas TVs restringiram a entrada de seus repórteres nos hospitais e passaram a depender de assessores de imprensa e profissionais de saúde para fazerem imagens com celular. Nunca esse tipo de recurso havia sido utilizado antes da pandemia.

Com isso, imagens cedidas pelo hospital mostrando seus leitos e profissionais de saúde, por exemplo, costumam ser usadas para ilustrar reportagens sobre covid até hoje nos grandes telejornais.

O jornalista e cineasta Álvaro Pereira Júnior, que é repórter do *Fantástico*, com passagens pela *Folha* e especialização em Jornalismo Científico pelo Massachusetts Institute of Technology (MIT), foi um dos primeiros a ter ajuda do próprio hospital para a gravação de imagens com o celular.

O aparelho registrou a médica Rosana Richtmann explicando quais eram as principais áreas de risco dentro da instituição, como a sala da tomografia, onde os pacientes costumam tossir e expelir gotículas infectadas por covid.

"As áreas técnicas de todas as emissoras do mundo passaram a ser mais flexíveis de admitir que a gente colocaria no ar imagens que não estariam no superpadrão de televisão, que não eram feitas com a câmera que a gente tinha na televisão, nem por cinegrafistas profissionais. Diante da situação da pandemia, não teve jeito. Eu acho que o resultado foi bom, obviamente pela qualidade das informações que a gente obteve", afirma o jornalista.

Mais tarde, já no final de 2020, Álvaro e sua equipe entrariam presencialmente no hospital, mais especificamente na área de ambulatórios, para mostrar como funcionava o estudo com a vacina Coronavac, do Instituto Butantan. A gravação *in loco* só foi possível porque o ambulatório não era considerado área de alto risco para a covid.

O material gravado por eles foi feito para o documentário do Globoplay *A corrida das vacinas* e trazia um pouco dos bastidores do estudo no hospital, além de acompanhar o dia a dia de uma voluntária que eles conheceram lá, a enfermeira Patrícia Pantaleão, que trabalhava em uma Unidade do Programa Saúde da Família na zona Leste de São Paulo.

"Nem as pessoas, nem nós, jornalistas, tínhamos muita noção do que era um estudo de fase 3 relacionado com vacina. Para o documentário, a gente teve acesso aos voluntários que estavam no Emílio Ribas, conversamos com os médicos que estavam à frente do estudo e foi muito bacana. Espero que para a população também tenha sido. Talvez as pessoas tenham a imagem da Medicina como uma ciência exata e não é isso. Você tem que fazer um ensaio, tentativa e erro, voltar atrás. Eu acho que o jornalismo mostrou nessa pandemia que serve para alguma coisa. Eu espero que uma boa parcela da população tenha entendido o que estava em jogo cientificamente e tenha até decidido se vacinar ou se proteger por aquilo que a imprensa mostrou", disse o repórter.

A jornalista Mayara Silva das Neves Teixeira, da equipe do programa *Profissão Repórter*, lembra que, mesmo sem poder entrar no prédio das internações, conseguiu contar em duas reportagens as histórias de pacientes, familiares e funcionários que lutavam para combater uma das doenças mais assustadoras que já vimos no mundo e que se apresentava como algo "inédito e invisível". "E como foi importante mostrar o que significava a pandemia. Muita gente se recusava a utilizar máscara naquele momento e futuramente muitos se recusariam a se vacinar também. Poder assistir ao drama dos internados era uma forma de concretizar o que significava a doença. O hospital abriu as portas para receber jornalistas, para acolher as famílias e principalmente para mostrar a realidade", afirma Mayara, que gravava as entrevistas na área de estacionamento e no ambulatório do hospital (áreas que não eram de alto risco para covid) e emprestava o equipamento para a assessoria de imprensa da instituição gravar imagens dentro da UTI, respeitando as regras de biossegurança estipuladas pela TV Globo, que proibiu a entrada dos jornalistas em áreas covid dos hospitais. As matérias foram ao ar no dia 17 de março de 2021.

Mayara afirma que quando foi designada para fazer essa reportagem, durante a segunda onda de covid, as pessoas tinham medo de passar na frente dos hospitais. Segundo ela, até quem precisava de atendimento pensava duas vezes antes de buscar um pronto-socorro.

"Uma das maiores preocupações de médicos e enfermeiros era oferecer às pessoas um atendimento humanizado, e no meio da pandemia, essa era uma dificuldade principalmente pelo isolamento que a doença exigia. Mas na unidade de terapia intensiva para covid-19 do Emílio Ribas, diferentemente de outros hospitais, as portas estavam abertas", lembra a jornalista.

OS PORTA-VOZES

Com um grupo de porta-vozes montado desde 2014, o hospital também passou a ser referência para as entrevistas ao vivo nos telejornais e até em programas de variedades dos canais mais importantes da TV brasileira. O time de porta-vozes do Emílio Ribas também participaria ativamente de programas de rádio e das *lives*, que explodiriam na pandemia.

O secretário de Estado da Saúde, Jean Gorinchteyn, que era médico das enfermarias do Emílio Ribas, conta que estava em Miami, passando 15 dias de férias em janeiro de 2020, quando passou a receber pedidos de entrevista de TVs brasileiras para que entrasse ao vivo e comentasse sobre a nova doença que acometia os chineses.

Gorinchteyn se lembra de ter dado entrevistas dentro de uma loja de roupas, numa lanchonete da rede McDonald's e até dentro de uma loja de cosméticos, enquanto acompanhava as filhas, que estavam comprando batons.

O médico se lembra das dificuldades iniciais para atender aos jornalistas. De acordo com ele, ainda não havia artigos científicos publicados e as informações chegavam com restrições. Muitas vezes, os médicos analisavam a doença com base nas imagens que chegavam da China.

"Os médicos também não sabiam o que estava acontecendo, mas como a gente era porta-voz de uma instituição de infectologia, que sempre esteve à frente dessas demandas de pandemias, nada mais justo do que sermos solicitados naquele momento", afirma Gorinchteyn.

Quando o primeiro caso de covid-19 foi confirmado no Brasil, Gorinchteyn estava com a família em Santos e acabou antecipando o retorno da viagem para poder atender várias demandas de imprensa. O primeiro veículo a ligar para ele foi a rádio CBN, mas no mesmo dia ele se lembra de ter atendido Globo News, Band News TV, Rádio Band News, Rádio Bandeirantes e TV Band.

Na época, um âncora de TV chegou a criticar Gorinchteyn ao vivo por ele considerar correta a decisão do hospital Albert Einstein de dar alta, com recomendação de isolamento em casa, para o primeiro paciente de covid do Brasil. Embora também fosse médico do hospital Albert Einstein, Gorinchteyn explica que nunca atendeu o primeiro paciente de covid do Brasil e que emitiu sua opinião, como médico, baseado no que preconizava a própria OMS.

No entendimento do apresentador de TV, a alta colocaria a população em risco. Como ficaria claro depois, somente os casos de média e alta complexidade precisavam de internação de fato. Pacientes com sintomas leves e assintomáticos precisavam fazer o isolamento em casa, como Gorinchteyn explicava nas entrevistas.

"No meio de crises epidêmicas, o papel de um médico e de um gestor de saúde é fundamental. Ele tem de trazer essa informação de forma serena, quais medidas devem ser adotadas, como vamos prevenir os riscos. Tudo com muita serenidade. Isso é extremamente importante. Você tem de ter muita verdade. É a verdade que te liga com as pessoas", afirma o secretário.

O produtor de conteúdo e reportagens da CNN Brasil, André Rosa, conta que foi de grande valia poder contar com o profissionalismo e a experiência dos médicos e de outros colaboradores do hospital. Para ele, passou a ser vital para a sociedade ter os porta-vozes do hospital no ato de informar e combater as *fake news*.

"Com informações atualizadas referentes ao número de pacientes e de funcionários acometidos pelo novo coronavírus, por exemplo, além das portas, literalmente, sempre abertas para gravações das emissoras de TV, o Emílio Ribas foi um parceiro na labuta diária de qualquer jornalista. Inúmeras histórias, das mais tristes às de superação dos profissionais", diz André, que foi o responsável pela produção de uma reportagem especial sobre a enfermeira Mônica Calazans antes mesmo de ela se tornar a primeira vacinada do Brasil. Por sua história, a enfermeira foi eleita Heroína do Ano no primeiro Prêmio Notáveis CNN em 2020, primeiro ano da pandemia.

A médica Rosana Richtmann, uma das porta-vozes do hospital mais solicitadas pela imprensa, acha que os médicos da instituição se viram numa posição de fazer a tradução daquilo que estava acontecendo de forma que as pessoas compreendessem e colaborassem com as medidas de prevenção que passaram a ser adotadas.

Na sua opinião, por exemplo, o uso da máscara era algo muito "chato", que só tinha adesão das pessoas quando elas entendiam os motivos pelos quais isso era necessário. Para ela, o hospital foi uma das lideranças na pandemia porque tinha profissionais com boa capacidade de conversar com a população.

"Eu acho que foi uma oportunidade. O Emílio Ribas tem um grupo de médicos que fez muito esse papel de traduzir para a população e para os próprios jornalistas o que estava acontecendo. Isso foi fundamental no sentido de esclarecer o porquê das medidas sanitárias", afirma Rosana.

Quase dois anos depois do início da pandemia, a médica contou que ainda recebia mensagens de pessoas comuns agradecendo pelas entrevistas e esclarecimentos. De acordo com ela, as pessoas reconhecem o trabalho dos profissionais de saúde que vinham a público e conseguiam decifrar a pandemia, ainda que muitos aspectos fossem indecifráveis.

"Isso não queria dizer que a gente sabia mais do que os outros, de jeito nenhum. A gente estava tão perdido quanto os outros em termos de conhecimento, era tudo muito novo. Eu tinha que passar uma informação sobre a qual eu não tinha absoluta convicção, e não gerar pânico na população. Eu sempre procurei explicar de um jeito científico para poder falar exatamente até onde a gente conhecia", afirmou Rosana.

Para ela, o relacionamento tão intenso com os jornalistas trouxe algumas lições. Por um lado, a de que é necessário atender o máximo possível as demandas da imprensa para garantir que as dúvidas sejam respondidas por profissionais sérios e compromissados com a ciência. Nesse sentido, ela considera que o Emílio Ribas foi uma liderança. Por outro, a de que também é importante filtrar e saber com que veículo se está falando. No contexto negacionista da pandemia, não foram raras as vezes em que alguns veículos editaram e usaram falas de forma distorcida, confundindo a população, quando não produzindo, literalmente, uma notícia falsa. Como o limite era tênue, em algumas ocasiões, os médicos se aconselhavam com a assessoria de imprensa sobre os veículos que deveriam ser atendidos e os que poderiam ser evitados.

Para David Uip, é quase uma obrigação para quem tem informação compartilhá-la. Na sua opinião, a união de forças entre jornalistas e médicos foi uma caraterística marcante da pandemia de covid-19. "A imprensa foi parceira porque viveu conosco desde as dificuldades do dia a dia, sofreu tanto quanto nós, se expôs tanto quanto nós. No começo, não sabíamos nem da necessidade do uso da máscara durante uma entrevista. São muitos livros a serem escritos sobre isso tudo", afirma Uip.

Para Luiz Carlos Pereira Júnior, os porta-vozes do hospital ajudaram a traduzir o mundo do conhecimento científico de modo que pudesse ser facilmente entendido pela população. "Ao mesmo tempo em que tranquilizavam, traziam a informação correta e de maneira clara, por meio da imprensa", afirma.

O jornalista Álvaro Pereira Júnior, que se especializou na cobertura de ciência e medicina, conta que sempre foi um crítico dos cientistas que só são capazes de se expressar no seu próprio jargão. Na sua avaliação, a cobertura de imprensa foi boa na pandemia, em parte por mérito dos cientistas, em parte por mérito dos jornalistas, sempre com a tônica com didatismo.

Ele considera o médico Dráuzio Varella uma referência nesse aspecto por conseguir falar de um jeito que o telespectador entenda e, ao mesmo tempo, tendo o respeito dos especialistas. "Acho que encontrei vários 'mini-Dráuzios' nessa pandemia. Eu acho que a classe médica se saiu bem nessa missão didática de divulgação científica, porque o que tem por trás disso, no final, é ciência. Acho que de vez em quando rola um 'patógeno' em vez de vírus", brinca o jornalista.

Na opinião da jornalista Fabiana Boa Sorte, que atuou como produtora em dois dos telejornais mais assistidos do país, o *Jornal Hoje* e o *Jornal Nacional*, a pandemia só pôde ser controlada pelo comportamento adequado adotado pela maior parte da sociedade mas também, especialmente, devido à soma de esforços entre a imprensa e profissionais sérios e competentes na área da saúde.

Para ela, a prontidão do Emílio Ribas em ajudar a imprensa com imagens e fontes foi essencial para que a cobertura da pandemia pudesse ser feita. Em sua avaliação, somente com esse esforço conjunto foi possível divulgar informações corretas e se sobrepor às *fake news*, que nunca foram tão fortes, segundo sua percepção. A jornalista lembra que as mídias sociais podem ser usadas "para o bem e para o mal" e que, muitas vezes, se tornaram canais de disseminação de notícias falsas. "Nunca foi tão necessário o trabalho da imprensa e de profissionais sérios da área da saúde. E nunca foi tão necessária essa sintonia, com um mesmo propósito que era o de passar a verdade. Os dois andaram de mãos dadas", afirma a jornalista.

OS IMPACTOS DO NEGACIONISMO

VÍDEO FALSO

Com 100% de taxa de ocupação nos leitos de UTI durante grande parte da pandemia e com seus profissionais trabalhando incansavelmente na linha de frente, o Emílio Ribas não pôde fugir do difícil convívio com o negacionismo.

Em abril de 2020, quem digitasse o nome do hospital na busca do YouTube, por exemplo, ia encontrar com um vídeo caseiro, feito com celular, negando a lotação por covid na instituição.

No vídeo gravado escondido nas dependências da instituição, dois homens percorrem um prédio vazio do hospital e alegam que a imprensa está mentindo. O que eles não contam é que se tratava do prédio do ambulatório, onde os atendimentos com especialistas tiveram que ser suspensos na época, justamente devido à pandemia e pelo fato de o hospital ter se tornado uma instituição de referência para a covid-19.

Vários internautas acreditaram. Comentavam embaixo do vídeo, xingavam o hospital e a imprensa.

O conteúdo mentiroso só foi retirado do ar vários dias depois, após o hospital ter denunciado repetidas vezes.

Na época, um alerta interno teve que ser emitido informando o ramal da equipe de segurança, para que os profissionais de saúde ficassem atentos e colaborassem denunciando caso alguém estivesse gravando ou fotografando dentro do hospital sem estar acompanhando pela assessoria de imprensa.

No dia 11 de junho de 2020, o presidente Jair Bolsonaro fez uma *live* em que pediu à população que invadisse hospitais do SUS e de campanha e filmassem supostos leitos destinados à covid-19 vazios.

Novamente, um alerta interno a todos os funcionários teve que ser emitido. Dias depois, a equipe de segurança barraria dois homens que mexiam com a câmera do celular incessantemente e que não souberam informar o local aonde queriam ir quando foram questionados na entrada da instituição. Após serem abordados, os dois homens atravessaram umas das pistas da avenida Doutor Arnaldo e ficaram no meio do canteiro da avenida gravando imagens da fachada do hospital.

Os comunicados internos deixaram os profissionais atentos e, de certa forma, tensos com filmagens e fotos. Além de tudo o que já estavam passando, precisavam ajudar a zelar pela segurança e imagem do hospital onde trabalham.

NEGACIONISMO X VIDA REAL

Com as mangas da camisa dobradas e os óculos de grau no rosto, o médico Daniel Prestes pega nas mãos um documento que havia chegado para sua avaliação e providências. É do setor de ouvidoria do hospital. Uma reclamação. Ele lê e mal acredita. A família de um paciente atendido no pronto-socorro questiona o porquê de a instituição não estar oferecendo tratamento precoce para pessoas com diagnóstico de covid.

Em um dos tópicos, o protocolo do hospital dizia que o Instituto de Infectologia Emílio Ribas não recomendava o uso de cloroquina e de hidroxicloroquina para o tratamento de pacientes com covid-19. Logo nos primeiros meses da pandemia, já havia artigos científicos mostrando que a droga não funcionava.

Apesar de não serem obrigatórios, os protocolos ajudam a balizar a conduta dos médicos, com o intuito de minimizar erros. O protocolo é feito por diversas mãos e é um documento muito sério baseado nas evidências científicas mais recentes disponíveis na literatura. No caso da covid-19, as atualizações foram constantes. Cada uma das recomendações do protocolo médico, por exemplo, tinha por trás extensa discussão envolvendo todos os setores do hospital e feita em cima de dados atualizados da ciência. "O protocolo não raciocina por ninguém e também não educa ninguém. Cada um tem a sua educação médica", explica o infectologista.

No final, Prestes conta que, durante toda a pandemia, respondeu apenas duas ouvidorias sobre o tema "kit covid". Para ele, embora não tenha havido outros registros feitos formalmente, o pronto-socorro, possivelmente, foi o local mais sensível às polêmicas em torno de medicações que não funcionavam e eram indicadas por correntes negacionistas.

Embora tenha atingido em cheio os leigos, o negacionismo também esteve presente entre médicos, mesmo numa instituição centenária e respeitada.

Prestes também teve problema com três profissionais médicos de suas equipes durante a pandemia. Um desses profissionais teria dito, na presença de vários residentes, que era "imoral" o hospital não prescrever cloroquina para os pacientes. Segundo Daniel, os residentes se incomodaram e reclamaram. Normalmente, os jovens médicos que estão se especializando costumam estar sempre bem alinhados com a ciência e rebeldes a tudo que despreze o conhecimento científico.

Daniel precisou ter uma longa conversa para tentar descontruir o pensamento do colega. Inconformado, o profissional ainda teria enviado alguns artigos para tentar convencer Prestes do contrário. "Eram arquivos vazios, com um número de casos pífio e aí, óbvio, que não tinha base. Não tinha como nunca teve", conta Prestes.

Para ele, as conversas e o olhar crítico dos residentes ajudaram a evitar o uso de drogas sem eficácia científica comprovada dentro da instituição. Mas ele se preocupa com o comportamento desses mesmos profissionais em outras instituições. "Raramente, um profissional trabalha num serviço só aqui no Brasil. O hospital é uma foto do que está acontecendo por aí", diz o médico.

Um outro profissional, no entanto, causaria um mal-estar entre os médicos da instituição ao dar entrevistas utilizando o nome e a confiabilidade da instituição sem autorização e defendendo abertamente comportamentos negacionistas.

Em uma ocasião, a assessoria de imprensa do hospital teve que emitir nota a um grande veículo de imprensa para esclarecer que a opinião do profissional sobre cloroquina não representava a do corpo clínico da instituição.

Na opinião da infectologista Fátima Maria Venâncio Porfírio, se o Brasil tivesse um alinhamento melhor politicamente, talvez não houvesse tanto desconforto entre as pessoas. Para ela, o tempo da pandemia foi de discordâncias, debates e diferentes interpretações, que acabaram ultrapassando alguns limites. "Isso seria saudável porque precisamos debater a forma como enxergamos o mundo, mas em vários momentos, isso foi tóxico", afirma a médica.

A pedagoga hospitalar Sandra Santos, da equipe de acolhimento às visitas e famílias em luto, diz que chegou a ouvir de um amigo que a pandemia era uma "armação do governo", que o povo precisava acordar para a realidade e que nem todo mundo que era internado ou morria tinha covid-19. "A gente tinha um índice de óbitos por mês no hospital e esse índice triplicou durante a pandemia. Ou seja, alguma coisa estava muito errada. Se não era covid, o que era, então?", questiona Sandra.

Para o médico infectologista Jamal Suleiman, o caso mais marcante de negacionismo na pandemia foi o de um paciente idoso que chegou ao pronto-socorro em estado gravíssimo e foi a óbito. Ele estava acompanhado da mulher, duas filhas e um genro. Todos da família contaram ao médico que, mesmo piorando, o paciente não procurava atendimento porque havia recebido uma prescrição do pastor de sua igreja de dois medicamentos do chamado "kit covid", que já tinham a ineficácia comprovada cientificamente. O paciente vinha tomando ivermectina e só não tomou cloroquina porque o estoque na farmácia próxima de sua casa havia acabado.

Jamal também perdeu um irmão de criação, que era médico radiologista e negacionista. No lugar onde ele morreu, no Mato Grosso, havia três respiradores em uma cidade de 40 mil habitantes e era o epicentro da pandemia naquele momento, já na segunda onda em 2021. "Essas experiências são muito ruins, sugam toda a sua energia", disse o médico que faz parte do time de porta-vozes do hospital.

O infectologista David Uip explica que a cloroquina foi utilizada nos dois primeiros meses da pandemia no esquema *off label*, que é quando uma medicação com eficácia comprovada para uma doença é testada também para uma outra.

Ele, pessoalmente, contribuiu com a criação do primeiro protocolo para uso da medicação feito pela equipe do então ministro Mandetta. Ainda em experimentação para a covid, a droga era utilizada com várias restrições, apenas em ambiente hospitalar e para pacientes graves, antes ou depois da intubação. Os médicos ainda não sabiam se a droga era ou não eficaz.

Ele também afirma que não demoraria muito para serem publicados os primeiros artigos científicos demonstrando que a droga não só não era eficaz, como também aumentava significativamente os riscos de taquicardia. Ele, que admite ter prescrito a droga bem no início da pandemia, lembra que não falava sobre o tema nas entrevistas para preservar a privacidade dos pacientes e evitar uma corrida às farmácias com consequente uso indiscriminado da droga.

Uip compara a história da cloroquina à da fosfoetanolamina sintética, que foi chamada de "pílula do câncer" e chegou a ter produção e distribuição autorizadas por lei em 2016, antes de ter passado por estudos em seres humanos. Uip conta que, na época quando era secretário de Estado da Saúde de São Paulo, chegou a ser chamado de "assassino do povo" por exigir que fosse feito um estudo científico. No final, o estudo teve que ser interrompido por falta de eficácia da droga.

Para ele, a "era cloroquina" foi pior porque sua mulher, filhos e netos passaram a ser atacados pela internet. "O pior momento foi na Páscoa de 2020, sofremos ataques inacreditáveis. A história vai mostrar, vai cobrar e vai julgar quem agiu bem e quem agiu mal. Esse outro lado [negacionismo] não me interessa, mas o lado bom tem de ser muito elogiado e engrandecido", diz o médico.

O secretário de Estado da Saúde de São Paulo, o médico infectologista Jean Gorinchteyn, que fazia parte do time de porta-vozes do hospital de janeiro a julho de 2020, afirma que a cloroquina era uma esperança bem no início da pandemia, que logo precisou ser deixada de lado. "Nós adoraríamos que a cloroquina funcionasse, a ivermectina e outras medicações. Os trabalhos científicos mostraram rapidamente que a medicação não funcionaria contra a covid-19", afirma o médico.

O secretário Jean Gorinchteyn afirma que o fato de haver médicos difundindo negacionismo no país induziu a população a acreditar naqueles que prometiam poupá-la de um sofrimento maior. Em sua opinião, esses profissionais fizeram mal à sua própria credibilidade, mas, principalmente, à sociedade.

Para ele, a pandemia foi uma grande tragédia humanitária, ao mesmo tempo que a sociedade convivia com o negacionismo. "Para quem ficava de fora de um ambiente hospitalar, em casa, e não via aquilo, não era uma doença grave mesmo. Imagine se isso não é uma doença grave", ironiza o secretário.

O diretor do hospital, Luiz Carlos Pereira Júnior, pontua que o grande impacto do negacionismo, de fato, foi o aumento do número de casos, que em sua opinião teria sido consequência do discurso negacionista Brasil afora. Segundo ele, houve uma demanda crescente de pessoas chegando ao hospital que não entendiam ou não queriam entender um lado da mensagem por acreditar no outro lado, que negava todas as estratégias e o conhecimento científico.

Na sua opinião, quanto mais ignorantes, mais vulneráveis as pessoas estavam. E a ignorância não necessariamente estava atrelada às condições sociais e de educação. "A decepção foi grande por ver pessoas bem informadas, colegas médicos, traçando esse discurso negacionista com muita convicção apoiados em nada. Sem nenhum pilar consistente", lamenta Luiz Carlos. Segundo ele, apesar disso, o discurso negacionista não se propagou dentro da instituição.

A médica infectologista e paliativista Taciana Oliveira conta que vivenciou um exemplo muito triste sobre os estragos do negacionismo na prática. Ela diz que, no meio do mês de março de 2022, quando 84% dos paulistas já estavam com o esquema vacinal completo, passou a acompanhar o caso de um paciente na faixa de 50 anos com um quadro neurológico grave que não tomou a vacina contra a covid e não deixou a cuidadora dele, no caso sua própria irmã, tomar.

Ela explica que, ao se infectar com covid-19, sem a proteção da vacina, o paciente acabou desenvolvendo complicações e estava prestes a ter alta com um grau ainda maior de dependência porque a doença neurológica avançou. O paciente, que já era cadeirante, deixou o hospital com uma gastrostomia após seu quadro de covid, ou seja, agora também teria que se alimentar por uma sonda colocada na barriga.

A explicação da família para não terem se vacinado veio cheia de informações mentirosas disseminadas através de notícias falsas. A médica exigiu que a irmã se vacinasse como condição para poder visitar o paciente. Ela aceitou e havia tomado a primeira dose enquanto o irmão ainda estava internado no hospital.

Crônicas de uma pandemia

❦ OS PRIMEIROS *HATERS* A GENTE NUNCA ESQUECE

"Se você tem *haters* é porque está mexendo com algo que está incomodando as pessoas." Rosana Richtmann agora tem ouvido isso dos amigos mais próximos. Doutora em Medicina pela Universidade de Freiburg, a infectologista do Emílio Ribas é rosto conhecido nos principais telejornais e programas de variedade dos maiores canais de TV do país.

A médica se esforça para atender a quase todos os pedidos que tem recebido de jornalistas. Acredita que médicos sérios devem aproveitar a oportunidade. É hora de ocupar o espaço oferecido na grande mídia com informação de qualidade e estimular medidas sanitárias de prevenção.

Desde o início da pandemia, percebendo o terreno ardiloso em que pisava, tenta ser cuidadosa com suas falas. Com perfil cordial, a médica busca adotar um tom técnico em suas entrevistas.

Para ter a confiança da população, evita criticar ou apoiar abertamente o comportamento dos políticos. Também evita cair nas armadilhas da polarização que o país vive até mesmo quando o assunto é saúde.

Focada em ciência e no que é bom para a saúde da população, ela faz parte, ao mesmo tempo, da Comissão Permanente de Assessoramento em Imunizações do Estado de São Paulo e da Câmara Técnica Assessora em Imunizações e Doenças Transmissíveis do Ministério da Saúde. "Minha opinião técnica é a mesma. Eu sou a mesma, independentemente do comitê que eu estou", costuma dizer Rosana.

Num domingo ensolarado de inverno, em 18 de julho de 2021, Richtmann estava fora da cidade de São Paulo quando recebeu uma ligação. A CNN Brasil pedia que ela entrasse ao vivo para repercutir o *status* da pandemia no país e no mundo. A médica aceita, como de praxe. A entrevista está em andamento quando os âncoras precisam interrompê-la para exibirem, ao vivo, a saída do presidente Jair Bolsonaro do hospital Vila Nova Star, após uma breve internação por problemas de saúde.

Na entrevista coletiva aos jornalistas, o presidente volta a criticar as ações de *lockdown* (que no Brasil, nunca aconteceram de fato), bem como o uso de máscara, e diz estar lendo artigos do CDC.

Sem qualquer evidência científica, Bolsonaro também declara aos jornalistas que irá conversar com o então ministro da Saúde, Marcelo Queiroga, sobre uma nova droga para o tratamento da covid-19: o medicamento proxalutamida.

Quando a entrevista com Rosana é retomada, os âncoras pedem sua opinião sobre as falas do presidente. Com falas contundentes, mas respeitosas, Rosana relembra que o CDC é absolutamente a favor de *lockdown* e do uso de máscara como medidas para conter a covid-19 e sugere que o presidente continue lendo os artigos do órgão norte-americano.

A pergunta seguinte é sobre a proxalutamida. A infectologista afirma que não existem publicações em revistas científicas sobre a medicação que ela conheça. De acordo com ela, há apenas relatos pontuais e com pequeno número de pessoas e cita um feito no Paraguai. Richtmann também explica que existem várias outras drogas terapêuticas já em fase 3 de estudos científicos, com resultados mais palpáveis.

Sem citar o nome do presidente, a médica ainda comenta que não entende por que alguém que não é médico, nem da área da ciência, acaba sugerindo para a população novos medicamentos sem qualquer comprovação científica e em um momento em que todos estão ansiosos com tudo o que está acontecendo.

Por fim, a médica ainda defende "muita cautela" antes de qualquer pronunciamento sobre novas medicações sem comprovação científica. Para ela, a população pode ser induzida a pedir por essas drogas durante suas consultas, baseada nesse tipo de discurso.

As falas técnicas com um tom mais firme da médica lhe rendem o que ela chamou de "pior experiência" no papel de porta-voz da área da saúde. Ela conta nunca ter tido problemas de relacionamento na sua vida pessoal.

Até agora, como médica conhecida, seguia ilesa aos *haters*, ao contrário de muitos colegas. Em questão de horas, Richtmann passa a ser bombardeada na internet. Recebe mensagens ofensivas. Se culpa por talvez não ter digerido a tempo as falas do presidente.

"Uma coisa é você ouvir uma informação, digerir e pensar em como você vai responder, outra coisa é você ouvir ao vivo e ter que dar uma opinião. Então, eu acabei falando exatamente o que eu pensava", afirma a médica.

Os colegas minimizam: "quem não tem *haters* hoje em dia?" Mas Rosana não gosta. Sente-se desconfortável. A experiente e respeitada médica nunca tinha passado por isso e não sabe como lidar com a situação. Mesmo muito abalada, decide não revidar. Fica em silêncio. Não responde às provocações. Não reporta. Não retruca.

Nos dias seguintes, mais especialistas falam sobre o assunto. O discurso de cautela, defendido pela médica e tão hostilizado na internet, é reafirmado repetidas vezes pela comunidade médica.

❧ O BIOMBO

Doutor Daniel, 39, chega à UTI do segundo andar para dar uma entrevista. Como diretor das unidades de terapia intensiva e do pronto-socorro durante a pandemia, ele trabalha "à paisana". O jaleco branco é substituído por um colete de inverno preto, que qualquer cidadão leigo poderia estar usando. Seu foco é planejamento, escalas de trabalho, protocolos de atendimento. Sua sala está na Divisão Médica no primeiro andar do hospital.

O diretor, que morou um ano e meio em Boston, nos EUA, fala em inglês fluente com o correspondente da CNN Internacional Nick Paton. Estamos na manhã do dia 21 de maio de 2020.

Enquanto ele termina a gravação de sua entrevista nos corredores da UTI, a equipe de enfermagem dá banho em um paciente internado no leito 216. Como acontece na rotina, um biombo hospitalar é colocado dentro do quarto, bem em frente ao leito, para proteger a privacidade do paciente. Nas laterais do ambiente, que não ficam protegidas pelo biombo, é possível ver as equipes trabalhando.

Daniel agora conversa informalmente com o jornalista britânico. O microfone já está desligado quando os alarmes começam a soar. Mais profissionais entram no quarto 216. A equipe de TV acompanha atenta a movimentação com suas câmeras ligadas. Doutor Daniel caminha até a frente do quarto. Ele vê, lá dentro, Mari, sua amiga dos tempos de residência. O monitor, com os parâmetros médicos, mostra uma queda brusca na saturação.

O paciente entra em parada cardiorrespiratória. Apressadas, as equipes fazem massagem cardíaca e tentam fazer a intubação. Pelas laterais do biombo, é possível

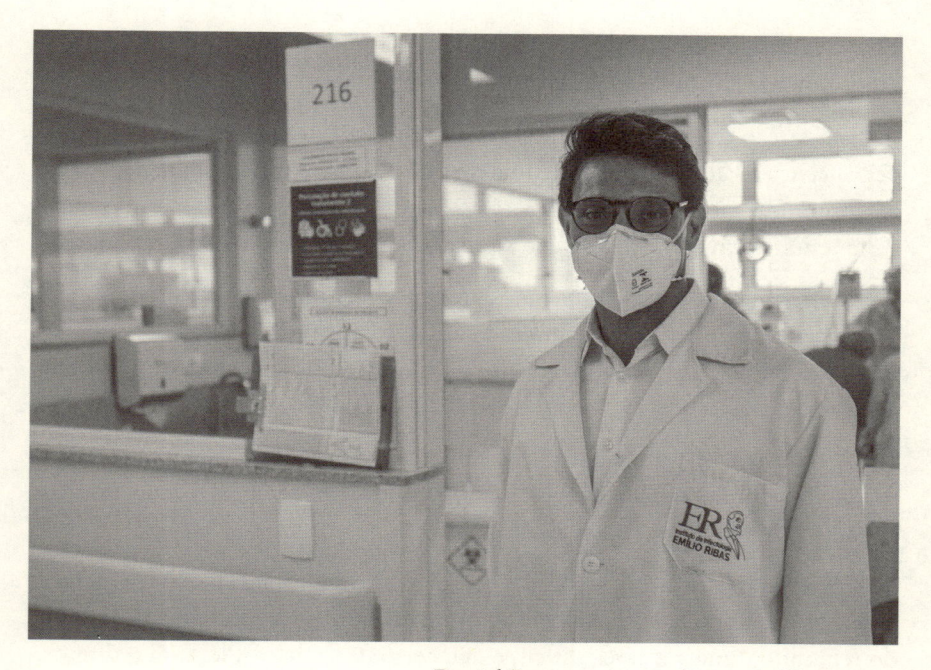

Daniel Prestes, que era diretor de Urgências e
Emergências na época, teve que fazer uma intubação
às pressas, depois de seis anos sem realizar o
procedimento. O paciente entrou em parada cardíaca
quando Daniel terminava uma entrevista.

ver tudo. Com a testa molhada de suor, a amiga de Daniel olha para ele. Ele pergunta com os olhos como estão indo. Ela aponta o dedo polegar para baixo.

Num piscar de olhos, o médico decide entrar. Embora não seja da linha de frente durante a pandemia, ele tem facilidade e longa experiência com intubações em vias aéreas difíceis. Habilidade da qual não se utilizava há aproximadamente seis anos, desde que pediu demissão do pronto-socorro do próprio hospital para poder se especializar no Graham Hospital, nos EUA.

"Eu me senti numa guerra porque estava dando entrevista e vi a Mariana suando lá dentro. Nunca mais eu tinha intubado ninguém", diz Daniel.

A massagem cardíaca é a prioridade nesses casos, ele explica. Mas, em alguns momentos, o monitoramento do pulso pode indicar uma inversão dessa lógica. A intubação pode se tornar mais urgente. Um profissional fica dedicado somente à intubação, enquanto os demais fazem a massagem cardíaca.

Em fração de segundos, o gestor máximo das UTIs do hospital na época pede licença a Paton. Ele se aproxima do posto de enfermagem para pedir itens de segurança. Com avental, luvas, *faceshield* nas mãos, entra na antecâmara. Paramenta-se em segundos. Depois puxa a porta de vidro e entra no quarto.

Do lado de fora, a CNN não consegue mostrar os procedimentos que acontecem lá dentro. Mas flagra toda a tensão dos profissionais de saúde em torno do leito. Depois de mais alguns minutos, Daniel volta à antecâmara. Tira os itens de proteção. Lava as mãos.

A missão está cumprida. O paciente está intubado novamente. Os profissionais permanecem lá dentro. Têm um problema a menos para resolver. Seguem fazendo a massagem cardíaca.

"Foi muito instintivo na hora e quando eu consegui intubar. Meu instinto estava ali, na hora. Fazia tanto tempo que eu não intubava alguém. Todo mundo tentando, uma via aérea difícil, e deu certo. E foi bom", lembra o diretor.

Depois de deixar o quarto, ele se despede da equipe de reportagem. Corre para uma reunião. Dentro do quarto, os colegas seguem. São incansáveis fazendo a massagem cardíaca. Concentrados, se revezam sobre a cama do paciente. Eles não podem parar. Do lado de fora do vidro, alguns colegas se aproximam. Acompanham tudo ao lado dos repórteres da CNN.

Depois de oito minutos, o paciente não resiste. Vai a óbito. Exaustos, os profissionais de saúde abaixam a cabeça. Do lado de fora, os olhos de alguns profissionais de saúde se enchem de lágrimas. O sensível cinegrafista da CNN Internacional flagra quando uma profissional pisca os olhos longamente diante do leito.

Aos poucos, os profissionais saem do quarto. Em cerca de 20 minutos, envolto em cobertores, o corpo é removido. O leito passa por uma higienização. Outros pacientes, entre a vida e a morte, aguardam por uma vaga na UTI.

❧ UMA ESCADA PARA O CÉU

A bateria do celular talvez já esteja completamente carregada. O aparelho, ligado ao cabo e à tomada, fica ali, quase despercebido. Está sobre uma cadeira, próximo ao posto de enfermagem. Músicas tocam em volume baixo. O som ecoa pelo longo corredor de uma das UTIs covid do hospital.

Não é só na unidade de terapia intensiva. Por todo Emílio Ribas, vira e mexe há sempre uma música ambiente tocando baixinho nos setores. Seja num celular carregando, seja num radinho antigo.

É como se a música pudesse espalhar a leveza que falta, quebrar os silêncios tristonhos. Embora flerte com a morte, hospital é lugar de vida. De busca incessante pela vida. Quem liga a música deve saber disso.

Naquela manhã, na UTI, os profissionais de saúde se agitam de um lado para o outro. Há muita vida pulsando pelos corredores. Estão sempre lendo, anotando. Medicam, caminham, calibram, limpam.

Máscaras, toucas, óculos e roupas privativas deixam todos muito iguais. Fica quase impossível diferenciar um médico de alguém da equipe de limpeza. Para se embelezarem um pouco, as mulheres apostam nos cílios postiços. Aos olhos dos pacientes que ali chegam, ou que dali saem, todos são anjos com asas parecidas.

Os solos de "Stairway to Heaven" (Led Zeppelin), que tocam no celular daquela UTI, de repente suavizam os ruídos histéricos dos alarmes. Nos quartos, entre um abrir e um fechar de portas, talvez possam embalar os sonhos cheios de vida daqueles que resistem bravamente à morte.

Em cada quarto, há uma luta individual sendo travada contra um vírus. Os olhos estão quase sempre fechados, mas as mentes, exaustas e dopadas pelas medicações. Vivem seus mais inconscientes delírios entre a vida e a morte, como uma composição sem lógica e cheia de psicodelia.

Muitos saem dali vivos e carregando lembranças. Os relatos de quem sobrevive falam sempre sobre persistência, luta, desejo de viver.

São oito minutos daquela clássica canção, cheia de altos e baixos, como a vida, fora ou dentro de uma UTI. As notas do órgão e das guitarras variam de intensidade o tempo todo. Não estamos falando de algo linear.

Talvez, os pacientes não possam ouvir. Talvez, os profissionais de saúde não tenham tempo para perceber, refletir. A letra fala de uma mulher que compra uma escada para o céu. Em algumas interpretações, são degraus que levam do profano ao divino. Como um caminho para a luz. Curioso ouvi-la tocando justo numa UTI.

O LUTO E A SALA
DE ACOLHIMENTO

A ÁRVORE
E O SOLO SALGADO

"A árvore na calçada, bem na entrada do hospital deve ter o solo ao seu redor salgado", diz a médica infectologista Glória Brunetti. Ela lembra que foi bem ali, próximo ao exemplar da árvore pau-de-ferro ou ibirá-obi, que amigos e familiares, às vezes, choraram ao perder alguém internado no hospital. As pessoas não tinham um lugar específico onde pudessem chorar logo após saberem de uma perda.

A cena de pessoas chorando junto à árvore tocava muitos profissionais do hospital e fez com que nascesse, muito antes da pandemia de covid-19, a ideia de se criar uma sala específica para acolher famílias enlutadas.

Uma das ex-diretoras de apoio do hospital, a administradora Teresinha Gotti, que assim como Glória também fazia parte do Comitê de Humanização, chegou a viabilizar o uso de uma sala de acolhimento para as famílias logo na entrada do hospital. Com o número de salas contado, ali era o único espaço na época que poderia ser disponibilizado para o projeto, mas as divisórias baixas e com vidros acabavam tirando a privacidade das famílias e prejudicando o acolhimento idealizado. O saldo foi a falta de adesão à iniciativa, mas uma vontade grande do hospital de retomar o projeto assim que fosse possível ter um espaço com mais privacidade.

Quando a instituição entrou em reforma em 2014, a sala de acolhimento foi pautada e um espaço passou a ser projetado especificamente para isso. Em 2019, antes da pandemia e com as obras em andamento a todo vapor, padre João, a missionária evangélica Neide e Regiane Sousa chegaram a visitar cinco hospitais para conhecer como funcionava a sala de acolhimento de outras instituições. O grupo queria conhecer referências de outros serviços para poder idealizar um modelo bem planejado que atendesse às necessidades peculiares das famílias de pacientes do hospital.

Se por um lado, a pandemia interromperia o andamento do estudo que o Comitê de Humanização fazia, por outro, daria um tom de urgência à necessidade de botar em prática a ideia, ainda que de forma provisória.

O número alto de óbitos, a falta de um local específico, com privacidade, para as famílias ficarem após receberem as notícias de falecimento e a necessidade de permanecer no hospital resolvendo trâmites burocráticos para a liberação dos corpos levou o hospital a repensar rapidamente sua estratégia.

"Acho que a gota d'água para nós foi um dia em que a Roberta [da equipe de nutrição] se deparou com um grupo ao relento, sob um sol fortíssimo [chorando, ao lado do necrotério]. A dor da morte era muito aguda", conta Regiane.

Um leito de observação do pronto-socorro foi adaptado e "emprestado" para sediar a sala de acolhimento e entrou em funcionamento em setembro de 2020, sete meses após o início da pandemia.

Rapidamente, o Comitê de Humanização mobilizou o hospital e saiu em busca por móveis. De acordo com Regiane, os setores doaram para a sala poltronas e uma mesa. No local, havia um toalete e eram disponibilizadas garrafas com chá, café, água e bolachinhas frescas.

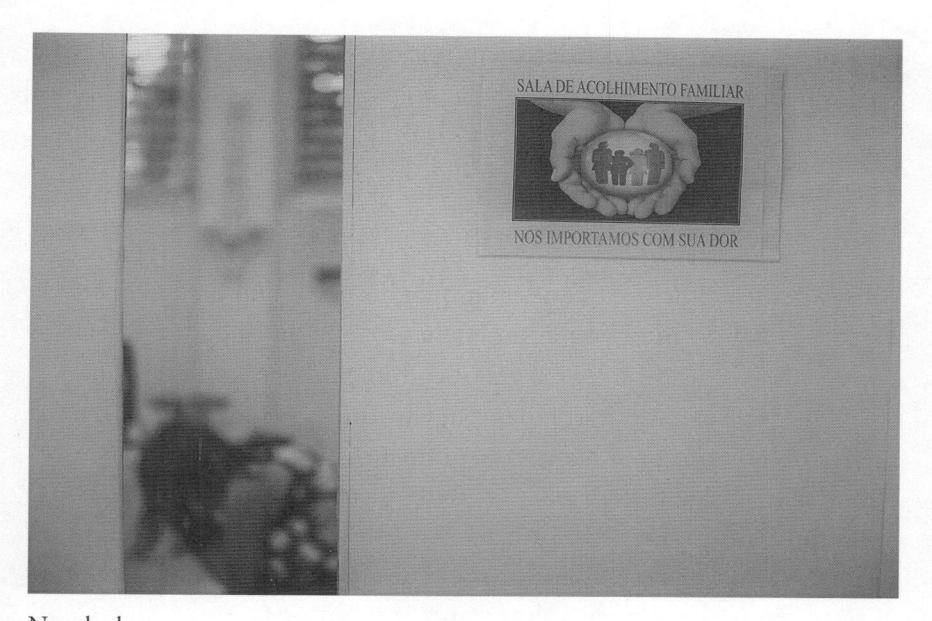

Na sala de acolhimento às famílias enlutadas, uma família se desespera após saber da perda de um paciente.

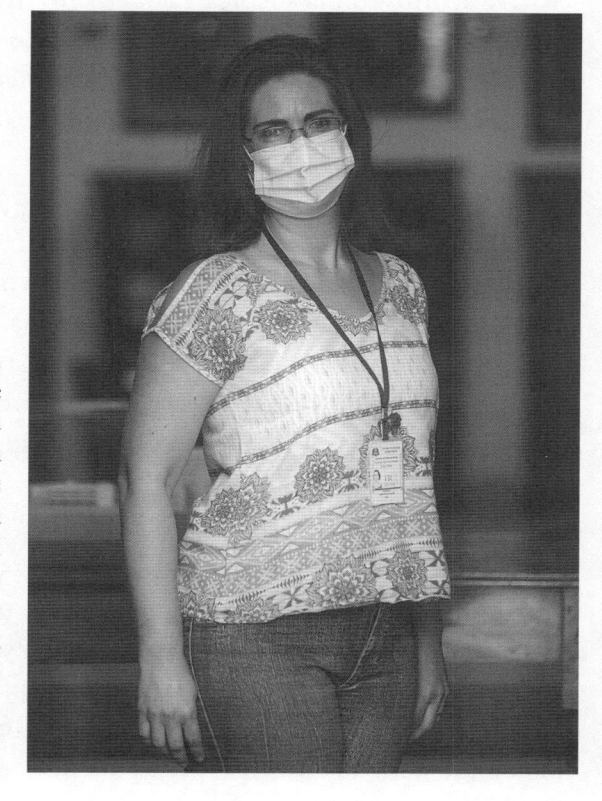

Regiane Sousa, coordenadora do Comitê de Humanização, que precisou adiantar o projeto de uma sala de acolhimento às famílias enlutadas devido à alta de óbitos. O hospital teve mais de 600 perdas devido à covid-19 em dois anos. Funcionários ainda se lembram do dia em que nove pacientes morreram em 24 horas, ainda durante a primeira onda.

Inicialmente, os próprios membros do Comitê de Humanização e especialmente voluntários das capelanias passaram a acolher as famílias.

Em 2021, com o pico da segunda onda, que aconteceria em abril, o time da sala de acolhimento familiar foi expandido com voluntários para que o serviço pudesse funcionar em tempo integral.

As atividades gerais do Voluntariado Emílio Ribas seguiam suspensas desde o início da pandemia quando um edital da Secretaria de Estado da Saúde autorizou a implantação de projetos com voluntários nos hospitais especificamente para o acolhimento das famílias enlutadas.

Os critérios para participar exigiam que os voluntários tivessem menos de 60 anos, que não tivessem doenças preexistentes (as comorbidades) e que passassem por um treinamento. Ao todo, oito pessoas se inscreveram para o novo projeto. Por coincidência, todas já eram do próprio Voluntariado Emílio Ribas e estavam aguardando em casa uma autorização para poderem voltar a atuar no hospital.

De acordo com a médica Taciana Oliveira, a equipe de cuidados paliativos preparou um treinamento focado em acolhimento e escuta ativa. O treinamento foi dado para os profissionais do registro, do necrotério e da recepção, além de voluntários e as capelanias católica e evangélica.

"Eu acho que isso foi um ganho muito grande dentro da pandemia, nós vimos a necessidade de uma capacitação para todos. A gente não dava a notícia, mas tínhamos que saber como nos comportar adequadamente, aprender a ouvir, deixar a família chorar, ficar em silêncio e ter um olhar mais acolhedor", afirmou Regiane.

Em janeiro de 2021, aconteceria o primeiro treinamento e capacitação para os voluntários do novo projeto, que incluíam orientações sobre como fazer o acolhimento das famílias, mas também sobre as regras de biossegurança do hospital. Maior, o grupo logo passaria a ajudar também no acolhimento das famílias durante as visitas presenciais à UTI.

"É tudo superorganizado e seguro, por isso os voluntários estão muito felizes. É um lugar de atenção, amor, carinho. Todo mundo se sente bem: os voluntários, as capelanias e os familiares dos pacientes", disse Glória.

Toda vez que um paciente vai a óbito, o setor de registro entra em contato com a família e a pede para que compareça ao hospital. O registro também aciona imediatamente a equipe do acolhimento para avisar sobre o óbito e para que fique preparada para receber a família.

Quando a família chega ao hospital, os voluntários da equipe do acolhimento são acionados novamente e um dos voluntários uniformizados vai até a portaria para receber a família e levá-la até a UTI. A equipe também fica responsável por acionar o médico responsável, que irá dar a notícia do óbito à família.

Os voluntários depois acompanham a família até a sala de acolhimento familiar. Todos da equipe são treinados para desenvolverem um olhar bastante sensível. São eles que identificam, por exemplo, o momento adequado para abordar a família sobre o reconhecimento do corpo e os trâmites para o enterro.

A maioria das famílias não tem plano funerário. Mas não é só isso. Uma grande parte também desconhece como organizar um enterro e precisa aprender isso rapidamente num momento muito difícil.

A capelá Neide explica que cabe à equipe dar suporte aos familiares dos pacientes, deixá-los à vontade e depois analisar qual é o familiar, aparentemente, mais calmo para fazer o reconhecimento do corpo no necrotério. Segundo Neide, este é o momento mais difícil e triste do acolhimento.

É preciso estar minimamente consciente para poder fazer o reconhecimento do corpo, caso contrário, o hospital aciona o restante da família. É comum os familiares ficarem tão abalados a ponto de não terem condições emocionais para isso.

Os familiares que fazem o reconhecimento tendem a chegar ao necrotério chorando e quando estão lá, querem tocar o corpo e prolongar o tempo de permanência. O necrotério, no entanto, é considerado uma área de alto risco para a transmissão da covid-19 e, por isso, cabe aos voluntários do acolhimento o papel "chato" de convencer o familiar de que ele precisa deixar o local.

Somente um familiar pode entrar no necrotério, e ele precisa ser paramentado (com máscara N-95, avental, luva) para entrar na câmara fria, onde ficam os corpos, não podendo permanecer mais do que 10 minutos e não podendo tocar no corpo.

Os corpos dos pacientes que morrem de covid-19 saem do hospital em caixões lacrados. O reconhecimento do corpo é um procedimento-padrão para cumprir o protocolo de segurança das famílias, mas, neste contexto, acaba se tornando muito mais do que isso, é a única chance de uma despedida. Segundo Neide, o abalo emocional é grande e quase todos tentam quebrar as regras. "É tudo muito duro e triste", conta a capelã.

Durante toda a pandemia, cabia à equipe dar as orientações sobre as regras para velórios rápidos e apoiar a família no contato com a prefeitura de sua respectiva cidade para poder solicitar enterros gratuitos, por exemplo. Cada cidade ficava responsável por enviar um carro funerário, quando solicitado, tanto na Grande São Paulo quanto no interior.

Também é comum que alguns familiares se comportem de forma irritada. "Às vezes, dá a impressão de que as pessoas estão culpando a gente pela morte do seu 'querido'. As equipes também acabam sendo treinadas para não revidarem grosserias e para tentarem lidar com as situações de forma empática e humanizada", explica Neide.

Numa das situações acompanhadas por Neide, uma mulher de 42 anos, que estava sozinha e havia perdido o marido, de 41, ficou tão impactada com a notícia que se recusava a fazer o reconhecimento do corpo e a atualizar os dados cadastrais do marido.

Neide teve que acionar a família, que foi ao hospital para lhe dar suporte e resolver as questões burocráticas. Em uma ligação para seu pai, já na reta final do atendimento, a mulher desabafou chorando ainda na sala de acolhimento familiar: "Pai, preciso muito do seu colo."

Os voluntários também precisam ter muito equilíbrio para não se emocionarem demais com as situações. Neide se lembra do desespero de uma mãe ao perder um filho universitário, lutador de judô, de apenas 28 anos, que tinha asma. "Ela se agachava e chorava tanto, tanto, que de longe era possível ouvir. Temos que deixar as pessoas chorarem no tempo delas e ficarmos do lado", diz a missionária.

Regiane também estava presente no dia e se lembra da dor de não poder dar um abraço na mãe do paciente. "A nossa capacitação não tinha acontecido ainda e eu pedi muito a Deus que me desse força porque sou muito emotiva e sabia que não podia chorar na frente da família. Teve uma hora que fiquei olhando para cima e uma lágrima desceu. Virei o rosto rapidamente e peguei um papel para secar sem que eles percebessem", diz a coordenadora do Comitê de Humanização.

Com a maratona de óbitos nos picos da pandemia, Neide conta que muitas vezes se esqueceu até de almoçar. "Não sinto fome, é muito agito." Em média, o hospital chegava a registrar no máximo três mortes diárias durante a pandemia, mas muitos profissionais se lembram do dia em que aconteceu um recorde com nove mortes em menos de 24 horas.

UM IMPASSE QUASE HUMANITÁRIO

Em abril de 2021, com o recrudescimento da pandemia, o hospital precisou reabrir leitos. A equipe médica precisou solicitar de volta o quarto com dois leitos de estabilização do pronto-socorro, que havia sido cedido e transformado em sala de acolhimento familiar. A história se tornou um impasse quase humanitário dentro do hospital: aumentar leitos para salvar vidas ou manter a sala de acolhimento para as famílias enlutadas?

O Comitê de Humanização defendeu fortemente a continuidade do projeto. Sensibilizada pela importância da iniciativa, a direção do hospital acabou encontrando um meio-termo para o conflito, mantendo o projeto em funcionamento, mas em uma sala ao lado, mais simples e sem toalete.

"A atenção ao paciente não se restringe ao caso clínico, ela alcança todos que cercam este paciente. Respeitar a vida de um paciente é respeitar a vida como um todo, inclusive aqueles que o amam", disse o diretor Luiz Carlos Pereira Júnior.

A diretora Flávia Pacheco é responsável pelo registro, o setor responsável por ligar para as famílias irem ao hospital receber as notícias de óbito presencialmente da equipe médica. De acordo com ela, quando recebiam uma ligação pedindo para irem ao hospital, os familiares costumavam chegar com a expectativa de que o paciente teria alta. Na maioria das vezes, não era essa a notícia.

"Isso se refletiu muito nos funcionários. Muitos ficaram entristecidos e sensíveis a tudo isso que estava acontecendo. Alguns chegaram a se afastar. A experiência foi muito forte", disse Flávia.

A INVESTIGAÇÃO
DAS MORTES POR COVID

De março de 2020 a março de 2022, 609 pessoas morreram devido às complicações da covid-19 dentro do hospital. Os dados foram levantados pela funcionária Gabriela Pina do Serviço de Arquivo Médico, Coleta e Classificação de Dados (Same). De acordo com as informações, no mesmo período, 2.333 pacientes estiveram internados na instituição. Na prática é possível dizer que o índice de mortalidade dentro do hospital, contando enfermarias e UTIs, foi de 26,1%.

A infectologista Fátima Porfírio é coordenadora da Comissão de Óbitos desde 2017. A comissão, que conta com duas médicas e uma enfermeira, analisou um por um os óbitos registrados em quase dois anos de pandemia dentro do hospital, emitindo relatórios mensais.

Além de provocar melhorias no atendimento, nos processos e na estrutura do hospital no período, as análises da Comissão, em linhas gerais, jogaram luz sobre alguns fatos importantes em torno da pandemia e ajudaram o hospital a entender melhor quem era o seu paciente.

Embora houvesse pacientes com convênios médicos, a maioria era do SUS e vinha transferida por meio da Central de Regulação de Ofertas de Serviços de Saúde, oriunda de serviços mais simples.

Segundo ela, o paciente chegava ao hospital já bastante grave e com um atraso em relação ao tempo adequado para a internação em UTI, o que pode ter prejudicado o desfecho em muitos casos.

Num primeiro momento, a justificativa para isso era o medo das pessoas de saírem de casa por conta da própria pandemia, o que acabava fazendo com que demorassem a buscar assistência médica. No início, muitas autoridades também incentivaram as pessoas a só procurarem atendimento em caso de sintomas graves.

Num segundo momento, o problema passou a ser a demora na transferência das unidades de origem, como UPAs e outros serviços de emergência, até o hospital. Para a médica, ficou evidente uma deficiência generalizada no transporte do SUS. Algumas vezes havia vaga disponível para receber o paciente, mas as unidades de origem não tinham como

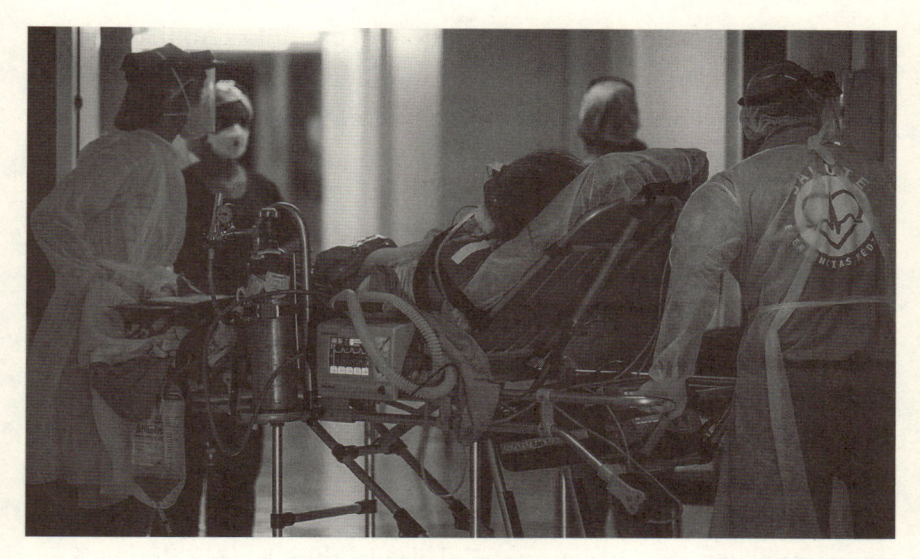

Paciente trazido de ambulância de outro serviço de saúde para um dos leitos de UTI do Emílio Ribas. Quartos só ficavam vagos quando alguém morria ou melhorava e era transferido para as enfermarias. Após higienização, o espaço logo já recebia outro paciente.

efetuar o transporte de imediato e perdiam um tempo precioso. "Já sabíamos que o paciente precisava de um suporte ventilatório especializado na UTI, mas ele ficava onde não tinha esse recurso", afirma a médica.

Fátima explica ainda que houve um longo processo até que as equipes dentro do hospital entendessem quem era o paciente de covid, do que ele precisava e o que iria acontecer com ele. "As diferenças entre um paciente de outras doenças e o paciente de covid fomos aprendendo durante a luta, no meio da guerra. Com isso, os especialistas de UTI foram ficando cada vez mais habilitados", explica a médica.

A Comissão de Óbitos também fez um *benchmarking*, ou seja, comparou os seus indicadores com os de outros hospitais, e constatou que, apesar de ter desfechos piores do que os particulares, conseguia se destacar positivamente entre os da rede SUS.

Fátima explica ainda que os fatores sociais provavelmente pesaram nesse tipo de comparação. Com melhor acesso a diagnósticos e tratamentos, os pacientes da rede privada, normalmente, conhecem suas comorbidades e fazem acompanhamento, por exemplo. "Aqui, chegavam pacientes que nem conheciam suas comorbidades, que eram diabéticos sem nem saber disso e que estavam, muitas vezes, descompensados. Toda vez que avaliamos, nós percebemos que a condição social impactava em um desfecho pior", disse a infectologista.

A Comissão de Óbitos é obrigatória nos hospitais e até em UPAs, de acordo com as regras do Conselho Federal de Medicina. Cada óbito segue um roteiro de análise que avalia desde a declaração de óbito (que pode estar incompleta ou que poderia ter mais descrições) até a qualidade da assistência oferecida. Todos os indicadores são obrigatoriamente repassados ao Conselho Federal de Medicina e também à Secretaria de Estado da Saúde de São Paulo.

Internamente, no entanto, o hospital também utiliza os dados para promover melhorias. Qualquer fragilidade identificada na assistência é notificada aos supervisores das áreas, as de processos, ao Núcleo de Segurança do Paciente e as de infraestrutura, junto à diretoria do hospital. "É através dos casos de óbitos que você tenta tirar dados e ver se há uma oportunidade de melhoria em relação ao que ocorreu com cada caso", explica a médica.

Ela também esclarece uma questão relacionada aos atestados de óbito que eventualmente gera dúvidas nas pessoas e que acabou sendo usada por correntes negacionistas da pandemia. Quando um paciente morre por complicações em decorrência da covid-19, a causa da morte é considerada covid. Isso porque se o paciente não tivesse se infectado, não teria as complicações que o levaram à morte. O mais adequado é que tanto a covid quanto as complicações causadas por ela sejam descritas na declaração de óbito.

"Se ele tinha covid e a diabetes ficou descompensada, se ele tinha covid e ficou com a pressão alta, se ele tinha covid e uma doença coronariana e chegou a infartar, tudo isso aconteceu porque ele teve uma doença grave chamada covid-19. Por isso, quem determinou a morte dele foi a covid", diz Fátima.

No dia 3 de março de 2022, o Brasil alcançaria a marca de 650 mil mortos, quase a população inteira de cidades como Cuiabá (623 mil habitantes) ou Aracaju (672 mil habitantes), segundo dados do Instituto Brasileiro de Geografia e Estatística (IBGE). Na prática, pessoas que poderiam estar vivas se não tivessem sido infectadas pelo vírus Sars-CoV-2.

*Crônicas
de uma pandemia*

❧ NÃO VOU PRESTAR ATENÇÃO

A sala de acolhimento familiar finalmente está em funcionamento. Fica no final do longo corredor de triagem do pronto-socorro. Um lugar menos movimentado, com a tranquilidade que as famílias precisam para poderem se reestabelecer.

De um lado, fica o guichê da equipe de segurança do hospital, de outro, a sala onde ficam Flávia e um funcionário. Sob seu comando, estão 55 profissionais de cinco áreas administrativas.

A diretora do Serviço de Arquivo Médico, Coleta
e Classificação de Dados, Flávia Ferreira Pacheco
Allan, que comandou 55 funcionários administrativos
durante o enfrentamento à covid e se emocionava
com o choro das famílias dos pacientes mortos.

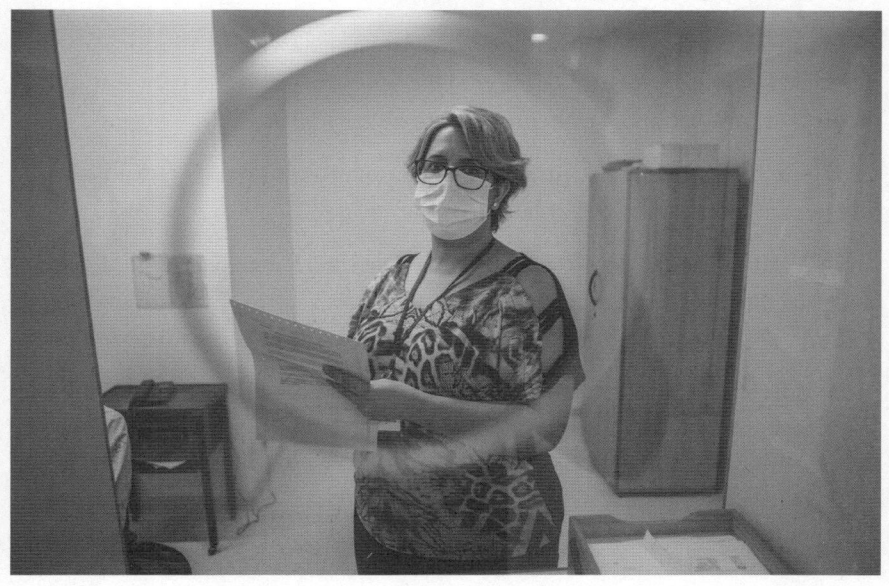

A sala de acolhimento familiar fica fechada. Só é aberta quando um paciente vai a óbito. O som do choro ecoa pelo corredor, pelas janelas, pelo hall de entrada do prédio hospitalar. Um choro de dor que emociona quem está por perto e quem está passando.

Sempre abarrotada de trabalho, Flávia se esforça para se concentrar no que está fazendo. "Não vou prestar atenção", costuma falar consigo mesma. Normalmente, ela consegue.

Mas há dias em que ela precisa sair de sua própria sala. Sai por aí para respirar. Olha as pendências com outros setores. Usa o trabalho para poder fugir.

Se ficar, chora junto. É preciso se controlar. Sua vontade, muitas vezes, é de ir até a sala vizinha. Abraçar as pessoas. É quase inevitável. O senso de humanidade lhe brota no coração.

Forte, resolutiva, bem-humorada, a diretora confessa não ter estrutura para lidar com aqueles choros.

Numa tarde, de repente, ela se levanta. Sai caminhando. Precisa resolver coisas em outros setores. Simplesmente vai. É uma fuga da realidade. Ela usa as pendências para se justificar para si mesma.

Ali, bem ao lado, na sala de acolhimento, uma mulher acaba de perder a própria mãe. Ela chora. Grita. Reclama. Não queria que a mãe tivesse sido transferida para a UTI do hospital.

Está magoada com a instituição. Está magoada com o mundo. Carrega marcas emocionais recentes. Uma semana antes, havia ido lá para reconhecer o corpo do próprio pai, também paciente de covid-19.

Pobre filha. Mal tem tempo de vivenciar o luto pelo pai. Já está ali naquela sala novamente, para sofrer pela mãe.

Ela grita. Não havia sido uma escolha dela internar os pais ali. Ela se queixa da regulação numa época em que já não há mais leitos. Estamos no pico da segunda onda. "Quem disse que é possível racionalizar?", pergunta-se Flávia.

O choro é doído, pesado, triste. Assim é descrito pela vizinha de sala. Impossível não prestar atenção.

❧ A AVÓ

*André (nome fictício) tem deficiência auditiva. Quando chega ao hospital para ser internado, está em estado grave. Com ele, chegam também o avô e a avó. Todos estão com covid-19 e precisam de internação.

O jovem é muito apegado aos avós. O casal praticamente o criou. São como pais para ele. Durante o período em que está intubado, André perde o avô para as complicações da covid. Já a avó consegue se recuperar, fica bem, tem alta.

Quando André sai da intubação, passa por uma traqueostomia. Aos poucos, o paciente retoma a consciência. Ele fica bem. De alguma forma, as notícias da família chegam até ele, só que de forma distorcida.

André entende errado. Pensa ter perdido o avô e a avó no hospital ao mesmo tempo. Se desespera. Fica inconsolável, tem crises de choro. A equipe não consegue acalmá-lo.

O fonoaudiólogo Lúcio, que atua nas enfermarias e na UTI, é acionado às pressas pela equipe. Lúcio já fez quatro cursos de Libras. Está habituado aos pacientes com deficiência auditiva. O fonoaudiólogo se paramenta e entra no quarto para fazer o papel de intérprete.

Ele tenta tranquilizar o jovem. Explica que ele, de fato, perdeu o avô, mas que sua avó está viva. Ela está bem.

Para acalmá-lo mais, propõe fazer uma videochamada. A avó já está em casa. O paciente está com os braços enfraquecidos devido ao longo tempo de internação. Lúcio segura o aparelho em sua mão e se divide para ajudar com os sinais. A técnica é a da Libras tátil, que é usada para pessoas com deficiência visual e auditiva.

Quando vê a avó pelo celular, André respira. Se tranquiliza. Para de chorar imediatamente. É como se os olhos gritassem de alívio.

AS VACINAS

VEM VACINA

A médica infectologista Ana Paula Veiga viu o papel dela e de sua equipe se tornar secundário nos quatro primeiros meses da pandemia de covid-19. Ela é coordenadora do Centro de Referência para Imunobiológicos Especiais (Crie). Trata-se de um serviço público do SUS onde pacientes com condições de saúde especiais podem receber vacinas raras que não contemplam a todos pelo Programa Nacional de Imunização. O programa tem hoje 52 unidades semelhantes ao Crie do hospital.

No comando do serviço desde julho de 2018, logo após o surto de febre amarela, a médica infectologista trabalhava para implementar projetos para unificar e ampliar os serviços do Centro, quando a covid-19 chegou.

Ela também acumulava a Unidade Pasteur, que ministra a vacina antirrábica (contra casos de raiva humana), e o Ambulatório de Medicina do

Viajante, serviço que oferece atendimento e orientações de saúde para quem precisa viajar pelo Brasil ou para fora.

Com a pandemia, os atendimentos não emergenciais foram suspensos. O prédio dos ambulatórios do Emílio Ribas, onde funciona o Crie, ficou esvaziado. A equipe passou meses em ritmo de total desaceleração.

As coisas começariam a mudar radicalmente na primeira semana de julho, quando o diretor do hospital, Luiz Carlos, recebeu um convite do Instituto Butantan. O hospital receberia ali, oficialmente, uma proposta para participar dos estudos com a vacina Coronavac, a primeira contra a covid-19 a ser testada no país.

Conversas extraoficiais já vinham acontecendo nesse sentido havia cerca de um mês. Para o diretor, a participação no estudo possibilitaria a união de duas causas nobres e históricas: enquanto o hospital mantinha um pequeno exército de profissionais de saúde exposto diariamente na linha de frente da assistência aos pacientes com covid, o Butantan precisava de voluntários para participarem do estudo com a vacina e, assim, poder comprovar sua segurança e eficácia.

Desde então, discretamente, Luiz Carlos já começava a estudar onde poderia instalar o que viria a ser a unidade de pesquisa da Coronavac no hospital. O setor de Pediatria, no térreo do ambulatório e "vizinho" ao Crie, também havia suspendido o atendimento multidisciplinar presencial e era um dos lugares cotados para abrigar o projeto.

Quando o convite veio formalmente, Luiz Carlos ligou para Ana Paula para contar sobre a novidade. Ele seria o investigador principal e queria que ela assumisse a coordenação do estudo. Ambos já tinham larga experiência com pesquisas científicas. Ana Paula já tinha feito pesquisa clínica com medicamentos e é doutora em Imunologia e Vacinas. Luiz Carlos tem 23 anos de experiência com pesquisas clínicas e coordena centros brasileiros para projetos internacionais.

A médica recebeu a ligação no seu primeiro dia de férias. Ela estava em Santos, no litoral paulista, onde vive com a família. No dia seguinte, subiria a serra de volta para participar da primeira reunião para alinhar como fazer o cadastramento dos voluntários e a divulgação do estudo com a vacina.

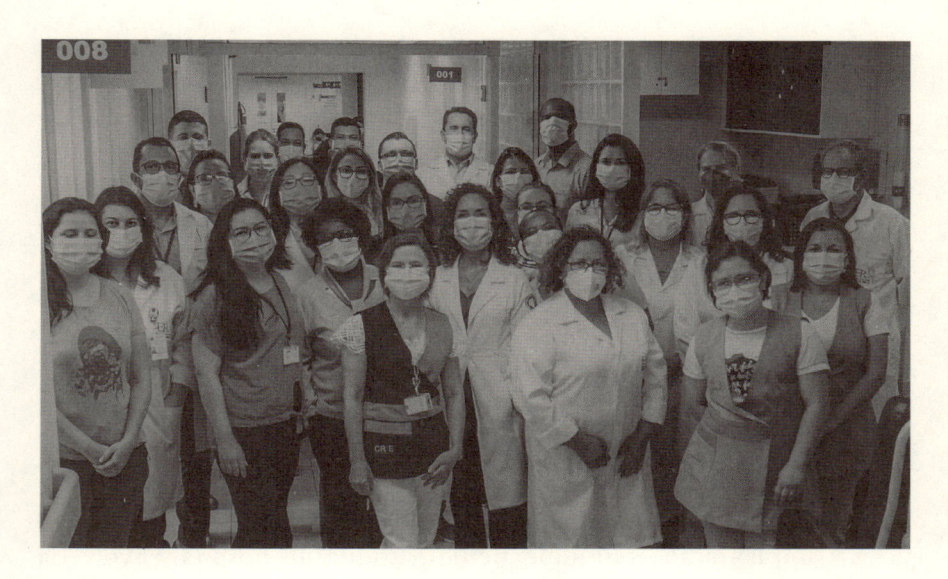

Médicos, enfermeiros, farmacêuticos e administrativos que realizaram o estudo com a vacina Coronavac. A unidade de pesquisa do hospital foi a que mais engajou voluntários em todo o país, com 1.450 participantes.

"Eu tomei um susto no momento, só de pensar no quão grandioso seria esse desafio", relembra Ana Paula, que acabou trocando as férias por 20 dias de trabalho intenso para organizar a Unidade de Pesquisa da Coronavac no hospital.

Todos os estudos captam informações para alimentar um banco de dados, que depois será minuciosamente analisado. A partir da pesquisa-científica é possível definir estratégias, saber o que é melhor em um tratamento, qual a dose mais adequada, qual o momento ideal para iniciar um tratamento e quando ele pode ser suspenso.

Segundo Luiz Carlos, no caso da Coronavac, as duas perguntas mais importantes eram se quem se vacinasse teria mais efeitos colaterais do que quem tinha tomado placebo e se os vacinados se infectariam menos com a covid.

A UNIDADE DE PESQUISA CORONAVAC NO EMÍLIO RIBAS

Há uma grande preocupação com a qualidade dos dados e com o cumprimento das regras do protocolo de pesquisa, além de todos os prazos, datas de coletas de exames e com o preenchimento dos formulários. O rigor é extremo com as pesquisas científicas, mas neste caso também havia muita pressa para que o estudo pudesse ser feito da forma mais rápida possível. A Coronavac era a primeira vacina com potencial de proteção contra a covid-19 e os voluntários eram os profissionais de saúde, que tinham contato com pacientes com covid. Nesse contexto, o hospital conseguiu se organizar de forma rápida, em cerca de dois meses.

A implantação dessa unidade de pesquisa no hospital envolveria escolher e contratar uma equipe com médicos, profissionais de enfermagem, farmacêuticos e administrativos, desenhar um fluxo, promover as adequações no espaço e identificar as salas, dentre outras coisas.

Em outros tempos, uma unidade de pesquisa poderia ser montada com calma, mas em época de pandemia, a pressa era grande. Em julho de 2020, quando o estudo com a Coronavac estava prestes a ser iniciado no hospital, a média móvel de mortes no país alcançava a marca de 1.097 brasileiros por dia.

Para montar a equipe, foram priorizados profissionais do próprio hospital em turnos contrários ao que faziam no trabalho convencional. A equipe começou com 15 pessoas, depois passou para 20 e um ano depois tinha 52 profissionais atuando. A maioria não tinha experiência com pesquisa clínica e teve que passar por vários treinamentos. Durante os preparativos para o estudo, não foram raros os dias em que a equipe deixou a unidade de pesquisa já no período da noite.

O PROCESSO

Aos poucos o fluxo foi se desenhando. Como num processo fabril, cada consultório representava uma etapa do processo. No primeiro, os voluntários confirmavam a presença assim que chegavam e recebiam o termo de consentimento impresso para poderem ler, uma espécie de autorização com todos os detalhes do estudo, incluindo todos os direitos que eles tinham. No segundo, um médico fazia uma consulta e tirava as dúvidas dos voluntários em relação ao termo de consentimento e ao estudo. No terceiro, acontecia uma bateria de exames com a equipe de enfermagem medindo a pressão arterial, pesando o voluntário, medindo a altura e coletando sangue, dentre outras coisas.

Depois de passar por essas etapas, o voluntário era levado até um contêiner instalado no estacionamento do hospital para fazer o exame PCR. Mulheres deveriam fazer também um teste rápido de gravidez. E somente após todas essas etapas, o voluntário seria convidado para ir à sala de aplicação para receber sua dose, que poderia ser de placebo ou vacina.

Após receber sua dose do estudo, o voluntário tinha que ficar uma hora em observação e passaria por um atendimento médico final antes de receber alta. Cada voluntário recebia, por fim, um kit lanche e dinheiro para cobrir os gastos com transporte.

O processo inteiro demorava em torno de uma hora e meia e a responsabilidade era grande, pela importância do estudo e pelo nome do hospital. "Tinha que ser tudo rápido, tudo para ontem e, ao mesmo tempo, tudo tinha que ser exemplar porque a gente estava fazendo isso tudo simplesmente no Emílio Ribas", lembrou Ana Paula.

ESPECIFICAÇÕES

Em meio a isso, profissionais do Butantan ou empresas contratadas pelo instituto faziam vistorias e davam orientações e treinamentos para a implementação da unidade de pesquisa. Havia uma série de especificações minuciosas a serem respeitadas.

Por exemplo, a sala onde as doses seriam guardadas era um espaço cheio de restrições técnicas. Eram necessários um aparelho de refrigeração com temperatura controlada e um sistema de geradores para oferecer suporte, caso houvesse queda de energia. A sala jamais poderia ficar sem refrigeração. Metade dos voluntários receberia vacina, e a outra metade, placebo.

Cada voluntário recebia um código que era colocado em um sistema digitalizado para a randomização, uma espécie de sorteio aleatório. Uma sala refrigerada e com acesso ultralimitado abrigava tanto as doses de vacinas quanto os placebos, ambos identificados unicamente por códigos.

Nela, só podiam entrar dois profissionais classificados como "não cegos". Somente eles tinham acesso às doses e, em compensação, não tinham contato com os voluntários. O restante da equipe, os "cegos", tinha contato com os voluntários, mas não tinha acesso à sala onde as doses eram guardadas.

A porta do espaço permanecia trancada e as doses eram entregues pelos "não cegos" à equipe de enfermagem dentro de uma caixa térmica vermelha e somente na hora da aplicação. Por tudo isso, o estudo com a vacina Coronavac era classificado como duplo-cego e randomizado. A ideia era investigar a real eficácia e segurança da vacina de forma imparcial e ética.

RECRUTAMENTO

A comunicação também foi parte essencial para a implantação da unidade de pesquisa. Inicialmente, o estudo precisava de 852 voluntários, e todos tinham que ser profissionais de saúde. Um cadastro on-line foi criado, no qual cada explicação foi discutida e avaliada.

Era necessário ser claro e transparente para que os profissionais de saúde entendessem bem as regras e se sentissem seguros para participarem do estudo como voluntários.

Para os profissionais do próprio hospital, foram feitas divulgações pela intranet e por e-mail marketing. Para os profissionais de saúde de outras unidades, foram feitas divulgações por meio das mídias sociais (Facebook e Instagram) do hospital. As ações também envolveram toda a sinalização do espaço.

O estudo no Emílio Ribas foi lançado no dia 30 de julho de 2020 com uma coletiva de imprensa. No primeiro dia, todos os participantes eram profissionais de saúde do próprio hospital que estavam na linha de frente de combate à covid-19 desde o início da pandemia.

Muitos voluntários deixavam claro seu olhar humanitário sobre o estudo. Segundo a fisioterapeuta Graziela Domingues, ao se inscrever como voluntária, sua ideia era tentar "ajudar o mundo a sair o quanto antes da 'escuridão' da pandemia".

Se por um lado os voluntários tinham que aceitar que fosse injetado algo novo no próprio braço e que tinha sido produzido em outro país, por outro, havia os nomes de duas instituições de saúde centenárias e respeitadas por trás: Emílio Ribas e o Instituto Butantan.

Segundo a médica Ana Paula Veiga, era necessária muita lucidez para todos os envolvidos não se "contaminarem" com o contexto de guerra política que o país vivia em torno do assunto.

Apesar de todas as desconfianças enfrentadas, o hospital conseguiu mais de 5 mil voluntários interessados que deram um voto de confiança à ciência e se cadastraram para participar. Um número muito acima do esperado. Eles seriam convocados por ordem de inscrição. Precisavam atender aos pré-requisitos para poderem participar. Dentre as exigências estava a de ser profissional de saúde com registro em entidade representativa. No caso de terem comorbidades, precisavam ter uma avaliação médica e ter suas doenças sob controle.

Como em todo estudo científico com vacina ou medicação, o voluntário também tinha total liberdade para desistir se e quando quisesse.

MAIS VOLUNTÁRIOS

Ao todo, o Instituto Butantan promoveu o estudo em 16 centros de pesquisa espalhados por vários estados do Brasil, com a meta de envolver 9 mil voluntários até o mês de outubro de 2020. Conforme a equipe do Emílio Ribas foi dominando o passo a passo dos atendimentos, o ritmo de trabalho pôde ser acelerado e tornou-se possível aumentar a quantidade de voluntários agendados.

Em agosto, para aumentar ainda mais o ritmo de inclusão de voluntários, a unidade enxergou uma oportunidade se passasse a funcionar aos sábados. A mudança passou a vigorar no dia 12 de setembro de 2020.

O desafio exigiu fôlego da equipe, mas teve resultados promissores para o andamento da pesquisa com a Coronavac no hospital. Conforme a unidade foi ampliando seu ritmo, o Butantan também aumentou a aposta no hospital. Logo a meta passaria de 852 para 1.400 voluntários.

A média de atendimentos nos dias da semana não passava de 50 voluntários/dia. Com o funcionamento aos sábados, a unidade de pesquisa viu a quantidade de voluntários praticamente triplicar.

Para dar conta de tanta demanda, o time inteiro do estudo passou a trabalhar aos sábados: sete médicos, incluindo Ana Paula, a equipe de enfermagem, os profissionais administrativos e até Luiz Carlos. Ele se dividia entre a direção do hospital durante a semana e um consultório na unidade, atendendo voluntários todos os sábados.

Garrafas de café ficavam na copa para os profissionais do estudo. Era a funcionária administrativa Cláudia quem as preparava. Simpática e brincalhona, ela gostava de bater papo e arrancar gargalhadas da equipe e dos participantes do estudo. Aos sábados, não hesitava em oferecer o cafezinho da equipe para os voluntários que chegavam.

A médica Ana Paula também gostava de dar um "mimo" para estimular a força-tarefa dos sábados. Costumava comprar pão, frios, refrigerantes. E a certa altura do campeonato, passou a encomendar bolos de uma funcionária.

Apesar da corrida contra o tempo e da enorme responsabilidade de trabalhar para ajudar o Brasil a conquistar a sua primeira vacina contra a covid-19, a equipe trabalhou num clima leve e de união por cinco meses ininterruptos.

UNIDADE DE PESQUISA
QUE MAIS RECRUTOU

Na última semana de dezembro, já próximo ao Natal, a unidade de pesquisa da Coronavac no Emílio Ribas encerrava a inclusão de novos voluntários. Foram seis meses de trabalho e 1.453 voluntários, o maior volume de adesões dentre os 16 centros de pesquisa brasileiros, com centenas de contatos feitos diariamente com os voluntários.

Para Pereira Júnior, além de todo o esforço e de muita divulgação, contribuiu para que o centro alcançasse o resultado o fato de não haver uma vacina disponível ainda para uso. "Como não tinha um imunizante, os voluntários queriam ter 50% de chance de terem recebido a vacina", diz o médico.

PRIMEIRA VACINA

Após tanto esforço de todos os envolvidos, no dia 17 de janeiro de 2021, a Anvisa autorizaria o uso emergencial da Coronavac no Brasil e a enfermeira da UTI do hospital, Mônica Calazans, seria a primeira brasileira vacinada em território nacional.

Dois dias depois, em 19 de janeiro, o Emílio Ribas receberia os primeiros lotes da Coronavac para iniciar a vacinação de seus profissionais. Os voluntários do estudo também começariam a ser convocados para a chamada "abertura do cego" do estudo. Era o momento em que a equipe revelaria aos voluntários se tinham recebido vacina ou placebo.

Quem descobria já ter sido imunizado vibrava. Nos corredores, era possível ouvir as comemorações dentro dos consultórios. Quem estivesse no grupo placebo, finalmente poderia receber a tão sonhada imunização. A cada revelação dos médicos, um olhar de surpresa, um sorriso, um choro. Todos ficando imunes às complicações da covid. Ninguém imune àquela emoção.

A Coronavac foi a primeira estratégia adotada no país para a vacinação em massa contra a covid-19. Durante vários meses de 2021, a vacina respondia por 8 a cada 10 doses aplicadas.

"Foi um orgulho e um desafio muito grandes. Vimos toda a história de assistência da instituição projetada em uma outra situação emergencial", disse Pereira Júnior.

O hospital também participaria de dois estudos com a vacina da farmacêutica Janssen, que envolveriam mais 2 mil voluntários.

Segundo o médico, com os estudos de vacinas, as unidades de pesquisa do hospital puderam crescer, ter acesso a equipamentos e proporcionar mais treinamentos ao RH, o que agrega valor à instituição e gera conhecimento.

A unidade de pesquisa da Coronavac ficaria instalada em definitivo no hospital para outros estudos, como o da vacina de chikungunya e sobre efeitos adversos das vacinas de covid em crianças.

Outra unidade da pesquisa do hospital iniciaria ainda durante a pandemia um estudo com uma vacina para o vírus HIV.

17 DE JANEIRO

No dia 16 de janeiro de 2021, um sábado, 220 mil brasileiros já haviam morrido de covid-19. Havia uma expectativa grande em torno da aprovação do uso emergencial das vacinas Coronavac e AstraZeneca no país. Na manhã seguinte, a do dia 17, a diretoria colegiada da Anvisa iria se reunir para votar a autorização ou não para o uso emergencial das duas vacinas.

O Instituto Butantan já tinha em seu poder as primeiras 5 milhões de doses da Coronavac, compradas por meio da parceria com a indústria farmacêutica chinesa Sinovac, e que poderiam ser repassadas imediatamente para o Ministério da Saúde distribuir e utilizar com o Plano Nacional de Imunização país afora, caso o uso fosse aprovado.

Foi iniciada uma busca do governo do estado junto aos hospitais do SUS na capital para deixar pronta uma lista com indicações de nomes de profissionais de saúde que tivessem uma história de atuação na linha de frente da covid-19. Cada nome deveria vir acompanhado por uma breve biografia. Os profissionais seriam priorizados, junto com indígenas e quilombolas, caso a vacina fosse aprovada e a imunização em massa pudesse ser iniciada.

No caso do Emílio Ribas, a comunicação indicou dez nomes de profissionais cujas trajetórias tinham chamado a atenção durante a pandemia. Indicaram nomes também o Hospital das Clínicas, o Geral de Itapecerica, o de Campanha do Ibirapuera, o Geral de Guarulhos, o Dante Pazzanese, o Santa Marcelina do Itaim Paulista, o de Vila Alpina, o Mandaqui, o de Vila Nova Cachoeirinha, dentre outros.

Já no sábado, após uma seleção, a lista chegaria às mãos do governador João Doria, que teria lido as biografias e gostado da história da enfermeira Mônica, da UTI. No domingo, 17, pela manhã, os profissionais selecionados por suas histórias pessoais foram convidados por telefone a irem até o Centro de Convenções Rebouças, onde poderia, eventualmente, ser iniciada simbolicamente a imunização no país, caso a vacina fosse aprovada.

Mônica Calazans estava em plantão na UTI do hospital quando recebeu uma ligação reforçando o convite para que fosse até o Centro de Convenções. As chefias do hospital também foram avisadas para que ela fosse liberada da escala momentaneamente.

No Centro de Convenções, a movimentação de jornalistas era intensa durante toda a manhã. No início da tarde, cerca de 30 profissionais de saúde e indígenas convidados foram recebidos em um discreto auditório, longe dos jornalistas, enquanto a Anvisa dava seu parecer sobre o uso emergencial das duas vacinas. A reunião era acompanhada virtualmente por autoridades.

Dentre os convidados do hospital, somente Mônica e a médica Umbeliana Barbosa puderam ir ao Centro de Convenções. As duas, que não se conheciam, foram apresentadas e se sentaram juntas no auditório.

Mônica ainda não sabia, mas, por sua história de vida e seu perfil, havia sido escolhida para ser a primeira pessoa a ser vacinada no Brasil contra a covid-19, caso o uso emergencial da vacina fosse aprovado.

Enquanto o anúncio da aprovação era feito pela Anvisa com transmissão ao vivo, on-line, para a imprensa em um auditório, em uma sala reservada aos profissionais de saúde convidados, Umbeliana lia a Folha Online no celular quando viu a manchete da coluna da jornalista Mônica Bergamo "Primeira vacinada é mulher, negra, enfermeira do Emílio Ribas em São Paulo". A foto de Mônica estava na capa do jornal on-line. Umbeliana e ela ficaram absolutamente surpresas com a notícia.

Conduzida por cerimonialistas, profissionais responsáveis pela organização dos eventos de governo, Mônica foi levada de elevador até a sala de vacinação para ser imunizada na frente de dezenas de jornalistas.

A enfermeira chegou caminhando devagar e timidamente por um dos corredores. Sem brincos, sem maquiagem, de tênis branco, Mônica chegou, como qualquer típica trabalhadora da linha de frente da covid-19.

Os telespectadores que acompanhavam ao vivo pela TV não sabiam, mas a primeira vacinada no Brasil já tinha perdido sete amigos por covid e havia acabado de passar 20 dias com um dos irmãos internados devido à doença.

Crônicas
de uma pandemia

❧ DONA PINA

É domingo de sol. Ana Paula Veiga, médica infectologista do Emílio Ribas, chega à casa de sua mãe, dona Pina, de 81 anos. A médica não entra na casa. A visita se limita ao lado de fora. Ana Paula é rigorosa com as regras de distanciamento físico, não quer expor a própria mãe idosa ao vírus da pandemia.

Desde julho de 2020, a médica está imersa nos estudos com a vacina Coronavac no Emílio Ribas, em São Paulo. Ela, que ama trabalhar, mas sempre pôs a vida pessoal em primeiro lugar, tem de repensar momentaneamente a ordem de prioridade das coisas. "Eu preciso fazer isso", explica à família desde o começo. Todos entendem.

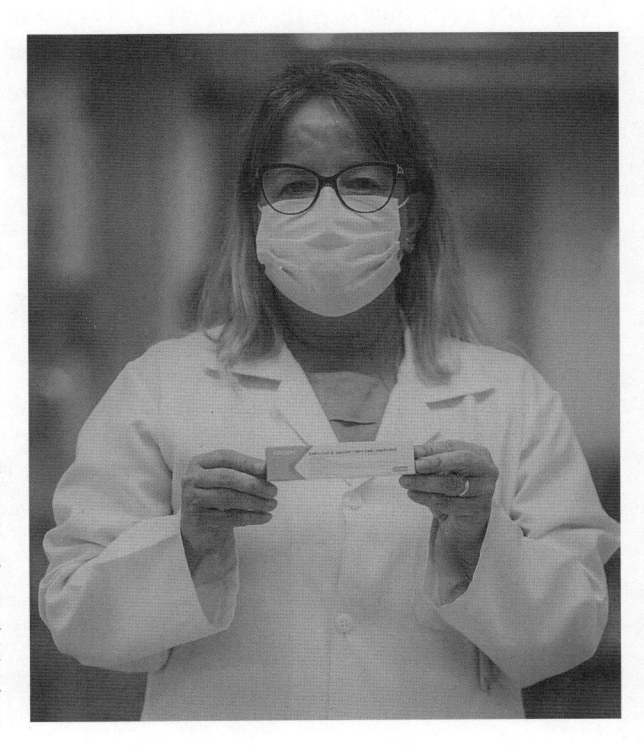

A infectologista Ana Paula Veiga, que coordenou os estudos com a vacina Coronavac no hospital. A unidade de pesquisa do Emílio Ribas foi a que mais recrutou voluntários no país.

Dona Pina é quem ajuda a filha a manter a família bem cuidada em Santos. Os filhos de Ana Paula, de 17 e 20 anos, e o marido costumam passar pela casa de dona Pina para buscar comida pronta. É a forma como a mãe de Ana Paula tenta apoiar a filha com ações práticas.

Até então, a médica fazia bate-volta para Santos diariamente. Um apartamento na capital, que era usado apenas como ponto de suporte, passa a ser sua casa de segunda a sábado. Com o estudo da vacina, ela passa a ficar semanas inteiras em São Paulo. As jornadas de trabalho são de até 14 horas.

Embora já adultos, os filhos "supergrudados" agora passam até dez dias sem encontrarem a mãe. Brincalhão, um dos filhos tira foto da casa e manda para Ana Paula: "Não se esqueça de como é o seu lar."

O marido, que é engenheiro, gosta de lembrar dos bons tempos em que aproveitavam as manhãs de sábado para comer pastel na banca do Toninho na feira, caminhar e praticar canoa havaiana.

Ironicamente, o sábado é o dia em que a unidade de pesquisa mais trabalha. Todos os sábados, os voluntários chegam aos montes ao hospital. São profissionais de saúde que torcem pela vacina. Rodam quilômetros para serem voluntários do estudo. Alguns são de Piracicaba, de Ribeirão Preto, de Santos. Todos com suas experiências pessoais reforçadas pelo trabalho na pandemia. Muitas vezes perderam parentes, amigos, mas também seus próprios pacientes e colegas de trabalho. São histórias fortes. "É tudo de verdade", pensa Ana Paula. Um ou outro diz que "veio se vacinar". A maioria fala "eu vim contribuir".

Ana Paula se mantém firme. Embora haja centenas de projetos de vacinas em estudos no mundo, nenhuma está aprovada para uso ainda. Pessoas seguem morrendo aos montes devido à covid-19.

Aquela é "a parte" que cabe a ela e à equipe na pandemia. Trabalhar numa pesquisa com vacina naquele contexto é equivalente a trabalhar em uma urgência. Algo intenso. As pessoas precisam de uma vacina, o país precisa. "A vacina é para todos nós", pensa.

Os sábados também mostram o envolvimento emocional da equipe com o projeto. Não há dinheiro que pague um sábado de descanso, mas há um propósito muito maior para todos. A equipe comparece em peso. Os trabalhos se iniciam às oito horas da manhã, não têm hora certa para terminar. Sábado após sábado, atendendo nos consultórios, como qualquer outro médico. A presença dos coordenadores acolhe e direciona o estudo.

Na copa, sempre o café da Cláudia e os bolos que Ana Paula encomenda. Um pequeno mimo para que todos sigam em frente.

A acupuntura é deixada de lado. A fisioterapia só segue para que ela consiga "continuar caminhando". "Eu me dedico muito", diz a médica aos 29 anos de carreira no Emílio Ribas.

Nas lembranças da infância, estão os tempos em que morava em Perdizes. Lembra-se de passar em frente ao hospital, aos 6 anos. Apontava e dizia aos pais que iria trabalhar ali quando crescesse.

Agora, em frente à casa da mãe, em pleno domingo, a médica desabafa: está cansada. Dona Pina, que lecionou a vida toda e é uma idosa muito lúcida, traz palavras de incentivo à filha. Lembra à Ana Paula que as pessoas precisam dela. Quantos lares terão uma dona Pina esperando ansiosamente pela vacina.

O BRASIL EM CARNE E OSSO

Em 1989, quando estava grávida de Felipe, seu único filho, Mônica tinha 24 anos e trabalhava como escriturária numa enfermaria de hospital.

O pai da criança é um ex-namorado da adolescência com quem Mônica vinha se encontrando apenas casualmente. Ele não faz questão de estar ao lado dela no momento de dar a notícia à família. De fato, só reapareceria anos mais tarde, mais maduro, quando viveriam um relacionamento sério e duradouro.

A notícia da gravidez não é bem recebida por sua mãe. E quando seu Luiz Gonzaga, o pai de Mônica, chega em casa, a jovem gestante, sentada no sofá da sala, chega a puxar o cobertor para cobrir as pernas. Tem medo de que o pai lhe dê uma surra ao saber da notícia. Em silêncio, a moça já cogita até a possibilidade de sair de casa para poder ter seu filho em paz.

Mas seu pai a surpreende com uma reação inesperada, seguida de uma frase de apoio mais surpreendente ainda: "Não se importe com nada, lembre-se de que você tem seu pai."

Na época, ninguém da família podia imaginar, mas Luiz Gonzaga provavelmente sofria com uma depressão. Nove meses depois, no dia 16 de maio de 1990, Mônica viveria, então, uma rara e ambígua experiência. No mesmo dia em que experimentaria a alegria de se tornar mãe, também amargaria a dor de saber do suicídio de seu pai.

Sem ele, a família de Mônica se desestabiliza emocional e financeiramente. Um dos irmãos chega a ficar depressivo, se envolve com drogas.

A renda da família, agora bem menor, pesa na hora de pagar os boletos e de abastecer a geladeira. Com o desemprego assombrando seus dois irmãos, resta a ela e à sua mãe, dona Denise, trabalharem duro para manter a casa "de pé".

Como muitos brasileiros, chegam a ter que usar água para completar as mamadeiras que ela e a mãe mandam para a escola do filho pequeno, Felipe, e de sua sobrinha, Aninha. Estavam contando as horas até que o pagamento caísse no período da tarde.

Criativa, a mãe de Mônica também faz milagres nos dias mais apertados. Quando a família toda tem apenas cinco reais na carteira para passar um domingo, é dela a ideia de fazer "uma comida que renda". Compram a carne moída e fazem panquecas. "Foi a panqueca mais gostosa que comi na minha vida", relembra Mônica.

Mesmo com tantas preocupações na vida pessoal, Mônica não perde seu olhar para o outro. Certo dia, durante sua jornada como escriturária, passa por um quarto de internação, quando é chamada por um paciente. Ele pede um copo d'água. Ela explica que não tem autorização para isso e aciona a equipe de enfermagem. Mônica é só uma funcionária administrativa.

O fato de não poder ajudar o paciente a toca. Pensa que gostaria de poder oferecer mais às pessoas. Decide, então, que quer voltar a estudar. Jovem, com filho pequeno, e responsável por ajudar no sustento da casa, Mônica decide fazer o curso de auxiliar de enfermagem.

Depois que se forma, ela atua 26 anos como auxiliar até que decide dar um passo além e cursar a faculdade de Enfermagem. Mônica torna-se enfermeira aos 47 anos e passa a prestar concursos públicos.

Em maio de 2020, enquanto o hospital Emílio Ribas anuncia à imprensa que passará, excepcionalmente, a atender somente casos de covid-19, o Estado publica no Diário Oficial uma convocação para profissionais aprovados em concursos anteriores para trabalharem por meio de um CTD (Contrato por Tempo Determinado). Mônica, que tem diabetes e hipertensão, decide participar do desafio.

Como tem uma boa colocação nas provas que prestou, ela pode escolher em qual hospital quer atuar. Opta pelo Emílio Ribas. A escolha se baseia no fácil acesso, mas também no aprendizado que pode ter com doenças infecciosas.

"Eu tive a chance de não trabalhar na linha de frente. Eu tive a chance de não escolher o Emílio Ribas. Numa situação dessas, em que as pessoas precisam da gente para serem cuidadas, eu não posso ter medo. Quem tem medo não cuida", diz Mônica.

Durante a pandemia, Mônica acorda às cinco horas da manhã. Dá plantões diurnos de 12 horas seguidas. Um dia no Emílio Ribas, no outro, no pronto atendimento de São Mateus, serviço da Prefeitura de São Paulo.

Mônica, a primeira vacinada do país contra a covid, é o Brasil em carne e osso. O Brasil dos negros, da periferia, das equipes de enfermagem, das mulheres batalhadoras que sustentam suas casas, das pessoas de verdade que pegam metrô para trabalhar e comem marmita na hora do almoço, dos que tocam esse gigante chamado SUS. É o Brasil que costuma ser esquecido nos livros de História.

A enfermeira Mônica Calazans, primeira vacinada no Brasil, que escolheu trabalhar na UTI do Emílio Ribas em plena pandemia.

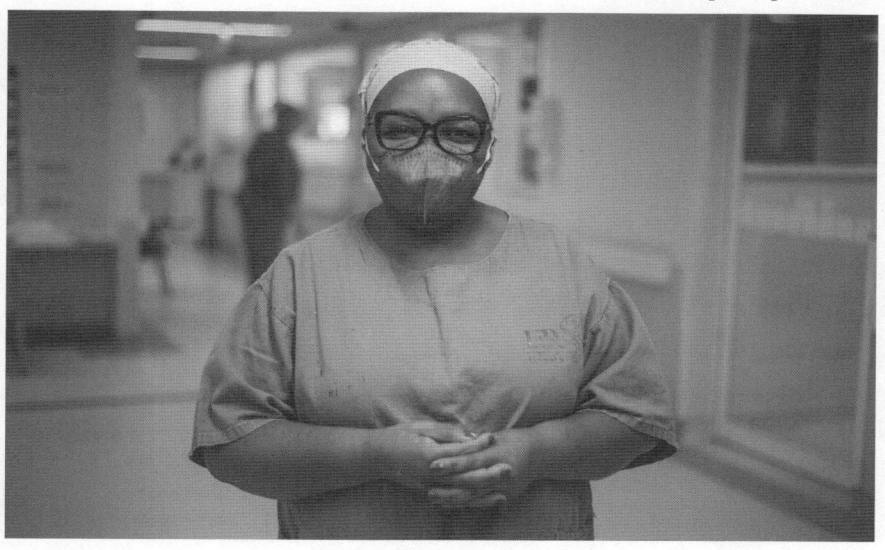

A SEGUNDA ONDA

NO LIMITE

O momento mais crítico vivido pelo hospital aconteceria em março e abril de 2021, quando a quantidade de vacinas disponíveis ainda era pequena e mal alcançava os grupos de risco e profissionais da saúde. A segunda onda da covid-19 começaria em dezembro de 2020 e só perderia força em junho de 2021.

A enfermeira Marly, da UTI, explica que, durante a primeira onda, um dos maiores desafios da pandemia havia sido o desconhecimento sobre a fisiopatologia da doença, ou seja, sobre as alterações funcionais no corpo em decorrência do vírus. "Costumamos comentar que os primeiros pacientes da primeira onda não eram tão graves quanto os do início de 2021, mas foram mais difíceis de lidar. Nós tínhamos que esperar acontecer muitas vezes para podermos tomar certas condutas. Em 2021, na segunda onda, já sabíamos o que esperar. É como se tivesse dado tempo de aprendermos com aqueles pacientes menos graves para que nos preparássemos para estas novas cepas, quando os pacientes começaram a chegar muito mais graves", explica Marly.

Por outro lado, quando a segunda onda veio em 2021, Marly relata que os profissionais de saúde já estavam muito cansados. Nunca se trabalhou e sob estresse por tanto tempo. Ela lembra que a pandemia de H1N1, por exemplo, durou no máximo quatro meses. "É como se nós, profissionais de saúde, tivéssemos mergulhado nesse tema, sem nunca podermos tirar a cabeça para respirar", diz a enfermeira.

O hospital teve que se mobilizar novamente e de forma intensa. As festas de final de ano e o surgimento da variante delta causariam uma explosão de casos no país. Em janeiro, hospitais de Manaus sofriam com superlotação e falta de oxigênio. Em fevereiro, o recrudescimento chegou ao estado de São Paulo. Para alguns profissionais, o temor inicial de não ter como oferecer assistência a todos os pacientes era um fantasma que acabava sempre rondando o hospital.

Por mais que tenha ampliado sua capacidade, a instituição viu sua estrutura chegar ao limite na segunda onda. No pronto-socorro, alguns pacientes com sintomas chegaram a ser acomodados em poltronas, enquanto recebiam suporte médico. Ainda que fossem largas e que reclinassem, as poltronas não ofereciam o mesmo conforto que um leito. O acolhimento precisava ser ainda mais cuidadoso naquele momento para que os pacientes pudessem entender o contexto.

O Brasil chegou a ser o segundo maior país em número absoluto de casos na época, o que mostra um pouco do que foi o desafio para as redes de saúde, tanto pública quanto particular.

"Claro que é ruim sabermos que havia uma paciente internada há dois dias numa poltrona do pronto-socorro porque faltava leito, por exemplo, mas quando olhávamos para as UPAs e para o que estava acontecendo fora da instituição, nos dávamos conta de que o mais importante é que tínhamos equipamento, suporte e equipe para atender e oferecer o melhor possível para esta paciente", explicou o diretor do hospital.

Na época, hospitais de campanha estavam sendo reabertos. Muitos pacientes de média complexidade ficavam no pronto-socorro do hospital até serem estabilizados para poderem ser transferidos para esses hospitais.

A médica Rosana Richtmann lembra que os meses de abril, maio e junho de 2021 foram de muita incerteza. Para ela, um dos momentos mais marcantes aconteceu quando um amigo, filho de um ex-diretor da escola de samba Vai-Vai, a procurou pedindo ajuda. O pai dele, que precisava de suplemento de ar, estava no corredor de um pronto-socorro público aguardando por um leito em outro serviço de saúde. A médica conta que ligou para um colega do hospital pedindo ajuda, mas ele explicou que já não havia leitos disponíveis. A instituição estava completamente lotada naquele dia. Havia dez pessoas recebendo suporte no pronto-socorro enquanto aguardavam por um leito de internação.

O filho do paciente decidiu, então, mobilizar a escola de samba e fazer uma vaquinha para tentar internar o pai em um hospital particular. Rosana iniciou uma verdadeira peregrinação telefônica por hospitais da rede privada onde tem contatos. As ligações rumaram noite afora sem sucesso. Mesmo pagando, os pacientes de covid tinham dificuldade para encontrar leitos de internação. No ápice da tensão, Rosana só encontrou a vaga após arriscar um contato com um hospital privado onde não conhecia ninguém.

Nessa mesma madrugada, a médica conta ter feito um vídeo para seu Instagram que bateu recorde de visualizações. Desanimada e com o rosto marcado pelo uso de uma máscara N-95, ela pedia para as pessoas se cuidarem porque já não havia onde colocar os pacientes em lugar nenhum. Pela primeira vez, a médica havia decidido usar um tom menos técnico e mais emotivo para convencer as pessoas a se protegerem contra a doença.

A coordenadora da Comissão de Óbitos do hospital, Fátima Maria Venâncio Porfírio, explica que há uma percepção de que, proporcionalmente, tenham acontecido mais mortes em 2020 do que em 2021.

Para ela, durante a segunda onda, apesar de toda a tensão, os profissionais de saúde estavam mais preparados para lidar com o caos da lotação e a assistência à doença já havia se tornado rotina dentro do hospital. "O tratamento ficou mais pragmático, mais sistematizado e mais rotineiro. Quando você tem uma prática mais rotineira, você acerta mais porque você repete o seu trabalho", afirma a infectologista.

Até o pronto-socorro precisou abrir leitos. Foram 16 para pacientes críticos no terceiro andar e 20 de estabilização no térreo. O hospital atendeu mais de 36 mil pessoas no período da pandemia.

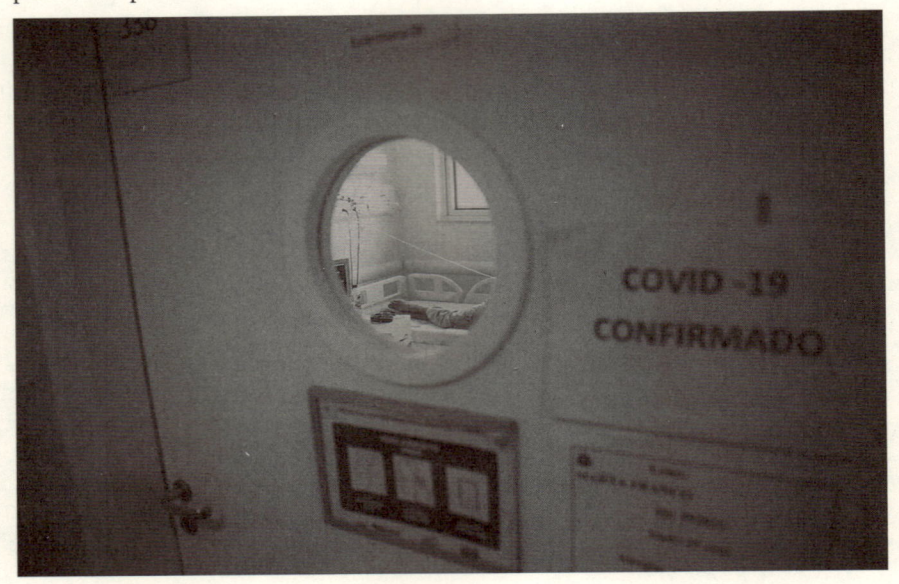

A enfermeira Valéria Cíntia dos Santos Carneiro, que completa 22 anos de UTI em 2022, conta ter tido muito medo na época de que o hospital sofresse com falta de oxigênio, como o que aconteceu em janeiro de 2021 na cidade de Manaus. "A gente aprendeu muito, a gente aprendeu a lidar com as situações. Um enfermeiro tem de aprender a ser forte, ele não pode chorar, tem de se segurar, mas há situações que eu não conseguiria suportar", disse a enfermeira.

Já para o diretor da Divisão Médica, Ralcyon Teixeira, a segunda onda representou um grande desafio dentro do hospital também devido à real possibilidade de faltar medicamentos. "O desafio era tentar não deixar faltar nada e seguir trazendo casos para o Emílio Ribas. O mais difícil foi o risco real da falta de medicações essenciais ao tratamento", explica o infectologista.

A primeira onda de covid no Brasil foi causada pela versão original do vírus Sars-CoV-2, enquanto a segunda onda (de dezembro de 2020 a junho de 2021) foi causada por uma variante do vírus, a gama ou cepa de Manaus.

A variante ômicron, identificada em novembro de 2021, segue em estudo com indicações de que causa menos hospitalizações, mas de que seja a mais contagiosa até agora, com 50 alterações no padrão genético do vírus. A nova cepa, altamente contagiosa, não chegou a produzir uma nova onda de covid que tenha tido impacto nas redes, mas chegou a interromper um período de queda no número de casos, de internações e óbitos por covid.

O médico Mario Peribañez-Gonzalez conta que até janeiro de 2022, devido às boas práticas e sua infraestrutura, o hospital não havia registrado casos de contaminação cruzada, que é quando um paciente de outra doença se infecta com covid dentro do ambiente hospitalar.

De acordo com ele, com a chegada da ômicron, o cenário mudou. Muitos pacientes de outras doenças chegaram assintomáticos ao hospital e, durante a internação, após serem submetidos a exames, surpreenderam as equipes médicas com o diagnóstico positivo para covid também. Dessa forma, ele explica que somente em janeiro de 2022, o hospital registrou o seu primeiro caso de contaminação cruzada durante toda a pandemia.

Variantes de preocupação, segundo a OMS:

Gama (P1) ou cepa de Manaus – predominou na segunda onda
- Identificada em novembro de 2020 no Brasil
- Manaus viveu a maior crise de escassez de oxigênio

Delta
- Identificada em outubro de 2020 na Índia
- 50% mais contagiosa que o vírus original

Ômicron
- Identificada em novembro de 2021 na África do Sul
- Tem 50 alterações no padrão genético
- 93% dos casos no Brasil em 2022

MEDICAMENTOS

Se por um lado o hospital não sofreu com falta de equipamentos de proteção individual, o mesmo não se pode dizer sobre os estoques farmacêuticos. A instituição enfrentou a pandemia numa época de escassez de medicamentos no mercado e teve que administrar suas prescrições médicas com inteligência para que os pacientes não tivessem seus tratamentos prejudicados, tanto na primeira quanto na segunda onda de covid. Um plano B precisou ser instituído, indicando substituições possíveis.

Na primeira onda, a instituição sofreu com a falta de drogas vasoativas (adrenalina e norepinefrina) e neurobloqueadores (rocurônio e cisatracúrio). Na segunda, o problema voltou acontecer, porém com os sedativos (propofol e midazolam).

A diretora da farmácia, Tânia Bessa, conta que, em meio ao problema, também aconteciam discussões sobre estratégias de agilidade e assertividade nos atendimentos. O serviço chegou a alterar a rotina três vezes em um período de 24 horas, num dos momentos críticos.

"Estávamos orientados para o enfrentamento da pandemia, contudo no momento em que aumentaram os casos no instituto, parecia que estávamos tomados por um tsunami", lembra a farmacêutica. Segundo ela, durante a primeira onda, em virtude do alto consumo, as medicações entraram em falta e a equipe médica criou e divulgou protocolos de substituição, enquanto os pacientes não paravam de chegar ao serviço. As medicações faltavam em todo o país.

A indústria farmacêutica nem sempre tinha as medicações para fornecer de imediato e, quando tinha, os preços passaram a ter uma alta exorbitante. Não foram raras as vezes em que os hospitais da rede SUS se ajudaram trocando medicamentos ou "emprestando".

Segundo a diretora de Serviços de Apoio, Andrea Zumbini Paulo, em alguns casos, a instituição teve que usar três medicações diferentes para substituir um único medicamento.

Na época, o Ministério da Saúde autorizou regras diferenciadas para compras relacionadas à covid-19, no sentido de desburocratizá-las. O tempo do recurso das empresas em uma licitação, por exemplo, caiu de cinco para dois dias.

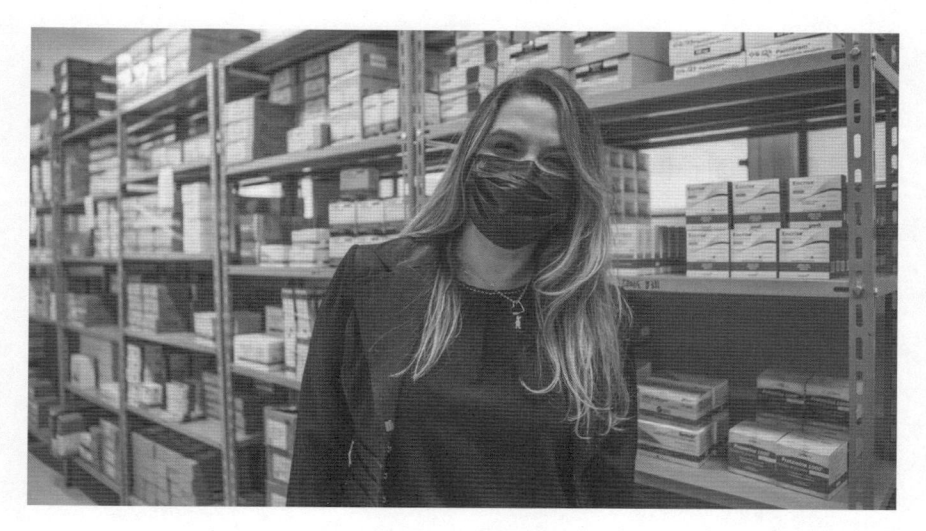

A diretora de Serviços de Apoio, Andrea Zumbini Paulo, conta que os preços dos medicamentos dispararam no mercado durante a pandemia.

Quando o preço de uma medicação subia muito, o hospital só poderia comprá-la se juntasse documentos que justificassem a ação. No caso de uma medicação que subisse de R$0,16 para R$16, por exemplo, era preciso realizar mais do que um processo licitatório, era necessário provar de forma minuciosa que não seria possível encontrar a medicação por um preço mais baixo no mercado. Todos os passos precisavam ser registrados.

Segundo Andrea, os profissionais que trabalham no setor de compras muitas vezes se sentiam inseguros com esse tipo de processo. As compras passam por auditorias do Tribunal de Contas pelas quais os profissionais podem ser responsabilizados. Andrea tentava tranquilizá-los explicando que o importante era documentar e justificar todos os passos de cada compra executada. Para a diretora, as auditorias são importantes e bem-vindas sempre, para mostrar também quando as instituições realizam seus processos de forma integralmente regular. Apenas um ano após o início da pandemia, o mercado farmacêutico havia se acalmado e normalizado o abastecimento das redes de saúde.

Nesse cenário caótico do mercado, o diretor do hospital, Luiz Carlos Pereira Júnior, diz que o período mais crítico com medicações aconteceu durante a segunda onda de covid-19, ocasionada pela variante delta, de dezembro de 2020 a junho de 2021.

O médico explica que, como não havia medicamentos específicos com eficácia cientificamente comprovada para a covid-19 na época, os hospitais precisavam de grandes volumes de medicações de suporte à vida, caso dos anestésicos e sedativos, utilizados nas UTIs, na hora da intubação, por exemplo.

A falta de medicamento foi pontual, mas contribuiu para tornar março e abril de 2021 os meses mais difíceis da pandemia dentro do hospital. Na época, de acordo com Pereira Júnior, a indústria farmacêutica ficou saturada com a demanda. Mesmo com o apoio de grandes compras centralizadas por parte da Secretaria de Estado da Saúde e com as trocas entre unidades da administração direta, o hospital passou por dias tensos.

Na época, a equipe médica chegou a criar um plano de contingência que era dividido em quatro etapas e que previa como manejar o paciente grave mesmo em meio à ausência de alguma das medicações necessárias. A ideia era não deixar de atender nenhum caso.

O médico Daniel Prestes, que dirigia a UTI, afirma que o plano de contingência nada mais era do que um protocolo institucional com uma segunda linha de sedação. A ideia era poupar os sedativos principais para priorizá-los aos pacientes que mais precisassem, especialmente os que tinham comorbidades e contraindicações.

Segundo Daniel, na época, faltaram sedativos na maioria dos serviços de saúde. No caso do hospital, a falta foi bem pontual, não prejudicou os pacientes e a reposição ocorreu de forma relativamente rápida.

Para a diretora da farmácia, a comunicação eficaz entre as áreas de farmácia, enfermagem e médica foi fundamental. Na época, houve relatos de hospitais Brasil afora que chegaram a ter que amarrar pacientes para poderem fazer a intubação por falta de sedativos.

Apesar da tensão vivida pelas equipes, na mesma época houve a inclusão de um sedativo inédito na lista de medicamentos fornecidos ao hospital, o cloridrato de dexmedetomidina. A nova medicação tinha diferenciais em relação às outras, como não rebaixar o nível de consciência, reduzir a ansiedade e melhorar o acoplamento do paciente à ventilação mecânica.

*Crônicas
de uma pandemia*

❧ SOBRE DESAFIOS, CAMAS E CORREDORES 2

"Se eu vir o doutor Luiz chorando, por exemplo, eu vou achar que está tudo perdido e vou chorar também." É citando o próprio diretor do hospital como exemplo que a fisioterapeuta Graziela Domingues explica sobre como enxerga seu próprio papel de liderança junto à equipe de reabilitação durante a crise gerada pela covid.

Sem se dar conta do que ele mesmo simboliza para os funcionários, Luiz afirma substituir a palavra "medo" por "ansiedade" durante toda a pandemia. Ansiedade para que tudo funcione perfeitamente. Para dar condição de atendimento no pronto-socorro. Para que os equipamentos funcionem bem. Para estabilizar os pacientes. Para que os diagnósticos possam ser feitos. Para que não faltem insumos. Para que as equipes de apoio (limpeza, nutrição, segurança, farmácias) deem suporte para manter o hospital funcionando.

"Não me lembro de ter sentido medo, mas a sensação de ansiedade para que tudo desse certo o tempo todo é inevitável e toma conta da gente 24 horas", diz o médico.

Olhando os relatórios de internações que recebe pelo celular, ele monitora a taxa de ocupação dos leitos. Verifica os pedidos de transferência que o hospital recebe pela Central de Regulação. É ali que ele identifica se há leitos suficientes para os pacientes que precisam do Emílio Ribas.

Os primeiros relatórios chegam às sete horas da manhã, mas o olhar atento ao celular vara dias e noites. O sono "picado" se torna rotina. Ele diz não se importar em ficar conectado 24 horas. Confessa que o que estressa mais é não saber como as coisas estão.

O infectologista, que iniciou sua trajetória no hospital em 1988 como residente, assumiu a direção do hospital em setembro de 2013. Se vê hoje à frente da maior reforma da instituição. Também é sob sua regência que o hospital vai para a linha de frente da covid-19. Jamais imaginava viver uma pandemia nessas proporções à frente do centenário hospital que tem o *front* no seu DNA.

É muito tempo de casa. Muito tempo respirando o hospital. Luiz conhece, como poucos, cada canto do prédio hospitalar, desde o segundo subsolo até o nono andar. Muitas vezes, sabe de cor o tamanho das salas e o volume de demandas. Assim fica fácil enxergar os problemas. Também lhe custa menos pensar em soluções. "Muitas vezes, a resposta para um problema está próxima de nós, numa sala ao lado ou no andar de cima."

No início de 2021, depois de alguns meses passando por uma lenta e gradativa desmobilização de leitos e equipes, o hospital é surpreendido pela curva ascendente de casos que ocorre com a segunda onda da covid-19. É a variante delta tomando conta do país. Março e abril são marcados pela saturação dos hospitais.

A alta demanda faz com que uma nova mobilização interna precise acontecer. Desta vez, 20 salas de estabilização são abertas no pronto-socorro. Quanto mais leitos, melhor.

O efeito sanfona da pandemia nos leitos do Emílio Ribas faz com que a sala de conforto médico, por exemplo, tenha que ser instalada de forma provisória dentro de um dos espaços no setor de Endoscopia, onde havia ocorrido uma queda da demanda.

O espaço é pequeno, alertam os plantonistas. Há necessidade de um pouco mais de espaço para a sala que leva o conforto no nome. O diretor faz uma sugestão. Sugere que a sala migre para um dos espaços ainda não reformados do quarto andar. Os plantonistas concordam. A mudança é de um quarto menor para um maior.

O diretor se preocupa em oferecer descanso para os plantonistas. É na sala de conforto médico que eles podem dormir uma ou duas horas. Ele sabe que a rotina é exaustiva. Sua preocupação é dar condições de trabalho para as equipes. Também sabe que tudo se reflete diretamente no ritmo e na qualidade do atendimento. Os pacientes com baixa saturação não param de chegar. Muitos precisam de oxigenoterapia.

"As pessoas [profissionais] são disponíveis para fazer mais do que elas estão aqui para fazer. Como não dar resposta à altura, diante de uma equipe que tem esse compromisso?", costuma pensar.

O pedido para a mudança interna é repassado à equipe de manutenção. Os profissionais estão atarefados com a reabertura de leitos pelos andares. Também bastante ocupados com a alta na demanda de pacientes, os médicos cobram a mudança com urgência.

Certa tarde, em meio ao crescente volume de atendimentos, duas pessoas conduzem a cama de rodinhas da sala de endoscopia. A mudança tão esperada pela equipe de médicos plantonistas agora vai acontecer. Vigilantes, técnicos de enfermagem, médicos, enfermeiros observam enquanto trabalham espalhados pelos corredores do hospital.

Luiz, diretor da instituição, membro do Centro de Contingência, investigador principal da pesquisa com a vacina Coronavac no hospital, agora também ajuda Cesar, funcionário do estoque, a transportar a cama.

As mangas da camisa estão dobradas. Na testa, algum suor. Ele não se importa. Quer ajudar. Passa com o móvel rumo ao elevador. Alguns profissionais nem percebem. Outros mal podem acreditar.

❧ NÃO ADIANTA NEM TENTAR ME ESQUECER

Com o semblante concentrado, dona Dalva, sentada no leito, se esforça. Está numa sessão de fisioterapia. O aparelho usado lembra uma bicicleta adaptada para os braços. Empurra com o da direita. Depois com o da esquerda.

No quarto todo de vidro, a fisioterapeuta Lucilene Farias de Sousa, 52, brinca com o antigo bordão dos santistas. Ela quer incentivar a paciente. "Vai dona Dalva. Pedala Robinho!"

Que privilégio, dona Dalva. Primeiro, por poder se sentar. Mais ainda, por poder estar se exercitando. Nos leitos vizinhos, quase todos os pacientes estão graves, completamente sedados, intubados. É raríssimo ver alguém acordado.

Dona Dalva tem 67 anos. Chega ao hospital com o marido. Ambos com covid-19. Ele tem alta em uma semana, ela fica. Já são cinco meses nessa batalha. Passou, dentre outras datas, o próprio aniversário, o Natal e o Ano-Novo de 2020 no hospital.

A internação mexe com seu psicológico. A paciente não consegue se livrar facilmente dos respiradores. Dona Dalva foi fumante, tem bronquite e convive com complicações em uma válvula do coração.

No Emílio Ribas, tem que ser intubada. Depois, traqueostomizada. Agora, já sem a sedação contínua, está lúcida, bem consciente. Mas não consegue falar, nem se mexer do pescoço para baixo. Ela chora. Se sente angustiada, ansiosa. Nenhuma palavra. Nenhum gesto. Se comunica com a

equipe de saúde pelo olhar. Está meio deprimida. Sente medo. A fisioterapeuta Lucilene só consegue entender uma frase. A paciente sussurra baixinho: "Me ajuda, me ajuda!"

Ela não quer ficar sozinha, reclama. Quer que Lucilene fique no quarto o
tempo todo com ela. A fisioterapeuta negocia. Tem outros pacientes para ver.
Explica que a estará olhando através dos vidros da UTI. Não há paredes. Nada
impede o contato visual entre as duas.

As crises de choro de dona Dalva comovem Lucilene. A fisioterapeuta também
chora várias vezes quando deixa o hospital. Decide dar "mais atenção" à paciente.

Antes da pandemia, Lucilene gostaria de poder fazer trabalhos voluntários. Não
há muito tempo sobrando devido à carga horária de trabalho. Decide, então, praticar tudo o que há de mais humano no mesmo lugar de onde tira seu "ganha-pão".

"Pelo meu trabalho como fisioterapeuta já sou remunerada. Não me custa
fazer um pouco mais", diz. Dar um copo d'água para quem pede, entregar
um urinol para quem precisa, ajudar a família a falar com o paciente isolado,
ajudar o padre a fazer uma oração."

Lucilene "adota" dona Dalva. Passa a conversar mais com a família durante as visitas. Descobre que dona Dalva adora Roberto Carlos. Põe seu próprio
celular para tocar. "Quem sabe o 'Rei' anima dona Dalva", pensa.

Depois pede à família que consiga um televisor. Os parentes correm para
o comércio popular da rua Santa Efigênia. Lucilene pede autorização à equipe
médica para implantar as novidades. Agora, dona Dalva já pode assistir ao
Programa da Fátima. Lucilene também canta, dança. Tudo para animar a paciente. Com o tempo, dona Dalva começa a se soltar. Chega a chacoalhar os
ombros, dançando no leito.

As sessões de fisioterapia também começam a render os primeiros frutos.
Ela consegue mexer a mão esquerda. Lucilene grava com o celular. Quer mostrar o resultado alcançado com o seu esforço. Semanas depois, dona Dalva está
quase conseguindo fechar a mão.

Mais um tempo e o movimento do braço é recuperado também. Mais uns
dias ainda e ela começa a se sentar sozinha. Depois, passa a pegar a pequena toalha
para limpar a boca e consegue segurar o controle remoto da TV para mudar os
canais. Lucilene se enche de orgulho. Está empenhada em recuperar a paciente.
A essa altura, a equipe toda da UTI já se envolveu com a história de dona Dalva.

Lucilene nasceu na zona rural do Maranhão. Seu pai, viúvo, com oito filhos, conheceu sua mãe, que já tinha dois. Casaram-se e tiveram mais cinco filhos juntos. A fisioterapeuta era a mais velha dessa união.

Com apenas 10 anos, a futura fisioterapeuta já ajudava a mãe a cuidar de seu pai após um AVC. Ele ficou acamado por um ano e meio até falecer em casa, sem ter tido acesso a qualquer suporte de fisioterapia que pudesse lhe trazer qualidade de vida.

Com muitas crianças e sem poder ganhar o sustento na roça, a família decidiu migrar para São Paulo. Um salto no escuro, com todas as dificuldades de adaptação a que a metrópole costuma submeter quem chega de longe.

Aos 16, apenas com o ensino fundamental, Lucilene começou a trabalhar. O primeiro emprego foi numa lavanderia. Depois foi promovida para a copa.

Continuava estudando nas escolas públicas da capital. Fez o curso de auxiliar de enfermagem e com o primeiro emprego na área da saúde conseguiu custear a faculdade de Fisioterapia. Costuma imaginar que o pai poderia ter tido o conforto de poder conseguir se sentar se houvesse um profissional como ela para ajudá-lo na reabilitação. "Eu gosto mesmo é de dar conforto para os pacientes", diz.

Em fevereiro de 2021, depois de quase cinco meses, dona Dalva tem alta da unidade de terapia intensiva. Como em todas as altas da UTI, ela segue para um leito mais simples, nas enfermarias. Não é a alta definitiva ainda.

Os profissionais de saúde da UTI param o que estão fazendo. Batem palmas para dona Dalva quando ela passa de maca. Gritam seu nome. Eles sabem o tamanho do esforço da paciente e de toda a equipe. O apego é inevitável. A vitória emociona todos.

Depois da UTI, são mais nove dias de internação na enfermaria. Quando dona Dalva sai em alta definitiva do hospital, Lucilene está lá novamente. Bate palmas, comemora, vibra, grava com o celular. A missão está cumprida.

Embora esteja com sequelas e siga para casa acompanhada de um cilindro de oxigênio, a paciente sai sem a traqueostomia no pescoço, consegue falar e se alimentar. Recompensa maior não há para a fisioterapeuta.

Nas semanas seguintes após a alta, nos corredores do hospital, nas conversas com repórteres, no cafezinho da copa, dona Dalva é sempre lembrada pelos profissionais. Um exemplo de superação. Lucilene não se desapega. Mantém contato com a família pelo WhatsApp.

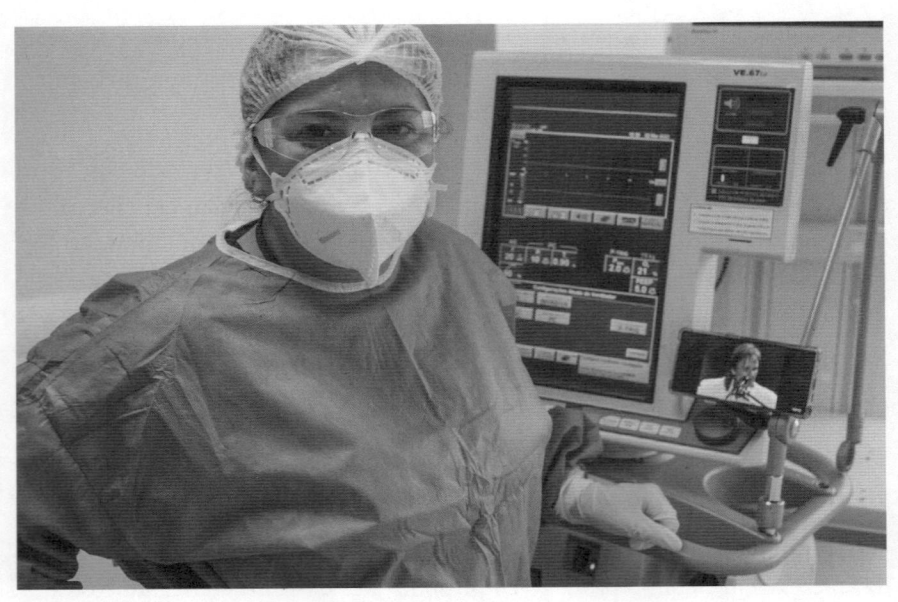

A fisioterapeuta Lucilene Farias de Sousa, que colocava
Roberto Carlos para tocar no celular e tentar animar sua
paciente dona Dalva, que ficou mais de 100 dias internada.

Em março de 2021, quando o estado de São Paulo começa a viver sua segunda grande onda de covid-19, em casa, dona Dalva apresenta uma recaída. É levada a um pronto-socorro perto de casa, em Caieiras, na Grande São Paulo.

Recebendo suporte na emergência, dona Dalva aguarda por três dias por um leito de UTI. Ela agora está acometida por uma pneumonia.

Os pedidos são feitos pela Central de Regulação de leitos do estado, mas as UTIs dos hospitais públicos estão abarrotadas, inclusive a do Emílio Ribas. Enquanto aguarda, a paciente sofre três paradas cardíacas.

No dia 8 de março de 2021, Dia Internacional das Mulheres, dona Dalva morre. A história sobre o desfecho triste logo se espalha pelo hospital. Os profissionais ficam tristes.

Lucilene é informada pelos próprios familiares da idosa sobre sua morte. Abalada, cogita ir ao enterro relâmpago em tempos de covid-19. Pensa melhor, decide não ir. Seria uma despedida rápida demais.

❧ A ÁGUA DO MACARRÃO INSTANTÂNEO

*João (nome fictício) passa a receber algumas ligações no celular. São do serviço social do hospital. É fevereiro de 2021. O serviço quer saber como ele está fazendo para alimentar suas duas filhas menores, de 2 anos e meio e 1, respectivamente. A mãe delas, *Tatiana (nome fictício), de 33 anos, está internada no hospital.

Quando chega para ser internada, Tatiana relata aos profissionais sua preocupação com as filhas. Ela conta que costuma oferecer alimentos sólidos para as duas mais novas, mas que o leite materno é uma parte importante da alimentação delas.

João tem 60 anos, é autônomo, trabalha como ajudante de pedreiro. Desde o início da pandemia, sofre com a escassez de trabalho. Está casado com Tatiana há 12 anos e juntos têm também uma outra menina, de 11 anos.

Migrante nordestino, mora em um bairro da periferia de São Paulo, nos extremos da zona Leste. É analfabeto e é o único responsável pelo sustento da casa. De uma hora para outra, com a mulher internada, se vê sozinho cuidando das três filhas, sem ter como trabalhar. O casal também não tem familiares na capital paulista.

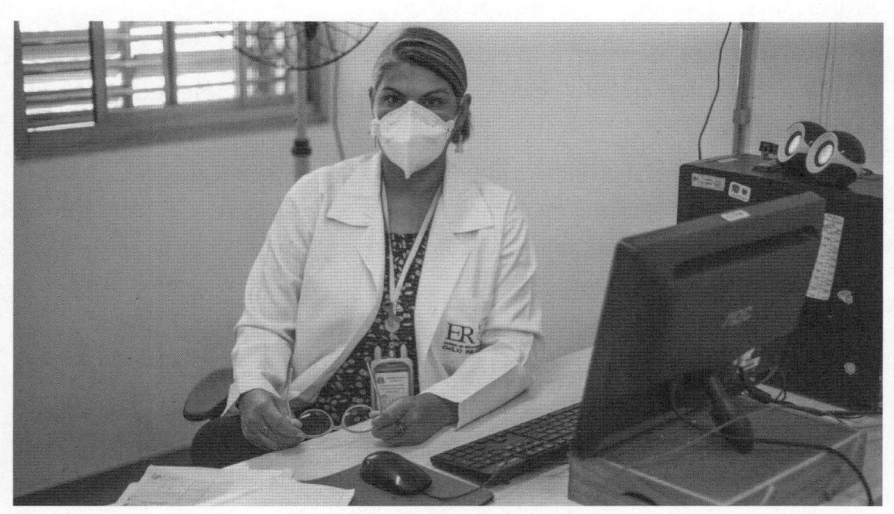

A assistente social Aline Antônia Araújo Pugliesi atendeu um ajudante de pedreiro desempregado que chegou a dar água de macarrão instantâneo para as filhas pequenas, enquanto sua mulher, lactante, estava internada com covid-19.

Quando o serviço social entra em contato e pergunta sobre a alimentação das filhas, João relata que tem preparado macarrão instantâneo para a filha mais velha. Para as mais novas, oferece a água do preparo do macarrão. O líquido é usado para encher as mamadeiras. As dificuldades financeiras não permitem que ele compre outros alimentos.

Em choque, a equipe do serviço social pede que ele compareça ao hospital. Eles querem pesquisar melhor o que pode ser feito para dar suporte social à família. João não é contribuinte, não paga Previdência Social, não tem direito a nenhum benefício. É um cidadão excluído do sistema. A esposa internada também não se enquadra em um perfil que possa receber os benefícios da Previdência. Ela também é uma cidadã excluída.

O setor, então, decide acionar a equipe de nutrição do hospital para obter a doação de algumas latas de leite. As nutricionistas também têm uma conversa para orientar João. Explicam, de maneira simples, que ele não deveria mais oferecer mais o macarrão instantâneo. Muito menos a água do preparo da fervura do produto industrializado para as filhas. Contam que as meninas logo ficarão desnutridas assim. Falam da falta de nutrientes, do excesso de conservantes, do sódio em excesso na formulação do produto.

Após analisar exames, as equipes que cuidam de Tatiana descobrem que, apesar de amamentar as duas filhas, ela mesma também não estava bem nutrida. A alimentação da família é absolutamente deficitária. A situação deixa os profissionais de saúde perplexos e preocupados.

João não sabe soletrar o nome das filhas. Ele também não sabe a idade delas. É sempre Tatiana quem cuida de tudo. É ela, por exemplo, que matricula as filhas na escola.

A assistente social Aline Antônia Araújo Pugliesi, que trabalha no hospital há seis anos, costuma falar com João ao telefone. Ele se mostra sempre confiante com a recuperação da mulher. João costuma dizer que, por ele, iria "todos os dias" ver a esposa.

A visita aos pacientes internados na UTI, no entanto, acontece apenas uma vez por semana. No caso de Tatiana, era às quintas.

João caminha mais de uma hora a pé até a estação de trem mais próxima. Não tem dinheiro suficiente para gastar com o transporte até lá. O valor para comprar as passagens de trem e metrô é emprestado por uma vizinha. Somente depois de uma baldeação e o acesso ao metrô, João consegue chegar ao hospital, a poucos metros da estação Clínicas, pela linha verde do metrô. São duas semanas de internação e duas visitas.

Numa segunda pela manhã, Aline chega para trabalhar e recebe a notícia de que Tatiana tinha falecido no domingo. A equipe fica surpresa e ao mesmo tempo tensa. Além da perda de uma paciente tão jovem, a situação precária da família e o futuro das crianças preocupam os profissionais.

Preocupada com a situação, Aline documenta os encaminhamentos para que João possa receber apoio social. Ela articula um seguimento para a família em um centro de assistência social e em uma Unidade Básica de Saúde da Prefeitura.

A assistente social também aciona o Comitê de Humanização e o Voluntariado Emílio Ribas para conseguir rapidamente uma cesta básica grande e reforçada. Quando consegue a cesta, ela liga para João.

Viúvo agora, ele conta à Aline que não quer mais "pôr os pés" no hospital, nem entrar ou passar em frente. Não é raiva o que sente. Agradece todo o esforço que as equipes fizeram para tentar recuperar sua Tatiana. Confessa estar traumatizado. Não tem como lidar com as lembranças ruins do lugar. Abre mão da cesta. Aceita uma mais simples dada por um serviço próximo à sua casa. Comovido, o Comitê de Humanização dá um jeito de entregar a cesta na casa da família.

Por telefone, Aline diz a ele que gostaria de articular sua volta à sua cidade de origem no Nordeste. Ela fala da importância de que ele possa ter uma rede de apoio para poder cuidar das três filhas sozinho. João explica, então, que a situação econômica e social era ainda mais degradante em sua cidade de origem. Opta por se desdobrar e tentar continuar em São Paulo.

Aline tenta acompanhar o caso. Numa das últimas ligações, João se prepara para sair. Está indo ao cartório tirar a certidão de nascimento das filhas.

❧ DE JOELHOS

No dia de seu aniversário, a enfermeira Maíra, da UTI, experimenta a dor de ver a sua própria mãe, dona Marli, sendo internada. É 7 de março de 2021 e o Brasil vive a segunda onda de covid-19.

A enfermeira Valéria, colega mais experiente, mal pode acreditar ao ver a mãe de alguém de sua própria equipe precisando de internação.

Maíra, que estaria de férias, substitui o descanso pela ida diária ao próprio ambiente de trabalho, agora sem roupa privativa, *faceshields* e toucas. Assustada, ela tenta acompanhar de perto o tratamento da mãe.

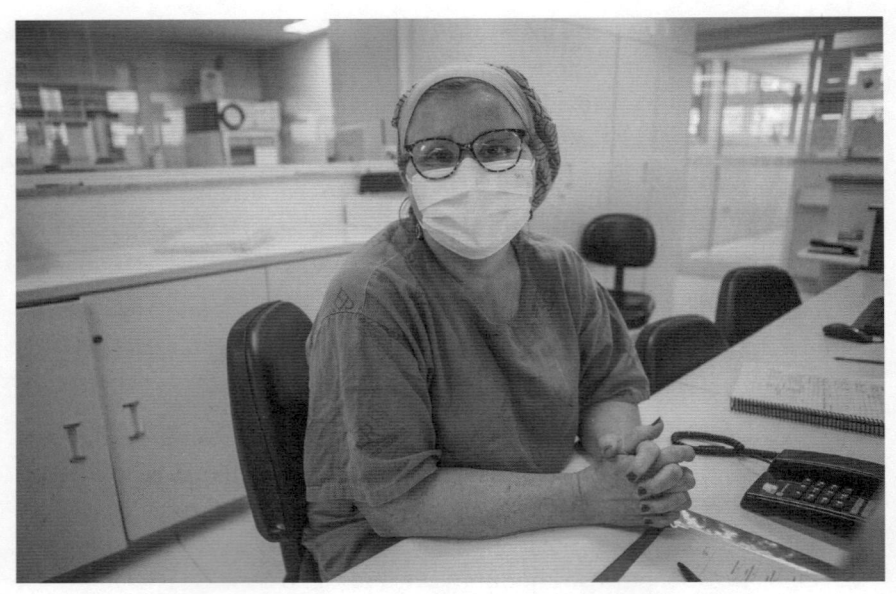

A enfermeira Valéria Cíntia dos Santos Carneiro, que rezava de joelhos com outros colegas pela recuperação da mãe de uma das enfermeiras.

No momento de sua intubação, é Valéria quem segura na mão de dona Marli e mantém também entre os dedos uma pequena imagem de Nossa Senhora de Nazaré, que trouxe de Belém do Pará.

Valéria, a enfermeira de ponta que queria ser professora universitária e fugia do ambiente hospitalar no começo da carreira, está prestes a completar mais de 20 anos de UTI. Apaixonada por atendimentos "com desafios", já não se vê trabalhando longe da terapia intensiva. Este lugar, onde a linha entre a vida e a morte é sempre tão tênue.

Mesmo com tanta fé, o processo é doloroso para todos ali. Ninguém sai ileso da dor. Sofrem os familiares, os amigos, Maíra. Sofrem também seus colegas de enfermagem.

Quase um ano antes, em abril de 2020, Maíra falou à equipe de reportagem do site UOL sobre a solidão durante sua própria infecção por covid. Era a maior dor que a covid tinha lhe causado desde então.

Agora, após quase 12 meses de incansável dedicação à linha de frente, a jovem enfermeira, na faixa dos 30, vai ao hospital e se põe a chorar. Ela nem sabe, mas seus colegas, por dentro, também "não se aguentam".

Conforme os dias se passam, a paciente piora. A equipe não consegue aceitar. Pensa na mãe da colega como alguém da própria família. Ninguém tem coragem para contar à Maíra sobre a piora gradativa do quadro de saúde. Os colegas não querem fazer a jovem enfermeira sofrer.

Quando os médicos dizem à equipe de enfermagem que dona Marli pode não aguentar as complicações da covid-19, a equipe decide tentar sua última cartada. Em pequenos grupos, seguem com a missionária dona Neide. Entram no quarto. Oram de mãos dadas. Médicos, profissionais de reabilitação. Católicos, ateus. São muitos o que engrossam o coro da fé.

Numa das últimas orações, o grupo de mãos dadas chega a se ajoelhar. Impotentes, praticamente imploram pela saúde da mãe de uma colega.

Dona Marli, de olhos abertos, os observa. Ela chora. Eles não sabem, é um adeus. No dia seguinte, Maíra perde sua mãe. Todos ficam órfãos.

DOAR-SE

Sâmia e Nilton cuidam dos trâmites para o visto norte-americano. Vão se mudar para Nova York no começo de 2021. O estágio no exterior é o grande sonho da vida do pesquisador científico. Sua dedicação o leva a conseguir um intercâmbio em um dos hospitais mais prestigiados do mundo, o Mount Sinai, que fica na região do Central Park.

Nilton, que já tem pós-doutorado, estuda as respostas inflamatórias que o estresse pode causar junto ao sistema nervoso central. Elas podem deixar o paciente vulnerável a transtornos de humor e até à esclerose múltipla.

O pacote de planos para o futuro também prevê uma bela cerimônia de casamento ainda em dezembro de 2020. Os dois estão juntos há 16 anos, quase metade de suas vidas. Ambos estão prestes a completar 34. Ele em fevereiro, ela em julho.

A grande conquista de Nilton é realçada por sua história de vida. Ele é filho de uma dona de casa e de um bancário. O pai vinha de uma família humilde e numerosa do interior paraense. A aprovação no concurso público havia proporcionado condições financeiras um pouco melhores. Logo aproveitaram a oportunidade de se mudarem para a capital, Belém. O objetivo é um só: proporcionar boa educação a Nilton e às duas irmãs.

Mudam-se para um Conjunto Habitacional na periferia da cidade, a Cabanagem. Nilton e as irmãs ainda são crianças. Todos são matriculados em uma boa escola particular, graças a bolsas de estudo que cobrem até 80% da mensalidade.

Nilton é o melhor aluno da turma. Sempre se destaca. Ainda durante a adolescência, o sucesso nos estudos o leva a escolher ser cientista.

É nesta época que ele conhece Sâmia, sua vizinha de bairro e colega de escola. Quando é aprovado no vestibular para Biomedicina da Universidade Federal do Pará, o futuro pesquisador toma finalmente coragem para pedir a moça em namoro.

Na universidade, ele logo se envolve com projetos de iniciação científica. Ganha uma bolsa de estudos que não passa de R$200. Os recursos mal cobrem as despesas com o transporte. Mas ele segue em frente.

Após concluir um mestrado também em Belém, Nilton se muda para São Paulo. O ano é 2011. Aprovado em um doutorado, ele cruza o país. Deixa Sâmia temporariamente e a família para poder estudar na USP.

Três anos depois, Sâmia também se muda para a capital paulista depois de concluir duas faculdades: Gestão Ambiental e Engenharia Sanitária e Ambiental. Juntos alugam uma casa, formalizam uma união estável, se ajudam e se apoiam financeiramente. A vida financeira dos pesquisadores científicos no Brasil é cheia de inacreditáveis instabilidades.

Em 2016, por exemplo, Nilton já cursa o primeiro pós-doutorado, quando bolsas científicas do Conselho Nacional de Desenvolvimento Científico e Tecnológico (CNPq) são cortadas. O pesquisador fica dois anos sem receber qualquer apoio financeiro. Sâmia, os pais de Nilton e até suas irmãs se mobilizam. Fazem uma "vaquinha" para ajudá-lo. Até a professora Isa, mãe de Sâmia, se comove com a determinação do jovem e reserva uma parte do salário para apoiá-lo.

O custo de vida em São Paulo é caro demais. O aluguel próximo à USP, no bairro do Butantã, zona Oeste da cidade, pesa no orçamento de quem vive sem uma bolsa de estudos para poder se dedicar exclusivamente à pesquisa científica. O pesquisador só volta a ter uma bolsa três anos depois.

Quando a pandemia começa em 2020, finalmente, vivem um momento bom profissionalmente. Apesar de terem que adiar o sonho do casamento e os planos para o intercâmbio nos EUA, ambos trabalham e têm renda como pesquisadores. "Estávamos saindo do sufoco que vivemos todos estes anos", relembra Sâmia.

Nilton já está no segundo pós-doutorado. Generoso, também sonha com o doutorado de Sâmia, o que lhe permitiria alçar voos mais altos na academia.

O pesquisador ingressa, então, em um projeto de pesquisa comandado pelo professor e patologista Paulo Saldiva, da Faculdade de Medicina da USP. Eles dão início a estudos sobre os efeitos da covid no cérebro.

Recluso, em casa, Nilton sai uma vez por semana para ir ao laboratório cuidar dos ratos que fazem parte de suas pesquisas. Os laços sociais se limitam à mulher, Sâmia, e à sogra, Isa, que se mudara para São Paulo também para ficar mais próxima das duas filhas.

Quando a pandemia está prestes a completar um ano no Brasil, os pesquisadores identificam a cepa brasileira, identificada em Manaus. Os sistemas de saúde entram em colapso. A variante logo se espalha pelo país e acomete também os mais jovens, mesmo aqueles que não têm comorbidades. Pegar covid-19 é, cada vez mais, como participar de uma roleta russa.

No começo de março de 2021, Isa, a mãe de Sâmia, começa a sentir dores nas costas. No dia seguinte é a vez de Sâmia. Desconfiadas dos sintomas, decidem se isolar num quarto e fazer o teste. Apesar dos cuidados, elas ainda tentam agendar um exame quando Nilton começa a apresentar os primeiros sintomas.

Quando os testes de mãe e filha dão positivo para covid, Nilton está isolado num outro quarto. Ele procura uma farmácia para fazer o teste também. Descobrem que todos em casa estão infectados com o novo coronavírus.

Sâmia fica tensa, passa a temer especialmente pela saúde da mãe. Mais velha, Isa vive com apenas um rim. A família toda é acompanhada por consultas de telemedicina de amigos médicos que vivem no Pará. São medicados com xaropes e medicações à base de dipirona.

É em Nilton que a covid-19 acaba se manifestando da pior forma. No começo, ele quase não come, tosse muito e tem febre contínua. Quase não fala também, parece estar assustado. Como estudioso da doença, ele entende o que está acontecendo.

Nove dias depois, enquanto Sâmia e a mãe começam a melhorar dos sintomas gradativamente, a saúde de Nilton começa a se agravar. Uma das irmãs do pesquisador, que é fisioterapeuta respiratória em Manaus, fala com eles por videochamada e fica muito preocupada. Sua orientação é para que procurem um serviço médico imediatamente. Ela é categórica dizendo que o pesquisador precisa ser submetido a uma tomografia, o exame que avalia o nível de comprometimento dos pulmões pela covid.

Sâmia e Nilton procuram, então, pelo pronto-socorro do hospital. São 13h30 do dia 11 de março de 2021, uma quinta-feira. Os dois vão passar pelo atendimento médico e, como Nilton está pior, Sâmia pede que ele seja priorizado.

O sinal sonoro do painel eletrônico da triagem toca. A senha numérica de Nilton é chamada. Ele se levanta rumo ao consultório. A senha de Sâmia é chamada algum tempo depois.

Preocupada, antes mesmo de começar sua consulta, ela pergunta à equipe sobre Nilton, explica que ele é seu marido. Os médicos, então, contam que a saturação do pesquisador está muito baixa. Explicam que ainda será feita a tomografia.

Já com a saúde em dia, Sâmia é liberada pelos médicos. Retorna à sala de espera da triagem e ali fica por horas aguardando pelo marido.

Nilton não volta à sala de espera. Os médicos explicam à pesquisadora que ele terá que ser internado.

A situação não é grave, mas é necessário aguardar para ver como ele reage às medicações. Dois médicos explicam à Sâmia que o pulmão de Nilton está de 25% a 50% comprometido. Às 21h30, o pesquisador é internado nas enfermarias. Sâmia recebe as roupas e os pertences do marido. Agoniada, vai para casa.

Começa uma interminável jornada olhando para o celular. O Brasil começa a viver um novo pico de casos. Os leitos do hospital estão sempre lotados. As equipes do hospital ligam quando é possível. Não há um horário específico.

O prontuário do pesquisador registra: tosse persistente, febre, fadiga, dispneia (falta de ar). Nilton evolui para insuficiência respiratória aguda e instabilidade hemodinâmica.

No dia 15 de março de 2021, pela manhã, Sâmia consegue falar com o marido pelo WhatsApp. Ele avisa que irá para a UTI. "Melhor porque aqui [nas enfermarias] não está dando", explica Nilton.

Sâmia vai até o hospital. A equipe de acolhimento permite que ela veja o marido pelos vidros. Nilton está acordado, se mexendo. Sente falta de ar. Parece incomodado, inquieto. Ele faz sinal para que ela vá embora.

Discreto, Nilton não comenta sobre sua vida com os médicos. A equipe sabe por meio de Sâmia que ele é um pesquisador de ponta, que se debruça sobre os impactos da covid-19 dentro da maior universidade do país. Todos ficam sensibilizados.

A equipe também fica admirada com a idade de Nilton. Naquele momento, não há ninguém tão jovem internado na UTI. "Se a gente não conseguir tirá-lo daqui, ninguém mais tem chances", diz um dos médicos para Sâmia. Na semana seguinte, ela mesma observaria a chegada de pacientes mais jovens à UTI.

Em poucas horas na terapia intensiva, o pesquisador é intubado. Sâmia avisa a família no Norte do país. Uma das irmãs vem para São Paulo.

Os dias passam. O cansaço e a tensão se tornam uma realidade maçante para a família. São dias e dias. Sâmia passa a viver à base de antidepressivos e medicamentos para dormir.

As complicações na UTI se somam. O pesquisador precisa de hemodiálise por cinco dias. Depois tem um quadro de choque séptico conhecido popularmente como infecção generalizada. Nilton está vulnerável. Paradas cardiorrespiratórias podem acontecer a qualquer momento. O pesquisador tem muito mais pioras do que melhoras. Mesmo assim, a esperança é uma constante.

Quarenta e um dias depois, no dia 24 de abril de 2021, a intubação é substituída pela traqueostomia. Nilton parece melhorar, passa a dar "tchauzinho" do leito, mas as melhoras não se sustentam.

Em maio, os pais decidem vir do Pará após tomarem a segunda dose da vacina contra a covid-19. Pai e mãe, que sempre apoiaram o sonho de ser cientista do filho, desembarcam na capital paulista. Como numa conexão emocional que extrapola os limites da compreensão humana, Nilton tem uma nova melhora no mesmo dia. Passa a quinta e a sexta estável.

Sâmia não perde as esperanças, se antecipa à saída do marido da UTI e imagina o quanto ele pode ficar debilitado. Pesquisa cadeiras de banho, corrimão para as escadas, compra uma TV nova para o quarto, discute com os médicos a possibilidade de transplante de pulmão.

Mais uma vez as melhoras não perduram. No sábado, o quadro de saúde do pesquisador regride. No domingo, também. Uma tomografia mostra 90% de comprometimento dos pulmões.

Na manhã de segunda, a médica responsável liga para Sâmia e convida a família para se despedir de Nilton. A coordenadora de Nilton no Instituto de Farmacologia da USP, Carolina Munhoz, também vai à UTI com os familiares.

* * *

O dia passa. Por volta das 21h12, Sâmia está na sala quando as TVs noticiam a morte do comediante Paulo Gustavo. O caso do ator, que também era jovem e não tinha comorbidades, guarda outras semelhanças com o de Nilton. Paulo Gustavo havia sido internado apenas dois dias depois que o pesquisador paraense e, por uma triste coincidência, tinha momentos de piora quase sempre nos mesmos dias que Nilton. A notícia sobre Paulo Gustavo deixa Sâmia e a cunhada preocupadas. Ambas se entreolham em silêncio.

Às 22h56 daquela segunda, 4 de maio, Nilton tem uma parada cardiorrespiratória. Sâmia recebe a ligação do hospital 40 minutos depois.

Agora viúva, a pesquisadora chora com a cunhada e se prepara para dar a notícia aos sogros e à própria mãe, que estão em outros cômodos da casa.

* * *

Em meio a tanta dor e sensação de impotência, Sâmia tem uma ideia para homenagear o marido. Conversa com a família, com a coordenadora do pesquisador e com o próprio professor Saldiva. Ela pensa em doar o corpo do marido para contribuir com os estudos científicos sobre a ainda misteriosa doença que agora também mata jovens saudáveis.

"Nilton viveu para estudar. Continuar o legado dele, mesmo ele não estando mais em vida, é uma forma de mantê-lo vivo e de dar a oportunidade para que outras famílias não tenham que passar pela dor e sofrimento que a gente está passando", diz Sâmia.

Sob o comando de Saldiva, a Faculdade de Medicina da USP faz uma autópsia minimamente invasiva, coleta tecidos celulares do cérebro, do coração, do pulmão.

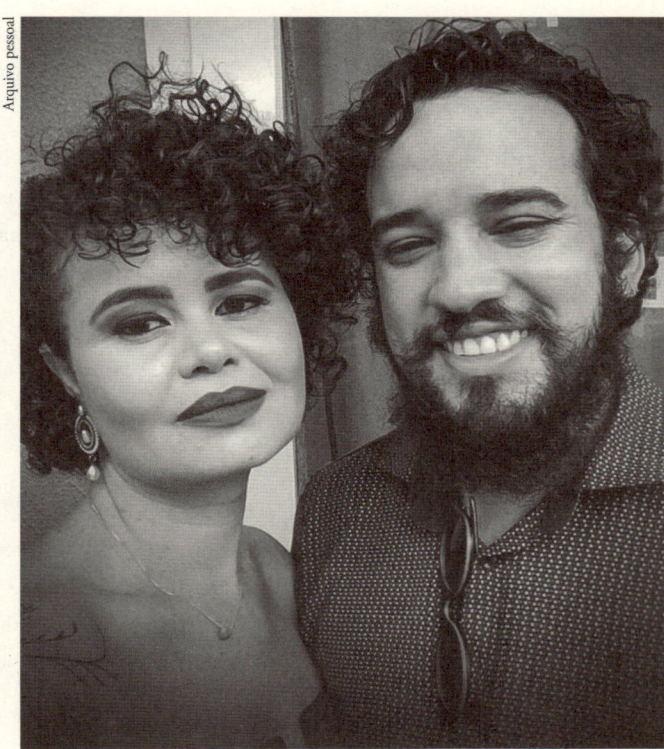

Sâmia perdeu o marido, Nilton, para a covid-19 durante a segunda onda, meses antes de a vacinação chegar à faixa etária deles. Nilton era pesquisador da USP com carreira promissora, que ironicamente estudava os impactos neurológicos da covid.

Depois, o corpo de Nilton Barreto dos Santos é cremado. As cinzas são levadas para sua cidade natal, a pequena Abaetetuba de 159 mil habitantes, no estado do Pará. São guardadas ao lado do túmulo da avó paterna que tanto o amava.

Sâmia Maracaípe devolve a casa onde morava com Nilton, em São Paulo. Vai morar com a mãe. Também suspende momentaneamente os planos de se inscrever para as provas de doutorado. Não tem cabeça para isso. Os sonhos eram sonhados com Nilton.

Ainda se sente como quem vive um pesadelo. Sente-se perdida. Adia também sua ida ao Pará para encerrar contas bancárias, resolver burocracias. Sâmia vive um dia de cada vez.

Dois meses depois, ainda em um luto profundo e doloroso, escolhe contar sua história presencialmente no próprio hospital. "Vir aqui é uma forma de mostrar para a população brasileira que existem profissionais maravilhosos, que o SUS é forte, que a ciência salva vidas. O meu [marido] não pôde ser salvo, mas diversos foram. Vir aqui é uma forma de mostrar o quanto isso tudo é verdadeiro."

Ali, sentada no sofá da Casa Rosada, Sâmia, recém-vacinada contra a covid-19, se permite chorar várias vezes. Seu choro sentido também é um protesto. Sâmia chora pela demora do país na compra de vacinas. Quantos como Nilton não puderam esperar.

✿ ORIGAMIS

Fabiano, 40, termina de ler o livro dado por dona Neide. Há quase seis meses internado, o microempreendedor da área de paisagismo agora procura atividades para passar o tempo. Ele chegou em junho de 2021 ao pronto-socorro. Veio transferido de Cabreúva, na região de Jundiaí, interior de São Paulo. Havia se infectado com covid há uma semana, depois de um ano de intensos cuidados e a apenas uma semana de poder tomar a primeira dose de vacina contra a doença.

No quarto de enfermaria, o paciente já respira bem, consegue se alimentar e até faz exercícios de fortalecimento dos músculos com garrafas PET cheias de água. Sua alta só depende do tratamento de feridas e de infecções por bactérias resistentes, após quase 60 dias internado na UTI, sendo 30 intubado. Quando chegou ao hospital estava com baixa saturação. Antes da intubação, o paciente fez uma videochamada com a esposa, Jose, para se despedir. Achava que não voltaria à vida.

Quando sai da intubação e acorda ainda na UTI em julho, Fabiano chega a perder momentaneamente a memória e toda a força muscular. Não tem força para abrir um marmitex. Derruba todo o arroz enquanto carrega o garfo do prato até a boca. As mãos tremem. Não tem força sequer para cortar um pedaço de papel higiênico. Mal consegue sustentar a cabeça sobre o tronco.

Em 30 dias de intubação, o paciente, que tinha obesidade, havia perdido 34 dos seus 136 kg. Fora a obesidade, não tinha problemas de saúde.

Agora, já na enfermaria, o paciente, praticamente renascido, já consegue acessar o celular, falar com amigos e ajudar a esposa a tocar seus negócios. Mas, na tentativa de ocupar o tempo, puxa a mesinha usada para alimentação. Usa o canto do móvel para poder cortar uma das folhas do livro dado por Neide, com alguma delicadeza. Ele precisa que ela fique simétrica.

Com a folha, o paciente dobra o primeiro de mais de mil origamis, as popularmente conhecidas dobraduras, que faria enquanto permanecesse internado. Um gesto carinhoso para quem ganha, um estímulo relaxante para ele, enquanto os produzia. Dentre os origamis, estavam corações, flores e animais como o *tsuru*, pássaro que traz sorte, segundo a lenda japonesa.

Ele passa a dar de presente os origamis somente "para as pessoas de quem gosta". Entrega a pequena arte a médicos, profissionais de enfermagem, de higienização. Uma das enfermeiras, mais séria e introspectiva, fica comovida ao ganhar o origami do paciente. As equipes passam a pedir para os filhos, familiares, amigos. Alguns querem até uma aula. O vidro da antecâmara de seu quarto também ganha decoração de origamis.

Sem covid há muito tempo, o paciente é autorizado a sair do quarto e até interagir com outros pacientes. Durante um passeio, conhece a vizinha de quarto, a imigrante boliviana Gabriela. A jovem de 35 anos precisa se alimentar, está com apenas 29 kg. É mais uma sobrevivente da covid-19. Devido às complicações da covid, perdeu um bebê, o útero e passou 75 dias intubada na UTI.

Expansivo, Fabiano decide puxar papo com ela. Quer incentivá-la a se reerguer. Descobre que Gabriela tem mais dois filhos. Sua irmã cuida das crianças. O paciente conta sua história de quase seis meses de internação. Tenta inspirá-la. Diz que faz tudo para se recuperar pensando na esposa, Jose, e que faria dez vezes mais se tivesse filhos. O paciente também fala do quanto comemora cada vitória, cada tampa de garrafa d'água que consegue abrir agora.

Preocupado, discretamente ele fala também com a equipe de nutrição. Com jeitinho, pede que as profissionais tentem servir as comidas que a Gabriela gosta. Quer que a vizinha de quarto volte a se alimentar. Todo esforço é válido.

Aos poucos, conforme os dias se passam, a paciente boliviana volta a se alimentar. Em mais três semanas de internação na enfermaria, consegue recuperar 12 kg. Fabiano fica feliz por ela. Faz flores em origami para Gabriela e os filhos que a esperam lá fora. No dia da alta, ela passa para se despedir. Fabiano fica mais um pouco. Segue espalhando origamis. Segue espalhando gentilezas.

❧ TRÊS DIAS

No dia 23 de janeiro de 2022, Cibele, 55, a chefe do setor de zeladoria do hospital transita pelos corredores enquanto é empurrada, sentada numa cadeira de rodas. Depois de passar por exames, ela é levada para a UTI.

Cibele é responsável pela recepção e telefonia. Durante anos, também foi chefe da equipe de vigilância. É velha conhecida dos funcionários do hospital. Trabalha na casa há exatos 28 anos.

Ela está com covid-19, mas se sente bem. Está em férias na praia com a família quando começam as primeiras suspeitas. Primeiro desconfia de uma alergia a produtos de limpeza. Depois, os diagnósticos de covid em série na família a levam a fazer o exame PCR.

No posto de saúde perto de sua casa, os médicos a examinam. Querem encaminhá-la para um hospital. Cibele chama um carro de aplicativo e vai para o pronto-socorro do Emílio Ribas. Liga para um dos três filhos para avisar.

No pronto-socorro, os médicos plantonistas explicam que vão interná-la para poderem regularizar os níveis de oxigenação. A tomografia mostra zero comprometimento dos pulmões. Se por um lado Cibele é tabagista desde os 16 anos, e já tem certa dificuldade natural para respirar, por outro, a profissional está com a carteira de vacinação em dia: duas doses e um reforço contra a covid-19. Medicações, oxigênio e exercícios de fisioterapia serão usados.

Cibele tem um cateter nasal de alto fluxo de oxigênio, um dos equipamentos para tentar evitar a intubação. Na hora de tirar selfies para mandar à filha (e mostrar que está bem), ela tem a ideia de pôr uma máscara no rosto, mesmo estando sozinha em seu quarto. Não quer que a filha se assuste vendo "os tubinhos" em seu nariz.

Enquanto fica internada, Cibele permanece acordada. É tempo de reflexão. Tempo de lembranças duras ali deitada num leito de UTI, às vésperas de a pandemia completar seus dois anos aterrorizantes e exaustivos.

Seu pai, um senhor viúvo e muito ativo, era seu vizinho de quintal. Morando tão perto, Cibele podia apoiá-lo no dia a dia. No início da pandemia, conta ter tido uma longa conversa sobre o quanto seria arriscado para ele caso se infectasse com a doença. Ele tinha diabetes, hipertensão e problemas circulatórios. Já havia sofrido um AVC.

Trabalhando em um hospital de referência para a covid, a profissional temia levar a doença para casa. Cuidava de tudo minuciosamente para não se infectar. O pai, ciente, tomava cuidados no começo. Com o passar dos dias, não conseguiu manter-se em isolamento. Era "teimoso", segundo Cibele. Costumava usar a máscara para baixo do nariz.

Pegou covid aos 86 anos. Morreu na UTI de um hospital particular cerca de um mês após ter sido infectado.

Pouco antes de o pai morrer, Cibele começa a sentir sintomas. Descobre ter sido infectada pelo pai, que tanto tentou proteger da doença. Sem gravidade e sem ter tempo para pensar sobre a pandemia, viveria ali sua primeira experiência pessoal com a covid.

Agora, ali naquela UTI de vidro, quase dois anos depois, ela recebe visitas em série dos profissionais da segurança e da limpeza. Consegue interagir com eles pelos vidros. Está bem.

Nos momentos de solidão é impossível não pensar no quanto é ruim a sensação de ficar internado. Pensa no que era a doença um, dois anos atrás, nos seus picos.

Da recepção do Emílio Ribas, ela viu tudo. Ambulância atrás de ambulância chegando. Agora pode imaginar a aflição dos pacientes e dos profissionais que deles cuidavam.

São três dias apenas de internação. Cibele, vacinada, tem alta. Liga para os filhos irem buscá-la. A doença já não nos assusta.

O PASSADO
E O FUTURO

EMÍLIO RIBAS
EM PRETO E BRANCO

A Casa Rosada e a Casa Azul, dois casarões tombados como patrimônio histórico, denunciam que o hospital Emílio Ribas não é de hoje. A instituição foi fundada em 1880 como unidade provisória, para atender aos repetidos surtos de varíola.

Na época, D. Pedro II ainda regia o Brasil, a iluminação era feita por lampiões a gás e a avenida Rebouças se chamava Estrada dos Pinheiros, onde trafegavam carros de boi!

O primeiro nome do hospital foi Lazareto dos Variolosos, devido aos surtos que atendia inicialmente. Mais tarde, passaria a se chamar Hospital de Isolamento. Somente em 1932 seria rebatizado em homenagem ao inspetor de saúde do estado de São Paulo na época, o médico Emílio Marcondes Ribas.

Mas, depois da varíola, vieram a febre amarela, a difteria e a febre tifoide. O hospital, que era provisório, acabou perdurando. Tornou-se testemunha da história. São Paulo, na época, era propícia para surtos e epidemias. Com 65 mil habitantes, a cidade não parava de crescer. Dez anos depois, já estaria com 240 mil habitantes. A circulação intensa de pessoas vindas de outras regiões, como imigrantes, era outro fator de disseminação de doenças.

Como os surtos e as epidemias aconteciam ao mesmo tempo, o projeto arquitetônico do hospital seguia conceitos da arquitetura moderna da época defendidos pela Sociedade de Medicina Pública e de Higiene Profissional de Paris, com a construção de pavilhões que permitissem a segregação dos pacientes de doenças diferentes.

O antigo Hospital de Isolamento seria também um marco para a enfermagem no Brasil. Constituir um corpo de enfermagem no final do século XIX era tarefa difícil porque, ao contrário de outros países, não havia no Brasil a tradição de que ordens religiosas femininas se dedicassem à assistência médica, muito menos à formação de profissionais para isso.

Desde sua abertura, o antigo Hospital de Isolamento contratava, então, enfermeiras profissionais estrangeiras e sem vínculos com atividades religiosas. Entre 1895 e 1897, miss Lizbette Price seria a primeira de uma série de enfermeiras profissionais que atuariam no hospital, estabelecendo uma enfermagem modelo dentro da instituição. Em 1898, o Serviço Sanitário do Estado de São Paulo determinou a criação de uma escola prática de enfermeiras no hospital, que passou a funcionar informalmente como um polo de formação.

As epidemias e os surtos se sucederiam em mais de 140 anos de história. Mais recentemente, nos anos 1970, o hospital ficou conhecido por concentrar as crianças atingidas pelo surto de meningite, atendendo seis vezes mais do que a sua capacidade. O lema é não deixar de atender ninguém. Relatos dão conta de que havia crianças internadas de forma improvisada até nos balcões das enfermarias.

Nos anos 1980 e 1990, a instituição ganhou projeção internacional ao atender os primeiros casos de HIV do Brasil e se tornar uma das maiores referências do país para a doença. O poeta Caio Fernando Abreu foi um dos pacientes mais emblemáticos do hospital.

De lá pra cá, a cidade passaria por surtos como os de sarampo e leptospirose, que também envolveriam o hospital. Em 2009, a unidade se tornou referência durante o surto da gripe H1N1.

Cinco anos depois, em 2014, o hospital foi preparado para receber casos de ebola, que acabaram nunca chegando. Por fim, em 2018, o Emílio Ribas concentraria casos do surto de febre amarela silvestre da Grande São Paulo.

QUEM FOI EMÍLIO MARCONDES RIBAS?

Nascido em 11 de abril de 1862, Emílio Marcondes Ribas foi um médico que se destacou na história por ser considerado um sanitarista à frente de seu tempo, um pesquisador ousado e um gestor comprometido, que contribuiu para mudar os rumos da saúde pública no Brasil, numa época de sérias deficiências nas condições de higiene, de muita imigração, falta de conhecimento e de investimentos em ciência.

O sanitarista se formou em Medicina no Rio de Janeiro em 1887 e, em 1895, com apenas 33 anos, se tornou inspetor de saúde pública do estado de São Paulo, cargo em que se destacou pelo combate à epidemia de dengue em Jaú, Campinas e outras cidades paulistas.

Apenas três anos depois, em 1898, ele se tornou diretor do Serviço Sanitário do Estado de São Paulo, que é o equivalente ao posto atual de secretário de Estado da Saúde. Permaneceu no cargo por 19 anos, liderando conversas e campanhas preventivas em torno da limpeza urbana e do saneamento básico.

Sua influência na saúde pública foi marcante. Foi ele quem convenceu o governo paulista da época a investir na produção nacional de soros contra doenças da época (peste bubônica, febre tifoide e escarlatina), o que levou à compra da fazenda Butantan para a implantação do Instituto Butantan.

Do ponto de vista científico, Ribas acompanharia de perto experimentos realizados por médicos norte-americanos em Cuba, que iriam mostrar que a febre amarela era transmitida pelo mosquito *Aedes aegypti* e não pelo contato físico dos doentes com uma pessoa sadia.

Em dezembro de 1902, decidiu repetir no Brasil o estudo científico feito em Cuba e, acompanhado pelo amigo Adolfo Lutz e por voluntários, realizou um experimento no pavilhão 2 do Hospital de Isolamento (atual hospital Emílio Ribas). O médico deixou-se picar pelo mosquito *Aedes aegypt* e, assim, se infectar pela doença. Estava obstinado em provar que a tese do contágio por contato estava errada.

Seus artigos foram publicados e ele ganhou projeção internacional. Seu experimento também teve grande repercussão no Brasil. O médico Oswaldo Cruz, por exemplo, decidiu iniciar um amplo trabalho de combate ao mosquito *Aedes aegypti* convencido com o estudo científico feito por Ribas.

Um longo trabalho de combate ao mosquito permitiria ao Brasil acertadamente eliminar o *Aedes aegypti* das áreas urbanas. O último caso de febre amarela urbana foi registrado em 1942. O surto da doença em 2018, por exemplo, aconteceu com um vírus de subtipo diferente, o da febre amarela silvestre.

Em 1908, após passar uma temporada nos EUA estudando outra doença com impacto epidemiológico na época, a tuberculose, o médico voltou ao Brasil e convenceu o governo a criar também um sanatório de tratamento para a doença, em Campos do Jordão, e até a implantar uma linha férrea de 46 km para possibilitar o acesso dos pacientes.

O sanitarista incansável, cuja história, lamentavelmente, não tem sido ensinada nas escolas, morreu com apenas 63 anos. "Há um universo de mistérios à nossa volta e me anima a possibilidade da surpresa", diz sua frase mais célebre.

Uma curiosidade é que, nos dias de hoje, duas de suas bisnetas, Lucília e Maria Alice, atuam como voluntárias no hospital, trabalhando com sessões de reiki voltadas para o bem-estar dos profissionais da instituição. Durante a pandemia, sem poderem ir presencialmente ao hospital, elas seguiriam trabalhando com sessões on-line.

O LEGADO DA PANDEMIA

Concentrado na assistência aos pacientes e em estudos com vacinas durante a pandemia de covid-19, o hospital teve algumas oportunidades importantes no período, justamente em decorrência do seu protagonismo na linha de frente.

Em agosto de 2021, a instituição passou pelo primeiro treinamento do Programa de Apoio ao Desenvolvimento Institucional do Sistema Único de Saúde (Proadi-SUS), que visava à implantação de melhorias para reduzir em 50% os casos de infecção hospitalar. A instituição foi uma das 204 selecionadas na rede SUS do país para passar pelos dois anos de treinamento. Para a escolha, pesou o fato de que a UTI da instituição é referência para a covid-19.

A pandemia também evidenciou contornos científicos do hospital. Em outubro de 2021, a instituição obteve uma certificação inédita como Instituto Científico e Tecnológico do Estado de São Paulo (ICTesp), que lhe deu *status* de unidade de pesquisa e ensino habilitada para receber financiamentos de órgãos de fomento à Ciência como a Fundação de Amparo à Pesquisa do Estado de São Paulo (Fapesp). A certificação veio em decorrência do fato de o hospital ter publicado mais de 50 artigos em revistas científicas durante a pandemia, além de ser referência em empreendedorismo administrativo frente às demandas sociais.

Outra conquista veio por meio da unidade de pesquisa com a Coronavac da instituição, que teve todos os seus dados chancelados em março de 2022 pela Agência Europeia de Medicamentos (EMA). A entidade internacional analisou a legitimidade de centenas de documentos durante uma auditoria feita presencialmente em outubro de 2021. Em seu parecer, a entidade dizia que o estudo foi "bem conduzido pelo Centro e em conformidade com os padrões internacionalmente aceitos". O reconhecimento internacional à qualidade dos dados e às boas práticas é importante porque projeta as unidades de pesquisa do hospital para novos estudos científicos de relevância no futuro.

Não à toa, a 5ª edição do Observatório Febraban apontou que o Emílio Ribas foi a 3ª instituição mais lembrada pelos brasileiros na área de ciência e vacinas, mencionado por 14% dos entrevistados. O hospital ficou atrás apenas do Butantan (74%) e da Fiocruz (63%). A pesquisa ouviu 3 mil pessoas de todo o país.

Em termos de assistência, de acordo com dados do Serviço de Arquivo Médico, Coleta e Classificação de Dados, entre março de 2020 e março de 2022, o hospital atendeu 36.810 pacientes. Destes, 2.333 precisaram de internação, o que equivalia a uma média de 97 pacientes por mês. O índice de mortalidade dentre todos os pacientes que ficaram internados girou em torno de 26%, um dos mais baixos de toda a rede SUS, apesar da gravidade com que os pacientes chegavam à unidade. A aceleração das obras de reforma e ampliação, o anúncio de novo concurso público para repor RH e o ganho de equipamentos como um tomógrafo extra nesse período também são considerados legados e uma forma de reconhecimento à importância do papel da instituição.

Para o padre João Mildner, um legado que precisa ficar para o hospital e para a sociedade é a percepção do quanto o SUS foi essencial para o enfrentamento da pandemia e do quanto precisa ser valorizado. Para ele, que também faz parte do Conselho Estadual de Saúde, é importante que todos reflitam sobre como seria impossível para a maioria das famílias brasileiras arcar com custos do uso de um leito de UTI.

Em 2020, já com a pandemia em curso, 50 milhões de pessoas viviam em situação de pobreza no país, o que equivale a um em cada quatro brasileiros.

O serviço social do hospital, por exemplo, registrou alta de 67% nos seus atendimentos no período da pandemia. Segundo o diretor do serviço, Luís Alberto Ventura, a equipe, composta de sete pessoas, atendeu 4.761 famílias em 2020 e 7.967 em 2021. O serviço dá orientações previdenciárias sobre acesso aos benefícios como auxílio-doença, auxílio emergencial, bem como encaminhamentos para outros serviços de saúde, como atendimento domiciliar, oxigênio domiciliar, reabilitação em fisioterapia e atendimentos de enfermagem (curativos). Os pacientes também recebem encaminhamento para grupos de apoio e serviços de assistência social das prefeituras.

"Nós pagamos impostos, o SUS não é um favor do governo. Ele tem de ser uma política de Estado e não uma política de governos. É o melhor plano de saúde que nós temos, é um patrimônio da sociedade. Imagine onde as nossas periferias seriam atendidas sem o SUS", questiona o padre.

Na mesma linha, o diretor da instituição, Luiz Carlos Pereira Júnior, acha que um dos legados da pandemia pode ser a discussão em torno do subfinanciamento do SUS e relembra a importância do sistema num país com mais de 12 milhões de desempregados, em que a dívida social é enorme e os sistemas de água, esgoto e coleta de lixo são críticos país afora. O médico ainda explica que doenças infecciosas, nesse contexto, estão sempre entre as principais que acometem o brasileiro.

Por outro lado, a pandemia possivelmente jogou luz sobre a importância de se ter um hospital especializado em doenças infecciosas e que desde o início de sua história transforma a assistência ao paciente, no dia a dia, em conhecimento que é compartilhado com as pesquisas científicas e com o ensino e a formação de novos profissionais de saúde, que assumirão postos de trabalho e até de gestão em hospitais e serviços de todo o Brasil.

A coordenadora do Comitê de Humanização, Regiane Sousa, acha que o hospital, em geral, sai da pandemia muito mais humanizado e sensível às questões dos pacientes. Segundo ela, até mesmo os médicos saem modificados e mais bem preparados para lidar com momentos delicados como o de dar uma notícia de óbito.

Na avaliação da enfermeira Rosângela Soares, o hospital nunca mais será o mesmo após a pandemia de covid-19. Para ela, que também é professora universitária do curso de Enfermagem, houve um aperfeiçoamento dos projetos de acolhimento na instituição e os profissionais conseguiram pôr em prática o conceito biopsicossocioespiritual, que leva em consideração as condições biológicas, psicológicas, sociais e espirituais como fatores que podem influenciar nos processos orgânicos do corpo e que são importantes para o restabelecimento da saúde, conforme estimulado pela OMS.

Outro diferencial que deve ficar como legado, em sua opinião, é o interesse dos profissionais pela aplicação da tecnologia na assistência e de aprender a manusear e a compreender melhor os equipamentos que eram de uso exclusivo da UTI e do pronto-socorro. Segundo ela, as equipes passaram a valorizar e quiseram entender melhor sobre o uso de respiradores, sobre os cuidados com o paciente em ventilação, o processo de higienização corporal do paciente, a elaboração de curativos e até a orientação para a autoprona dos pacientes conscientes.

"Nós temos uma equipe muito séria, competente e comprometida, que acredita no potencial do paciente e que usa essa equidade do SUS para oferecer o melhor tratamento possível para cada paciente", afirmou Rosângela.

A fisioterapeuta Michele Bispo Serralheiro Dias também ressalta aspectos da cultura organizacional e afirma que o trabalho multiprofissional é algo que foi fortalecido durante a pandemia e que veio para ficar, em sua opinião.

Para ela, os profissionais aprenderam a respeitar mais o trabalho e a ouvir mais o outro. "A gente viu que um trabalho isolado do outro não funciona, que a gente tem de estar junto. Desde a profissional da limpeza, da segurança, o médico, o enfermeiro, o fisio, o técnico. É primordial que todo mundo fique junto e que estude em conjunto. É um trabalho que deve ser coletivo, fazendo tudo para um bem maior que é o paciente", afirma Michele.

As melhorias no cuidado com o paciente em geral, por meio de treinamentos, são um dos pontos de destaque para o legado do hospital pós-pandemia, na opinião da infectologista Fátima Maria Venâncio Porfírio. De acordo com ela, houve um aperfeiçoamento significativo em relação à diálise, à passagem de cateter e a procedimentos invasivos em geral.

Na sua avaliação ainda, a instituição ganhou muito com o interesse e disponibilidade dos cirurgiões na criação do Time de Resposta Rápida. Outro ganho aconteceria com relação a insumos, equipamentos e ao alinhamento de protocolos de conduta médica. Segundo Fátima, todos os protocolos foram amplamente discutidos entre as equipes antes de serem instituídos, o que possibilitou trabalhar de forma mais homogênea e padronizada.

"O hospital não é mais o mesmo todos os dias. Cada ano, cada década, é uma vivência diferente. Nós temos melhores condições de trabalho e há uma expectativa das famílias de que vamos dar sobrevida aos pacientes. A medicina no mundo foi melhorando e o hospital acompanhou. Não temos como andar para trás", afirma Fátima.

Para a infectologista, o hospital sai da pandemia de covid já se preparando para atender outras doenças infecciosas, missão que está no seu DNA, mas também segue pronto para outras epidemias. "Somos um hospital de saúde pública, que trabalha pela saúde pública e esse é o nosso dever", diz a infectologista.

Na opinião do secretário de Estado da Saúde, Jean Gorinchteyn, a instituição sai da pandemia diferente do que entrou, mas terá ainda mais evoluções na medida em que tem a possibilidade de crescer e aumentar sua capacidade de diagnósticos, com laboratórios mais qualificados, e assistência preparada para dar resposta rápida às epidemias.

Ele avalia que o Brasil seguirá, por exemplo, tendo problemas com as febres hemorrágicas (dengue, zikavírus, chikungunya e febre amarela), o que realça ainda mais a importância de ter um hospital mais robusto. "Mas não é só isso. O Brasil tem florestas e tem áreas sendo devastadas. Outros quadros virais vão surgir", afirma o médico.

A pandemia de covid também reforçou a percepção da sociedade sobre a importância da infectologia e suas diversas subespecialidades. Em 2021, durante uma mesa de debates que coordenou, o ex-secretário da Saúde David Uip falou sobre a especialidade de infectologia no passado, no presente e no futuro. "Houve a passagem de uma especialidade que era muito tropical e de doenças parasitárias para a infectologia de hospital. O primeiro impacto, sem dúvida, foi a aids em 81 e 82, que trouxe os holofotes para a infectologia com uma pandemia", disse Uip.

O ex-diretor também avalia que a participação do Emílio Ribas na linha de frente de mais uma pandemia é algo emblemático. Ele lembra que, durante sua gestão em 2009, houve o surto de gripe H1N1 e o hospital chegou a atender até mesmo pacientes da rede privada, num momento de superocupação dos leitos. "Não é só sobre a história, mas sobre como a instituição reage aos desafios. Aparecem lideranças, hospitais de referência, mas é absolutamente estimulante você ver que na hora do vamos ver, o Emílio Ribas está sempre lá e que ele sempre dá conta."

Em junho de 2022, o hospital era o último estadual a manter alas para covid, quando casos suspeitos de *monkeypox* começaram a chegar. O primeiro paciente da doença no Brasil ficaria internado lá. O mundo celebrava a retomada da vida, enquanto o Emílio Ribas tentava conciliar desafios: o mais novo surto (*monkeypox*) e as velhas pandemias em curso (HIV e covid), que insistiam em deixar reticências, nunca um ponto-final.

Crônicas
de uma pandemia

❧ EM PRIMEIRA PESSOA

Perdi as contas de quantas vezes chorei enquanto ouvi as entrevistas dadas para este livro. Raros foram os entrevistados cuja voz não ficou embargada em algum momento de seus relatos.

Contar as vivências da pandemia dentro de um hospital era um reviver. Um dar-se conta de tudo. Uma pausa para reflexão de um tempo que não pôde ser pensado, apenas vivido. Falar de pandemia era tocar em lembranças sensíveis, instigar um olhar para trás, muitas vezes incômodo. Talvez um orgulhar-se pela própria vitória de ter sobrevivido para contar, talvez um lamentar-se eterno por cada paciente perdido.

Decidi escrever este livro enquanto comentava superficialmente sobre meus dias num bate-papo virtual com amigos de longa data, dos tempos da faculdade. Elis, uma grande amiga jornalista, ligada ao mundo literário e que vive na Itália, daria o gatilho que me levaria a pensar sobre o assunto. As publicações sobre experiências com a covid tinham explodido no mercado editorial italiano.

De fato, ela tinha razão. Muitos jornalistas foram proibidos de entrar em hospitais durante a pandemia toda. Quando entravam, o registro precisava ser muito rápido. Para ajudá-los, eu estava lá, sempre embrenhada pelos corredores das UTIs, ora tentando achar entrevistados, ora fazendo imagens de apoio com meu próprio celular.

Para poder fazer meu trabalho, decidi me aproximar dos profissionais de saúde, dos pacientes, de suas famílias. Passei a ouvir suas histórias. Tentei desenvolver um olhar mais atento, quem sabe até ouvidos mais sensíveis. Às vezes, os jornalistas pediam ajuda para achar "personagens" para ilustrar suas reportagens. Noutras, era eu quem identificava boas histórias e sugeria a eles. De certa forma, tive que me permitir viver o hospital, respirá-lo bem fundo.

Mesmo sem ter pensado sobre o livro até setembro de 2020, muitas vezes acabei sendo testemunha das descrições que teria que fazer aqui.

Estive, por exemplo, com a fisioterapeuta que sentia saudade dos filhos. Eu a encontrei no meio dos corredores da UTI num dos momentos tristes, sensíveis, chorosos.

Vi diretores, quase em regime de plantão na Casa Rosada, avançando noite adentro numa sexta-feira gelada, enquanto faziam ligações e esperavam pela chegada de aventais. Lá dentro do hospital, já sem estoques, os profissionais de saúde da linha de frente seguiam atendendo a todo vapor.

Também tive a dolorosa experiência de ouvir o choro de uma família ecoando pelo corredor do pronto-socorro. Eles estavam na sala de acolhimento familiar e eu, passando pelo saguão de entrada do prédio, com uma equipe de TV após uma gravação. Nos entreolhamos em um silêncio sofrido, a passos largos. É incrível como o choro é poderoso. Ele pode fazer a dor do outro doer em você.

Presenciei a entrega do médico que entrou às pressas num leito de UTI para fazer a intubação difícil em um paciente em parada cardiorrespiratória. Também assisti quando o mesmo paciente não resistiu algum tempo depois. Ainda me lembro do corpo sendo removido do quarto, já envolto em um cobertor. Foi a primeira parada cardiorrespiratória a que assisti. Algo perturbador para os profissionais de saúde, mais ainda para quem não é.

Eu também estava lá, caminhando pelos corredores nas enfermarias, lado a lado com a equipe da diretoria, quando surgiu a ideia de colocar vidros nas portas dos quartos para poder ampliar os leitos de UTI. E em outras tantas caminhadas, pelo estacionamento do hospital, costumava encontrar grupos de familiares que iam visitar seus parentes em estado grave.

Vi a alegria dos voluntários da vacina Coronavac aos sábados e mais ainda a da equipe do estudo clínico. A vacina era um fio de luz para quem vivia naquele breu da pandemia. Eles sabiam disso.

Com tanta sabedoria, o centenário hospital do SUS eleva-se em um discreto silêncio em meio a árvores que abrigam saguis, estacionamentos abarrotados, filas de carros parados. É entre os muros desbotados, bem na sua alma, que se dão seus grandes feitos. As vidas é que lhe dão o frescor.

A AUTORA

Adriana Matiuzo é jornalista formada pela Unesp-Bauru, com passagem por redações de veículos de comunicação de porte nacional como a rádio CBN e os jornais *Folha de S.Paulo* e *Correio Braziliense*. Possui experiência com assessorias de comunicação na área de ciência e saúde. Durante a pandemia de covid-19, foi convidada pelo hospital Emílio Ribas e aceitou atuar presencialmente na instituição para apoiar e organizar, de forma segura, o atendimento à imprensa.

GRÁFICA PAYM
Tel. [11] 4392-3344
paym@graficapaym.com.br